LEITFADEN DER
GYNÄKOLOGIE

VON

DR. RUD. TH. VON JASCHKE
EM. O. Ö. PROFESSOR DER GEBURTSHILFE UND GYNÄKOLOGIE
UND DIREKTOR DER UNIV.-FRAUENKLINIK GIESSEN,
JETZT OFFENBACH A. M.

MIT 40 ZUM TEIL FARBIGEN ABBILDUNGEN

40.—44. AUFLAGE

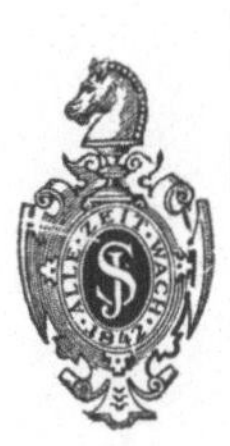

SPRINGER-VERLAG
BERLIN · GÖTTINGEN · HEIDELBERG
1950

ISBN-13: 978-3-642-48458-2 e-ISBN-13: 978-3-642-87352-2
DOI: 10.1007/978-3-642-87352-2

softcover reprint of the hardcover 44th edition 1950

Vorwort zur ersten Auflage.

Für die Abfassung eines „Kurzen Leitfadens der **Gynäkologie**" galten dieselben Bedenken, die ich schon im Vorwort zum geburtshilflichen Teil erwähnt habe. Die Schwierigkeiten einer derartigen Darstellung, die auf kürzesten Raum alles praktisch Wichtige enthalten soll, sind ja ungeheure und zum Teil unüberwindbar, zumal auch die Abbildungen auf ein Minimum beschränkt werden mußten.

Ob der von mir — ganz abweichend von bisherigen ähnlichen Versuchen — gewählte Weg das Richtige trifft, wird allein die Anerkennung oder Ablehnung der praktischen Ärzte wie die Kritik der Fachgenossen entscheiden können. Maßgebend war für mich lediglich das Bedürfnis des praktischen Arztes, für den die Gynäkologie nur einen geringen Teil seiner Tätigkeit ausmacht; ebenso wurde die in verschiedenen Kapiteln wechselnde Art und Breite der Darstellung bestimmt durch die Erfahrungen, die ich selbst im Verkehr mit den Kollegen der allgemeinen Praxis gewonnen habe.

Das kleine Buch ist nicht für den Studenten geeignet und erhebt in keiner Weise etwa den Anspruch, das Studium guter Lehrbücher, an denen kein Mangel ist, entbehrlich zu machen. Es soll ja im Sinne der Herausgeber in erster Linie dazu dienen, den aus dem Felde heimkehrenden Kollegen das rasche Wiedereinleben in das während der Kriegsjahre ganz vernachlässigte Gebiet zu erleichtern und in zweifelhafter Situation erste Auskunft zu erteilen.

Gießen, im Januar 1918.

Rudolf von Jaschke

Vorwort zur fünfzehnten Auflage.

Trotzdem nach kaum einem Jahr schon wieder eine neue Auflage erforderlich ist, habe ich mich veranlaßt gesehen, an verschiedensten Stellen kleine Änderungen und Ergänzungen vorzunehmen, die den Inhalt mit dem gegenwärtigen Stand unseres Wissens und Könnens in Übereinstimmung bringen. Ich habe mich aber bewußt auf kurze Angaben und das engste Bedürfnis des praktischen Arztes beschränkt und durch ein paar Hinweise in Anmerkungen den Weg gezeigt, wo man sich in Hand- und Lehrbüchern genauer unterrichten kann. Diesen Standpunkt beizubehalten, schien mir angesichts des beschränkten Zweckes dieses Nothelferbüchleins ebenso notwendig wie im Interesse seiner Leser gelegen. Genau wie eine nur die wichtigen Fernstraßenverbindungen aufzeigende Karte niemals eine in Einzelheiten gehende Reise- und Wanderkarte ersetzen kann, genau so wenig soll dieser kleine Notbehelf das Studium gediegener Lehrbücher ersetzen.

Gießen, im Juni 1932.

Rudolf von Jaschke

Vorwort
zur vierzigsten bis vierundvierzigsten Auflage.

Der Erfolg des kleinen Leitfadens — 39 Auflagen in 26 Jahren — zeigt, daß er dem gedachten Zweck (vgl. Vorwort zur ersten Auflage) entspricht.

Die neue Auflage ist sorgfältig revidiert und entsprechend dem augenblicklichen Stand unserer Erkenntnis verbessert.

Wer tiefer in das Gebiet der Gynäkologie eindringen will, sei auf die Lehrbücher der Gynäkologie von v. Jaschke-Pankow, Martius, Rob. Schröder, Stoeckel, Weibel verwiesen.

Offenbach a. M., im Dezember 1949

Rudolf von Jaschke

Inhaltsverzeichnis.

Allgemeine Gynäkologie

Spezielle Gynäkologie

Allgemeine Gynäkologie.

I. Anatomie.

1. Äußere Geschlechtsteile (Vulva).

Man unterscheidet bei der mit gespreizten Oberschenkeln auf dem Rücken liegenden Frau (s. Abb. 1):

1. **Schamberg** (Mons veneris s. pubis) = die durch starke Entwicklung des subcutanen Fettpolsters gehobenen und von der Pubertät an behaarten Hautpartien in der Gegend der Schoßfuge.

Praktisch wichtig: Die Behaarung schneidet nach oben in horizontaler Linie scharf ab. Abweichungen davon, wie nach oben spitz zulaufende Haargrenze und Fortsetzung der Behaarung auf die Linea alba, sind Zeichen von Entwicklungshemmung, ebenso sehr spärliche Behaarung. Fettarmut des Mons veneris findet sich normal im Senium, sonst bei sehr entkräfteten Personen.

2. **Große Schamlippen** (Labia majora) = mehr oder minder fettreiche, an der äußeren Fläche locker behaarte, schweißdrüsenreiche, an der inneren Fläche mit sehr zarter, talgdrüsenreicher Haut bekleidete Wülste, die unter zunehmender Abflachung vorn unter dem Schamberg, hinten vor dem Damm bogenförmig sich vereinigen (Commissura lab. ant. und post.); zwischen ihnen die **Schamspalte** (Rima pudendi). Vor der hinteren Commissur erhebt sich beim Spreizen die Innenfläche der großen Schamlippen zu einer scharfen, dünnen Querfalte, dem Frenulum.

3. **Kleine Schamlippen** (Labia minora) = dünne Falten von schleimhautähnlicher, talgdrüsenreicher Übergangshaut.

Man beachte: Bei Nulliparen sind nur die vordersten Portionen der kleinen Schamlippen oder Nymphen zwischen den großen Labien sichtbar. Stark verlängerte Nymphen, die wie schlaffe Flügel zwischen den großen Schamlippen hervorhängen, werden als „Hottentottenschürze“ bezeichnet. Einseitige Verlängerung bei Nulliparen ist verdächtig (nicht beweisend) für bestimmte Formen der Onanie.

Nach hinten werden die kleinen Schamlippen niedriger und verstreichen im hinteren Drittel mit der Innenfläche der großen Labien. Ventralwärts gabeln sie sich in je zwei dünne Falten; die inneren vereinigen sich mit der Unterfläche der Glans clitoridis, während die äußeren sie von oben umgreifen und so eine flache Nische (Praeputium clitoridis) bilden, aus der eben sichtbar die leicht erigierbare Kuppe der Glans hervorragt.

Das Corpus clitoridis ist nicht mehr sichtbar und spaltet sich nach hinten bald in die beiden Crura cl., die in ihrer dichten fibrösen Hülle am Periost des absteigenden Schambeinastes fixiert sind und nach hinten und unten allmählich sich verjüngen. Bei ihrer Verletzung heftige Blutungen!

Nach Entfaltung der kleinen Schamlippen überblickt man (s. Abb. 1) den

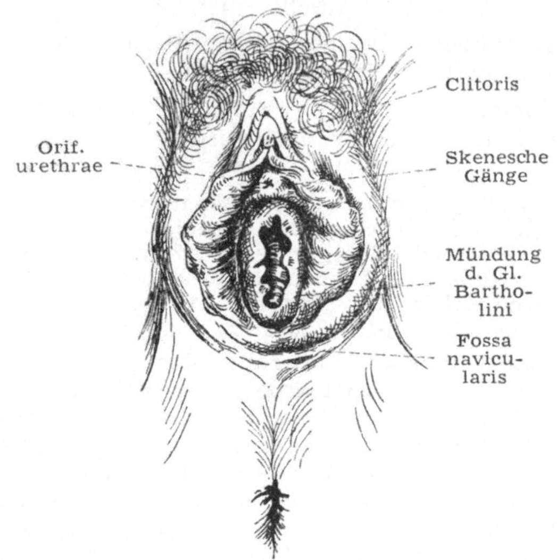

Abb. 1.
Vulva nach Spreizen der Labien

4. **Vorhof** (Vestibulum), den Raum zwischen Clitoris, Nymphen und Frenulum der hinteren Commissur, vaginalwärts begrenzt durch den Hymen oder dessen Reste.

Das **Jungfernhäutchen** (Hymen) ist nichts anderes als eine am Orif. vag. ext. sich erhebende Schleimhautduplikatur, die bald dicker, bald dünner, bald höher, bald niedriger ausfällt, so daß demzufolge der Scheideneingang mehr oder weniger eingeengt wird (H. circularis). Der innere Rand des H. ist glatt, häufig gekerbt, in der unteren Circumferenz erhebt sich der H. gewöhnlich stärker als in der oberen, welche in die seitlichen Falten der Harnröhrenmündung ausläuft; daher halbmondförmige Falte (H. semilunaris) genannt.

Bei der Defloration reißt, da die Hymenalöffnung zu eng ist, der Hymen gewöhnlich an der Basis rechts und links von der Mittellinie, manchmal nur einseitig, ein und erscheint danach tiefer gekerbt, bei ursprünglich derber Beschaffenheit auch deutlich narbig.

Man beachte aber vor Abgabe eines Urteils über bestehende oder fehlende Virginität die Formvarianten des

Hymen. Diese können eine Defloration vortäuschen. So kann ein H. subseptus genau so aussehen wie ein H. septus nach der Defloration. Umgekehrt braucht trotz Kohabitationsversuches der H. nicht einzureißen. Bei sehr derbem H. und nicht bedeutender Potenz des Mannes kann ersterer dem Penis widerstehen. Anderseits kann ein zarter H., selbst H. septus infolge guter Dehnbarkeit das Eindringen des Penis gestatten, ohne einzureißen[1]).

Charakteristika der Multipara vgl. Geburtshilfe.

Die **Schwellkörper des Vorhofs** (Bulbi vestibuli) liegen zu beiden Seiten des Scheideneingangs. Ihre vorderen, zugespitzten Enden vereinigen sich in der Gegend der Urethra, die sie umspinnen. Die hinteren, plumpen Enden liegen an der Grenze zwischen mittlerem und hinterem Drittel der großen Schamlippen. Vaginalwärts davon findet sich tief im Fettgewebe der großen Labien je eine kleinhaselnußgroße Drüse,

die **große Vorhofsdrüse** (Glandula vestibularis maj. s. Bartholini s. Duverney). Ihr Ausführungsgang mündet an der Innenfläche der Labien an der Grenze zwischen mittlerem und hinterem Drittel. Das Sekret ist grauweiß, fadenziehend.

Unmittelbar über dem Orif. vag. findet sich, meist etwas erhaben über die Umgebung (daher Tuberculum urethrale), die **Harnröhrenöffnung** (Orif. urethrae ext.). Rechts und links neben der Harnröhre kleine, blind endigende Vertiefungen, die **paraurethralen Gänge.**

5. **Damm** (Perineum), die Partie zwischen hinterer Commissur und Anus, durchschnittlich 4 bis 5 cm hoch, bei Mp. häufig durch alte Risse niedriger, bei infantilen Personen oft muldenförmig und ebenfalls niedrig. Der Damm ist gebildet durch das analwärts sich erhöhende Septum recto-vaginale sowie die zwischen Scheide und Rectum gelegenen Partien des Diaphragma pelvis und urogenitale (vgl. S. 8 f.).

2. Scheide (Vagina).

Fingerlanges (8 bis 10 cm) plattes, bei der stehenden Frau von vorn unten nach hinten oben verlaufendes Rohr aus plattenepithelbekleideter faltiger (bei Mp. fast glatter) Schleimhaut und glatter Muskulatur in feiner Bindegewebsscheide, im Querschnitt H-förmig. Die quer verlaufenden Falten erheben sich im unteren Scheidendrittel zu größerer Höhe und bilden auf diese Weise gegen das Scheidenlumen vorspringende Wülste (Columna rugarum ant. und post.). Erstere geht ohne scharfe Grenze in den Harnröhrenwulst über. Das obere Scheidenende umgreift allseitig die Portio, wodurch ein gewölbeartiger Abschluß der Scheide nach oben zustande kommt (Fornix vaginae, **Scheidengewölbe**). Das

[1]) Näheres Lehrbuch der gerichtlichen Medizin von Hofmann-Kolisko.

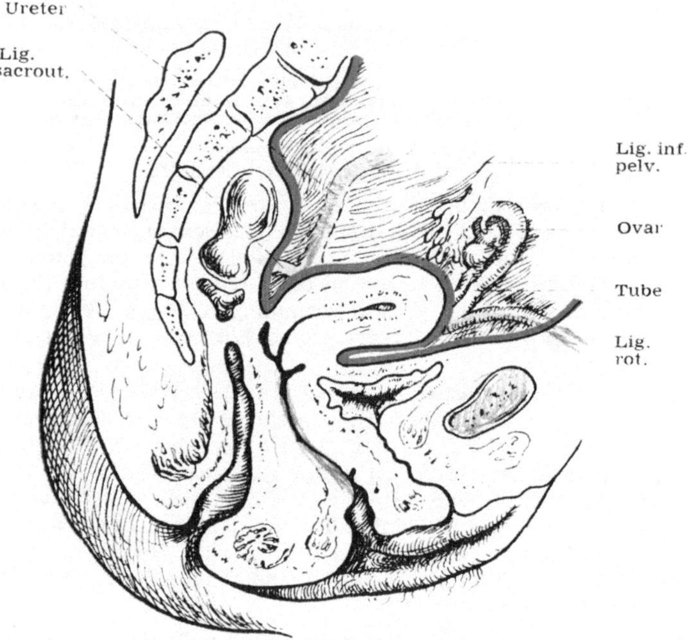

Abb. 2. Sagittalschnitt. Rot: Peritoneum.

hintere ist wesentlich tiefer, weil die Scheide an der Hinterwand der Portio höher sich anheftet. Zur Fixation der Scheide dienen im unteren Drittel Lager von Bindegewebszügen, welche die vordere Scheidenwand mit Harnröhre und Blase, die hintere mit der Rectumwand und den hier ausstrahlenden Fasern der Becken-Bodenmuskulatur verlöten (Septum vesico-vaginale und S. rectovag). Die Scheide ist für gewöhnlich drüsenfrei.

3. Gebärmutter (Uterus).

Vorn und hinten abgeplattetes, birnförmiges Hohlorgan, hinter der Blase gelegen und normaliter über die Vorderfläche gebogen und in toto nach vorn geneigt, antevertiertflektiert[1]). An den seitlichen Kanten treten die ernährenden Gefäße ein, hier heften sich die breiten Mutterbänder an und gehen oben die Tuben ab (s. Abb. 2 u. 3). Man unterscheidet:

a) **Uterus-Körper** (Corpus uteri) = den breiten, ganz in der Bauchhöhle gelegenen Teil des Uterus.

---

[1]) Je nach dem Füllungszustand von Blase und Rectum unterliegt die normale Lage aber Schwankungen, so daß der Uterus je nachdem in toto weiter vorn oder hinten, ferner bald weniger, bald mehr flektiert gefunden wird.

b) **Uterushals** (Cervix uteri) = die im ganzen zylindrisch gestaltete kleinere untere Hälfte, die mit ihrem zapfenförmigen unteren Ende frei in das Scheidenlumen hineinragt (= Portio vaginalis).

c) **Uterushöhle** (Cavum ut.), auf dem Frontalschnitt dreieckig, auf dem Sagittalschnitt als dünner Spalt erscheinend, nach unten sich fortsetzend in den annähernd zylindrischen Cervicalkanal, der mit dem äußeren Muttermund (Orif. ut. ext.) in die Scheide mündet.

Derselbe erscheint bei der Np. als ein rundes oder ovales, ganz flaches Grübchen, bei der Mp. als querer Schlitz oder Spalt. Die engste Stelle des Cervicalkanals wird als obere Grenze zwischen Collum und Corpus angesehen und als Orif. ut. int. bezeichnet.

Die Hauptmasse des Uterus besteht aus glatter Muskulatur, die am mächtigsten im Corpus ist, im Gebärmutterhals nach unten immer mehr und mehr von Bindegewebe durchsetzt wird.

Die Uterushöhle ist ausgekleidet von einer direkt auf der Muskulatur aufsitzenden 1 bis 2 mm dicken lockeren Schleimhaut, die aus einem weichen, aus runden und Spindelzellen zusammengesetzten Stroma und einem einfachen in der Richtung gegen die Cervix zu flimmernden zylindrischen Oberflächenepithel besteht. An vielen Stellen senkt sich das Oberflächenepithel in Form von einfachen Schläuchen in die Tiefe der Schleimhaut = Corpusdrüsen[1]).

Im Gebärmutterhals bildet die Schleimhaut eine Reihe von schräggestellten Falten (Plicae palmatae), die in ihrer Gesamtheit den sog. Arbor vitae bilden. Die Drüsen zeigen hier zahlreiche, oft geradezu hirschgeweihartige Verzweigungen. Das Oberflächenepithel ist viel höher und durch schlecht färbbares Protoplasma wie basal gestellte Kerne ausgezeichnet.

Zwischen der Zone der typischen Corpus- und Cervixdrüsen findet sich ein schmaler Bezirk von Übergangsschleimhaut ohne Falten, deren Drüsen mehr Corpusdrüsencharakter zeigen und durch Neigung zu cystischer Erweiterung ausgezeichnet sind, wie überhaupt die Schleimhaut in diesem etwa ½ bis 1 cm langen Gebiet viel dünner ist als im übrigen Corpus. Makroskopisch entspricht diese Partie der engsten Stelle des Gebärmutterkanals und wird deshalb als Engpaß oder Isthmus uteri bezeichnet (Abb. 3). Dieser entspricht dem, was man früher als unteres Uterinsegment bezeichnet hat und ist auch funktionell anders zu bewerten als Corpus und Cervix. (Näheres vgl. Geburtshilfe.) Die Uterushöhle wie mindestens die oberen Abschnitte der Cervix und alle höhergelegenen Teile des Genitalschlauches sind keimfrei.

Der Uteruskörper ist von Peritoneum überzogen, welches auf der Vorderwand bis in die Gegend des Isthmus herunterreicht und sich dann auf die Blase hinüberschlägt, hinten jedoch auch den Gebärmutterhals bis zum Scheidengewölbe bekleidet und sich dann

---

[1]) Weiteres vgl. S. 24.

auf das Rectum fortsetzt (s. Abb. 2). Dadurch, daß diese Umschlagsfalten des Peritoneums so tief liegen, entsteht vor und hinter dem Uterus je eine von Peritoneum bekleidete Tasche (Excavatio vesico-uterina und E. recto-uterina, auch Douglasscher Raum genannt).

Die Größe des Uterus ist schon normaliter Schwankungen unterworfen, die von der Zahl der Geburten abhängig sind. An der Lebenden ist nur die Sondenlänge vom Os externum bis zum Fundus meßbar, die bei der Np. auf 6 cm, bei der Mp. je nach Geburtenzahl auf $6^1/_2$ bis 7 bis 8 cm zu veranschlagen ist, im Senium wieder kleiner wird.

Ligamente der Gebärmutter.

1. Das die Gebärmutter überkleidende Peritoneum setzt sich zunächst seitlich bis an die Beckenwand fort und überkleidet oben Tube und Lig. ovarium proprium, weiter nach unten eine annähernd frontal gestellte, nach unten keilförmig sich verbreiternde Bindegewebsplatte, in welcher die Nerven und Gefäße zum Genitalapparat wie der Harnleiter zur Blase verlaufen[1]). Dieses gesamte Gebilde wird als Lig. latum bezeichnet. Der oberste, unter der Tube gelegene Abschnitt heißt Mesosalpinx. Hier liegen im Bindegewebe (s. Abb. 3) der **Nebeneierstock** (Parovarium, Epoophoron), ein rudimentäres, Resten des Wolffschen Körpers entsprechendes Gebilde, welches etwa einem gestielten Kamm vergleichbar ist und manchmal als Quelle von Geschwulstbildungen Bedeutung gewinnt.

2. Lig rotundum, ein aus glatter Muskulatur und Bindegewebe in sehr wechselnder Mächtigkeit entwickelter und mit Peritoneum einer aus dem vorderen Blatt des Lig. latum sich erhebenden Falte überzogener Strang, der dicht vor dem Abgang der Tube an der Vorderwand des Uterus entspringt (Abb. 2), in einem flachen, nach außen konvexen Bogen gegen den Leistenkanal hinstreicht und durch diesen hindurch unter allmählicher Auffaserung teils ins Fett des Mons veneris, teils gegen das Periost des Schambeins ausstrahlt. Ein drittes Bänderpaar sind die

3. Ligg. sacrouterina, platte schmale Bänder aus lockerem Bindegewebe und glatter Muskulatur, welche fächerförmig in dem vor dem Kreuzbein gelegenen Bindegewebe, zum Teil auch am Rectum selbst entspringen und in leichtem Bogen am Rectum vorbei zur hinteren Fläche des Uterus ziehen, wo sie etwa in Höhe des inneren Muttermundes inserieren und sich dann mit ihren Fasern in der Corpushinterwand verlieren (s. Abb. 6).

Die genannten Ligamente sind, eine gute Entwicklung vorausgesetzt, sämtlich von einer gewissen Bedeutung für die Erhaltung der Normallage des Uterus und werden deshalb auch als Suspen-

---

[1]) Näheres vgl. Seite 11 ff.

sionsmittel des Uterus bezeichnet. Ihre Wirkung ist leicht ersichtlich: die Ligg. rotunda hemmen ein Hintenüberfallen des Fundus uteri, die Ligg. sacrouterina ein Herabtreten des Collums nach vorn und unten, und ebenso kommt den Ligg. lata mit den in ihnen verlaufenden Muskelfasern und Gefäßen ein gewisser hemmender Einfluß sowohl auf zu große seitliche Deviationen wie

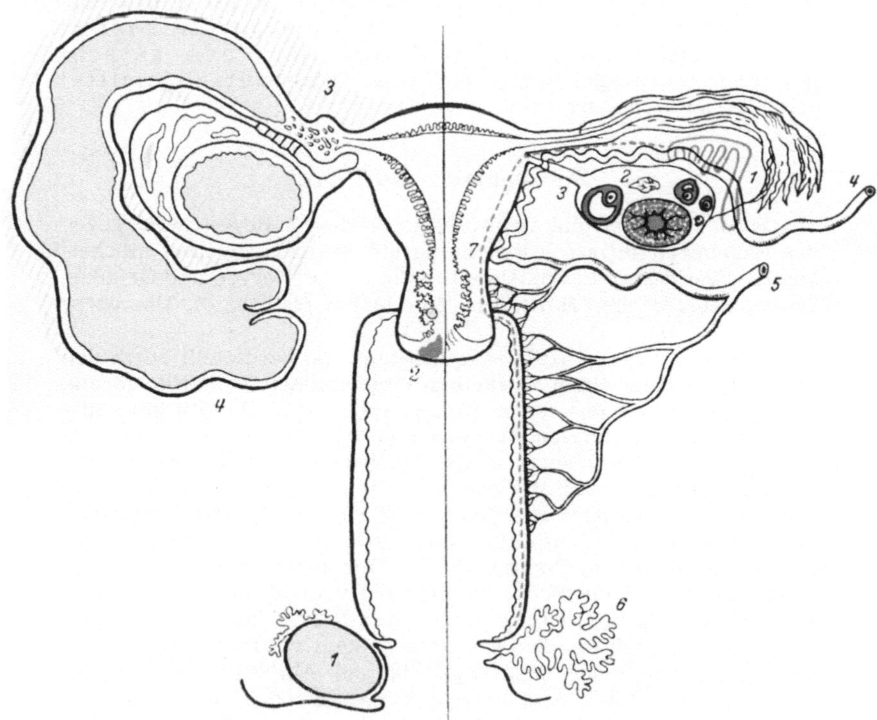

Abb. 3. Die re. Hälfte zeigt die normalen Verhältnisse: 1. Fimbria ovarica. 2. Ovarium mit einfachem Follikel, Graafschen Follikeln verschiedener Entwicklung, Corpus fibrosum (neben 2), Corpus luteum. Die für die innere Sekretion des Ovariums vielleicht eine Rolle spielenden Partien sind blau angezeichnet. 3. Lig. ovar. proprium. 4. Art. spermatica. 5. Art. uterina und Schema ihrer Aufteilung. 6. Bartholinische Drüse. 7. Gegend des Isthmus (dünnere Schleimhaut, kurze Drüsen von Corpuscharakter. 8. Epoophoron (Parovarium); die punktierte Linie zeigt, an welchen Stellen evtl. Reste des Wolffschen Ganges zu finden sind. — Die li. Bildhälfte stellt schematisch die verschiedenen Lokalisationen der Gonorrhoe im weiblichen Genitalapparat dar: 1. Absceß der Bartholinischen Drüse. 2. Erosion am Muttermund. Im Cervicalkanal verdickte Schleimhaut mit vereitertem Ovulum Nabothi, im Corpus ebenfalls verdickte, stark sezernierende Schleimhaut (Endometritis corporis et cervicis gonorrh.). 3. Salpingitis isthmica nodosa. 4. Die Tube umgewandelt in eine Pyosalpinx (gelb), im Ovarium Absceßbildung, spez. Corpus luteum-Absceß. Die gelben Striche deuten die zahlreichen Adhäsionen an (= Perisalpingo-Oophoritis, Pelviperitonitis).

gegen Abwärtsbewegung des gesamten Uterus zu. Für die Erzeugung der normalen Lage dagegen dürfte die Bedeutung dieser Bänder gering sein. Die schlaffen, nach vorn verlaufenden Ligg. rotunda üben keinesfalls einen Zug auf den Fundus in der Richtung nach vorn aus. Ihre physiologische Bedeutung als Verankerung des Uterus kommt erst in der Schwangerschaft und besonders unter der Geburt voll zur Geltung[1]). Auch die Ligg. sacrouterina werden zu Haltebändern des Uterus wohl nur, wenn andere Stützungen wegfallen; normaliter ist auch an ihnen keine elastische Spannung nachweisbar. Ihrer Aufgabe als Halteapparate können die gesamten Bänder des Uterus nur dann gerecht werden, wenn gleichzeitig auch die Unterstützungsmittel des Uterus intakt sind.

Stützapparate des Uterus.

Das nach unten und vorn offene knöcherne Becken wird gegen die Außenwelt abgeschlossen durch ein System von zwei Muskelplatten, welche nur Lücken zum Durchtritt von Nerven und Gefäßen, Darm, Scheide und Harnröhre frei lassen (s. Abb. 4). Die obere Platte wird als

1. Diaphragma pelvis bezeichnet und dargestellt durch den aus mehreren einzelnen Muskeln zusammengesetzten trichterförmig in das Becken eingelassenen M. levator ani. Die Muskeln entspringen an der inneren Zirkumferenz des Beckens in einer vom horizontalen Schambeinast allmählich gegen die Spina ossis ischii absteigenden Linie und streichen dann in seichtem Bogen gegen die Medianebene und nach abwärts, wo sie sich hinter dem Rectum zu einer gemeinsamen Platte (Levatorplatte) vereinigen, die am Steiß-Kreuzbein ihre Fixation findet. Der zwischen Kreuzbein und Sitzbeinhöcker freibleibende Raum wird vom M. coccygeus und den kräftigen Ligg. sacro-tuberosa überbrückt. Der dadurch erreichte Abschluß des Beckens ist aber kein vollständiger, wie aus der Beschreibung der Ursprungslinie und Abbildung hervorgeht, es bleibt vielmehr zentral unter dem Schambogen eine Lücke bestehen (Levatorspalt). Dadurch, daß von der vordersten Portion des Levators (M. puborectalis) einzelne Fasern abzweigen, die bereits vor dem Rectum in der Mittellinie im Dammgewebe sich verflechten (prärectale Levatorfasern), wird der Levatorspalt in eine vordere und eine hintere Hälfte geteilt: vorn Hiatus genitalis, zum Durchtritt von Harnröhre und Scheide, hinten Hiatus rectalis, zum Durchtritt des Mastdarms.

Unterhalb des Levators entsteht dadurch, daß die Levatorfasern gegen das Steißbein sich herabsenken, jederseits eine Nische (Fossa ischio-rectalis), welche von Fettgewebe ausgekleidet ist.

[1]) Vgl. Geburtshilfe, Physiologie der Geburt.

Zur Abdichtung der im Hiatus genitalis auch nach dem Einlassen von Scheide und Harnröhre noch verbleibenden Gewebslücken, wie zur Verankerung dieser Organe im Beckenausgang dient

2. das Diaphragma s. Trigonum urogenitale, eine vor und unterhalb des Levators gelegene, zwischen den beiden Ästen des Schambogens ausgespannte Sehnenmuskelplatte, die auch wieder

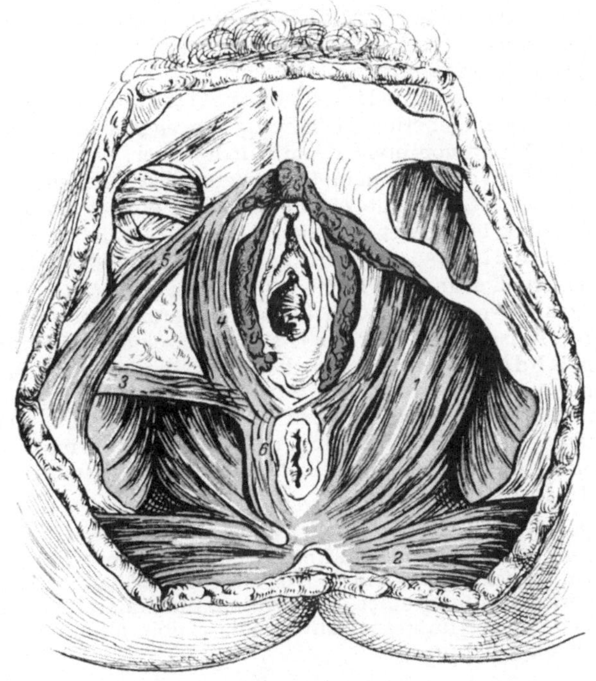

Abb. 4. Beckenbodenmuskulatur.
1. Levator. 2. M. glut. max. 3. M. transvers. perinei. 4. M. bulbocavernosus. 5. M. ischiocavernosus. 6. Sphincter ani.

aus mehreren einzelnen Muskeln sich zusammensetzt. Nahe ihrem hinteren Ende bricht die Scheide durch. Für den praktischen Arzt haben zunächst nur Bedeutung der den Scheideneingang zwingenförmig umschließende M. bulbo-cavernosus s. Constrictor cunni und der Transversus perinei profundus, welcher zusammen mit den prärectalen Levatorfasern die eigentliche Dammuskulatur darstellt und häufig Verletzungen bei der Geburt ausgesetzt ist. Dagegen kommt dem an den absteigenden Schambeinast sich anschmiegenden M. ischio-cavernosus eine solche unmittelbar praktische Bedeutung nicht zu. Um das Rectum ist entsprechend dem hier genannten Diaphragma urogenitale unterhalb des Levators noch die Zwinge des M. sphincter ani ext. herumgelagert. Sämtliche hier genannten Muskeln des Beckenbodens sind an ihrer Ober- und Unterfläche von Eigenfascien bedeckt und verstärkt, deren Ausbildung im allgemeinen der Stärke der Entwicklung der Muskulatur entspricht.

4. Eileiter (Tuben).

Leicht geschlängelte, etwa 12 cm lange, vom Uterus bis zur seitlichen Beckenwand verlaufende und allmählich sich erweiternde Röhren (Abb. 3). Man unterscheidet:

a) Pars intramuralis s. interstitialis, in die Uterussubstanz selbst eingebettet, gleichzeitig die engste Stelle der Tube mit einer Lichtung von etwa 1 mm Durchmesser.

b) P. isthmica, der dem Uterus zunächst gelegene, frei und ziemlich gerade verlaufende Anteil der Tube, etwa 4 cm lang, ohne scharfe Grenzen übergehend in die

c) P. ampullaris, die durch größere Dicke und allmählich zunehmende Erweiterung des Lumens ausgezeichnet ist und im Bogen um den kranialen Pol des Ovariums sich herumlagert, wo sie mit einem in Fransen (Fimbrien) sich auflösenden Trichter, dem Ostium abdominale, gegen die freie Bauchhöhle sich öffnet. Eine der Fransen ist gewöhnlich besonders lang und reicht bis zum kranialen Pol des Ovariums heran (Fimbria ovarica). Eine geringfügige flache Schlängelung der Tube ist normal, stärkere Schlängelung ein Zeichen von Stehenbleiben auf kindlicher Stufe (Infantilismus tubae).

Die Tubenwand besteht 1. aus einer in zahlreiche Längsfalten gelegten, mit einschichtigem Flimmerepithel (Flimmerstrom gegen den Uterus gerichtet) bekleideten drüsenlosen Schleimhaut, 2. einer inneren zirkulären und einer äußeren longitudinalen Muskelschicht. Mit Ausnahme der unteren Kante ist die Tube umhüllt vom Peritoneum des Lig. latum.

5. Eierstöcke (Ovarien).

Platt-ovale, an Größe und Form etwa einer Mandel entsprechende, mit einer ganz kurzen Peritonealduplikatur (= Mesovarium) am hinteren Blatt des Lig. latum befestigte Körper. Der uterine Pol ist mit der Fundusecke durch das dicht hinter und unter dem Tubenansatz abgehende, 2,5 bis 3 cm lange, ziemlich derbe Lig. ovar. proprium (Abb. 3) verbunden, der pelvine Pol liegt etwas höher und ist nur durch die in einer Bauchfellduplikatur verlaufenden spermatikalen Gefäße (Lig. infundibulo-pelvicum s. suspensorium ovarii) einigermaßen befestigt. Das ganze Ovarium liegt dicht unterhalb der Tube an der seitlichen Beckenwand in einer seichten Vertiefung des parietalen Peritoneums (Fossa ovarica), unterhalb der Aufteilungsstelle der A. iliaca communis (Abb. 2). An der dem Lig. latum zugekehrten Kante treten im Mesovarium die Gefäße an den Eierstock heran (Hilus ovarii).

Die Oberfläche des Ovariums ist nicht von Peritoneum bekleidet, bei jugendlichen Personen ziemlich glatt; nach Eintritt der Geschlechtsreife zeigt sie in zunehmendem Maße Furchen und

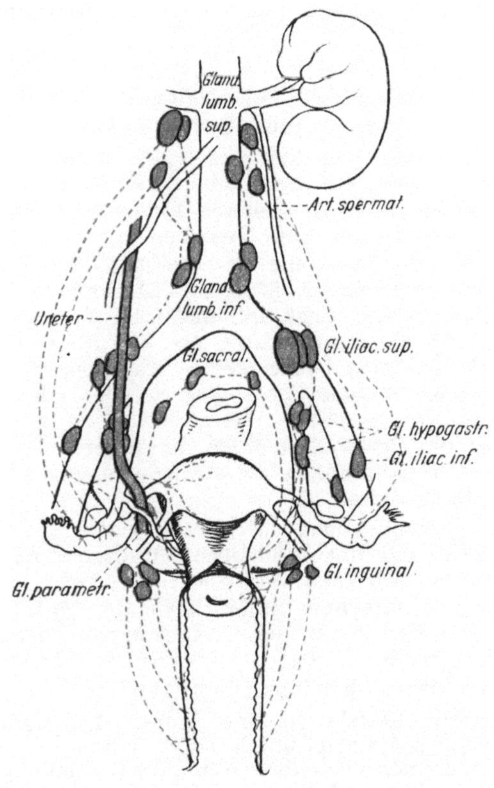

Abb. 5. Lymphdrüsen des weiblichen Genitalapparates.

narbige Einziehungen, die zum Teil persistenten embryonalen Furchen, zum Teil Follikelsprungstellen entsprechen, späterhin aber hauptsächlich durch die ungleichmäßige Schrumpfung des Ovarialgewebes im Klimakterium entstehen. Im letzteren Falle kann das stark verkleinerte Organ von tiefen Furchen ganz durchzogen sein (Ovarium gyratum). Über den feineren Bau vgl. S. 20 f.)

Über die **Gefäßversorgung** des weiblichen Genitales ist das, was auch dem praktischen Arzt zum Verständnis pathologischer Erscheinungen unbedingt zu wissen notwendig ist, aus den beigegebenen Zeichnungen ersichtlich (s. Abb. 3, 5),

Hinsichtlich der nervösen Versorgung sei auf den geburtshilflichen Teil verwiesen.

Die Verteilung der wichtigsten **Lymphbahnen** und der zu jedem Genitalabschnitt gehörigen regionären Lymphdrüsen, deren Kenntnis nicht allein bei entzündlichen Prozessen, sondern vor allem bei malignen Neubildungen von großer praktischer Bedeutung ist, geht aus nebenstehendem Schema mit genügender Deutlichkeit hervor (s. Abb. 5).

6. Dem Genitale benachbarte Teile des uropoetischen Systems und Darmkanals.

Die **Harnröhre** zieht vom Orif. ext. (vgl. S. 3) als etwa 3 bis 4 cm langes, längsgefaltetes, aus Schleimhaut, lockerer Submucosa mit erektilem Gewebe und einer inneren Längs- und äußeren Ringmuskelschicht bestehendes Rohr zwischen vorderer Scheidenwand und Schambogen zur **Blase,** die bei einer mittleren Kapazität von 300 bis 400 ccm[1]) zwischen Schoßfuge und Uterus in leerem Zustande noch im kleinen Becken liegt und meist die Form einer flachen Schüssel hat. Die der Einmündung der Harnröhre in die Blase (Orif. urethrae int.) benachbarten Blasenpartien liegen noch vor der vorderen Scheidenwand und werden als Trigonum vesicae oder Blasenhals bezeichnet. Ihre Begrenzung ist gegeben durch die Verbindungslinien der inneren Harnröhrenöffnung mit den Ureteröffnungen, die etwas höher und seitlich liegen, und dieser untereinander.

Über dem Trigonum, das durch ganz glatte Schleimhaut und straffe Submucosa wie Unverschieblichkeit ausgezeichnet ist, erhebt sich die Blase, an der man Scheitel, Körper und Grund unterscheidet. Das Trigonum nimmt etwa die Mitte des Blasengrundes ein. Zwischen den beiden Uretermündungen wölbt sich die Blasenwand ein wenig vor (Plica interureterica), dahinter befindet sich eine kleine Vertiefung (Recessus retroureterícus).

Die Blasenwand besteht aus einer je nach dem Füllungszustand mehr oder weniger faltigen, auf lockerer Submucosa aufsitzenden Schleimhaut und einer aus innerer Ringmuskel- und äußerer Längsmuskelschicht gebildeten Muskelwand. Im Trigonum ist diese Blasenmuskulatur sehr spärlich ausgebildet, dagegen findet sich hier ein stark entwickeltes submuköses Muskellager, welches auch noch den Anfang der Harnröhre umgreift und als Sphincter urethrae int. s. vesicae fungiert.

Das Peritoneum der Vorderwand des Uterus schlägt sich etwa in Höhe des inneren Muttermundes auf die hintere und teilweise auch auf die seitliche Blasenwand hinüber und geht dann über in das Peritoneum der vorderen Bauchwand. Die Blase selbst liegt also extraperitoneal.

---

[1]) Die Blase vieler Frauen kann, namentlich im Wochenbett, bis $1^1/_2$ Liter Harn fassen.

Der **Ureter** zieht von der oben bezeichneten Stelle jederseits in leichtem Bogen durch das parametrane Bindegewebe, leicht angeheftet an der hinteren Platte des Lig. latum, nach außen und oben zur Beckenwand und über die Linea terminalis hinauf zum Nierenbecken. Zur Lageerhaltung der Blase dienen neben dem in der Unversehrtheit des ganzen urogenitalen Organkomplexes gelegenen Zusammenhalt bandartig ausgestaltete Bindegewebszüge zwischen Schambein und Blase einerseits (Ligg. pubo-ves. med. und lateralia), Blase und Cervix, bzw. Scheide anderseits; die seitlichen Blasenpartien stützen sich überdies an den medianen Portionen des Levators. —

Von dem **Darm** sind wegen ihrer topographischen Beziehungen zum Genitalapparat folgende Teile wichtig:

1. Die Flexura sigmoidea, deren Gekröse dicht hinter dem linken Lig. infundibulo-pelvicum ansetzt. Je nach der Länge des Gekröses wechselt die Beweglichkeit der Flexur außerordentlich; ganz gewöhnlich reicht dieselbe aus, daß das Colon sigmoideum in die Excavatio recto-uterina hineinragt. In der Flexur befindliche Kotballen können so leicht einen hinter dem Uterus gelegenen Tumor vortäuschen.

2. Auf der rechten Seite bestehen nahe Beziehungen zwischen den Adnexen und unterstem Ileum bzw. Coecum mit Processus vermiformis. Ersteres reicht mit seinen letzten Schlingen gewöhnlich in die Excavatio recto-uterina hinein. Letztere stehen nicht selten so tief, daß sie beide oder ein langer Wurmfortsatz allein ins kleine Becken hineinragen.

So ist ein Übergreifen von Erkrankungen der genannten Darmabschnitte auf das Genitale und vom Genitale auf den Darm anderseits leicht verständlich.

3. Der **Mastdarm,** vom 3. Kreuzbeinwirbel bis zum After reichend. Man unterscheidet eine Pars perinealis (etwa 4,5 cm lang), die innerhalb und unterhalb des muskulären Beckenbodens liegt und außerdem durch einen schwächeren inneren und stärkeren äußeren Sphincter verschlossen ist. An die P. perinealis schließt sich die Ampulle oder P. pelvina an, die etwa 6,5 bis 7 cm lang ist, mehrere Querfalten aufweist, von denen eine untere (Kohlrausch'sche Falte) etwa 6 bis 7 cm oberhalb des Afters, eine obere noch 2 bis 3 cm höher, stärker vorspringt. Das ganze Rectum ist also etwa 11 cm lang, so daß es bei geschickter Untersuchung möglich ist. mit dem Finger noch über das Rectum hinaus zu tasten.

7. Beckenbindegewebe.

Als ein Verletzungen wie Erkrankungen vielfach ausgesetztes Gewebe verdient das Beckenbindegewebe viel mehr Berücksichtigung, als ihm im allgemeinen zuteil wird. Alle Hohlorgane des Beckens liegen in Bindegewebshüllen, die allseitig in die Umgebung übergreifen, so daß das gesamte Beckenbindegewebe gewissermaßen ein einheitliches Organ darstellt, wenn auch durch die Organe selbst wie bestimmte Septen eine Abgrenzung einzelner Bezirke sich zwanglos ergibt. Gegen die Bauchhöhle ist die Abgrenzung durch einen Überzug von Peritoneum hergestellt, welches auch die einzelnen Genitalorgane teilweise überzieht (vgl. S. 5 ff.).

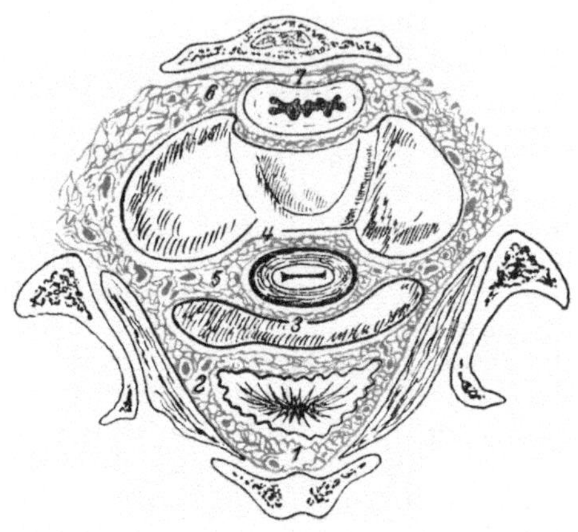

Abb. 6. 1. Spat. praevesicale (Retzii). 2. Sp. paravesicale. 3. Sp. antecervicale. 4. Sp. retrocervicale. 5. Sp. parauterinum. 6. Sp. pararectale. 7. Sp. praesacrale.

Das Wichtigste ist an wenigen Schnitten (s. Abb. 2) klarzulegen:

I. Sagittalschnitt. Wie ersichtlich, geht etwas oberhalb der Symphyse das Peritoneum der vorderen Bauchwand über auf den Blasenscheitel, dann über die hintere Blasenwand bis zu einer Stelle, welche der Höhe des inneren Muttermundes des Uterus entspricht. Hier schlägt sich das Bauchfell über auf den Uterus, überzieht Vorderwand, Fundus und geht dann entlang der Hinterwand bis auf die Scheide. Etwa in Höhe des äußeren Muttermundes schlägt es sich dann auf das Rectum hinüber und erreicht von diesem aus die hintere Beckenwand. So sehen wir, daß folgende von Bindegewebe erfüllte Räume übrig bleiben:

1. zwischen Blase einerseits, Symphyse und vorderer Bauchwand anderseits = Cavum praeperitoneale Retzii;
2. zwischen Blase und Cervix uteri, Spatium antecervicale, welches nach unten in Verbindung steht mit dem Septum vesico-vaginale;
3. zwischen Rectum und hinterem Scheidenansatz ein Spatium praerectale, bzw. retrocervicale, welches nach unten in das Septum recto-vaginale sich fortsetzt.

Alle diese Räume stehen in der Sagittalebene untereinander in kontinuierlichem Zusammenhang durch die unter dem Blasen- und Uterusperitoneum gelegene Bindegewebshülle dieser Organe.

II. Auf einem in Höhe der Pfannengegend durchgelegten Horizontalschnitt wird ersichtlich, wie die genannten Räume auch in der Horizontalebene durch die seitlich von Blase, Uterus und Rectum gelegenen Anhäufungen von Bindegewebe, deren Bezeichnung aus der Abbildung (Abb. 6) entnommen werden kann, untereinander in Verbindung treten. Die Abgrenzung der einzelnen Räume (Spatium paravesicale, parauterinum, pararectale, praesacrale) geschieht durch mehr oder minder senkrecht gestellte Verdichtungen innerhalb dieser im ganzen locker gewebten Bindegewebszüge. Infolge dieser Septen bleiben Erkrankungen häufig auf einen begrenzten Teil des ganzen Bindegewebsraumes beschränkt.

II. Entwicklungsgeschichte.

Wir besprechen nur so viel, als zum Verständnis wichtiger Mißbildungen unbedingt erforderlich ist. Man muß bei der Entwicklung des weiblichen Urogenitalsystems unterscheiden, I. die Entwicklung der Harndrüse und ihrer Ausführungsgänge, II. der Keimdrüse und ihrer Ableitungswege, III. des Sinus urogenitalis.

I. Wie bei allen Amnioten entstehen auch beim Menschen hintereinander drei mesodermale Nierenanlagen:

a) die **Vorniere** (Pronephros), die jedoch beim Menschen nach an sich schon dürftiger Entwicklung spurlos verschwindet; nur der Vornierengang (**Wolff**scher Gang) bleibt bestehen (s. Abb. 7) und wächst in kraniocaudaler Richtung aus, bis er (etwa bei Embryonen vom Ende des 2. Schwangerschaftsmonates) die Kloake erreicht. Er wird dann weiterhin zum Ausführungsgang der

b) **Urniere** (Mesonephros, **Wolff**scher Körper), welche als zweite Nierengeneration aufzufassen ist und an der hinteren Leibeswand lateral von der Gegend der späteren Keimdrüsenanlage sich entwickelt. Sie ist in ihrem Bau der definitiven Nierenanlage sehr ähnlich. Die Urnierenkanälchen erreichen bei ihrem Wachstum den Wolffschen Gang und brechen einzeln in ihn durch, so daß jetzt der ursprüngliche Vornierengang zum Urnierengang geworden ist. Die Entwicklung der Urniere erreicht ihre Höhe etwa bei Embryonen von 20 mm Länge, dann beginnt ihre Rückbildung. An ihre Existenz erinnern später folgende Gebilde (vgl. Abb. 3 und 7):

1. das Lig. infundibulo-pelvicum, der peritonealen Falte (Urnierenzwerchfellfalte) entsprechend, die an der dorsalen Leibeswand durch die Entwicklung der Urniere (und Keimdrüse) entsteht;

2. das Epoophoron oder Parovarium, welches dem kranialen Teil der Urniere entspricht;
3. das Paroophoron, ein paar mit flimmerndem Epithel ausgekleidete gewundene Kanälchen im Lig. latum, die aus dem caudalen Teil der Urniere entstanden sind.

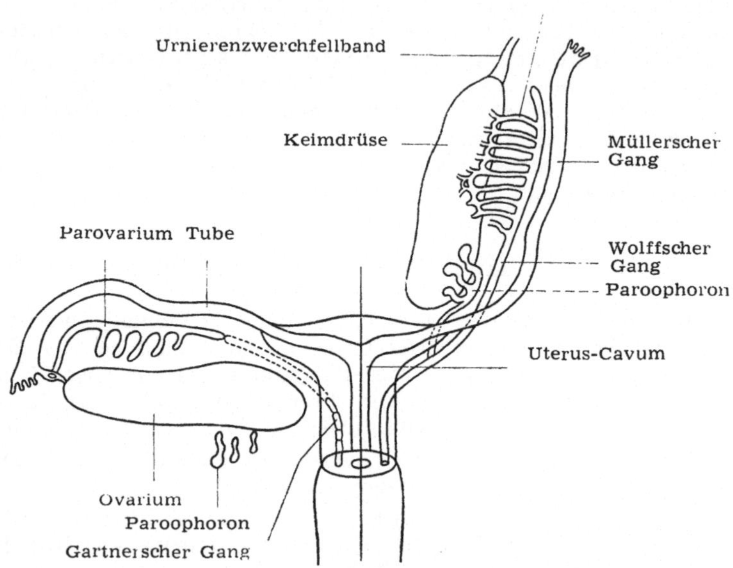

Abb. 7. Schema der Entwicklung des inneren Genitales. (L. die definitiven Verhältnisse.) Modif. nach Keibel—Mall.

4. Schließlich bleibt der ursprüngliche Vornieren-, später Urnierenausführungsgang in individuell wechselnden, meist aber sehr kümmerlichen Resten erhalten, die als **Gartner**scher Gang bezeichnet werden.

c) Die **Nachniere** (Metanephros), die dritte Nierengeneration. stellt die Anlage der definitiven Nieren und des Ureters dar.

II. Die Keimdrüse entwickelt sich relativ spät in Form einer Epithelleiste („Genitalleiste"), die durch Wucherung der oberflächlichen Bedeckung der medioventralen Urnierenfläche entsteht. In den mittleren Abschnitten dieser Genitalleiste, in der bald die oberflächliche Schicht als „Keimepithel" sich deutlich von der Unterlage abhebt, differenzieren sich nun allmählich große protoplasmareiche und mit hellen Kernen versehene Zellen, welche zu den eigentlichen Genitalzellen, den Eiern, werden. Durch aus der Tiefe aufschießendes Bindegewebe wird dieses Epithelzellenlager in einzelne Gruppen (Eiballen) zersprengt, aus denen bei weiterer Differenzierung und Teilung die Primärfollikel (= Eizelle, umgeben von einem Kranz von Epithelzellen) werden, von denen die in den tieferen Schichten des Organs gelegenen allmählich zugrunde gehen, die dem Keimepithel (der Oberfläche) näher gelegenen erhalten bleiben, aber bis zum Eintritt der Pubertät im wesentlichen einen Ruhezustand bewahren. Die Keimdrüse tritt während der fetalen Entwicklung allmählich tiefer bis ins kleine Becken herab.

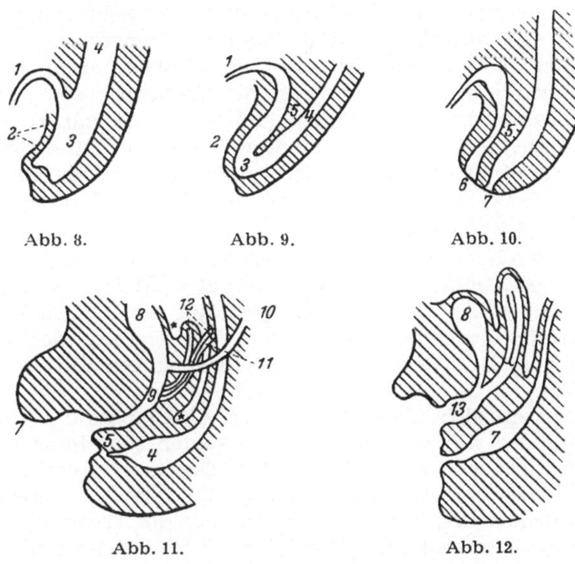

Abb. 8. Abb. 9. Abb. 10.

Abb. 11. Abb. 12.

Abb. 8—12: Schema der Entwicklung des Genitalapparates, nach Modellen von Keibel.

1. Allantois. 2. Kloakenmembran. 3. Kloake. 4. Darm. 5. Septum urorectale. 6. Vestibularmembran. 7. Analmembran. 8. Harnblase. 9. Durchbruchstelle der vereinigten Müllerschen Gänge in den Sinus urogenitalis. 10. Ureter. 11. Wolffscher Gang. 12. Müllerscher Gang. 13. Sinus urogenitalis.

Der Ableitungsweg der Keimdrüse (s. Abb. 7) entsteht bei Embryonen von 12 mm Länge lateral vom kranialen Ende des Wolffschen Körpers, aus einer im Leibeshöhlenepithel sich bildenden und allmählich zum Rohr (= **Müller**scher Gang) sich schließenden Rinne. Seine obere Öffnung entspricht dem späteren Ost. abd. tubae, der anschließende Abschnitt der Tube selbst. Im weiteren Verlauf wenden der re. wie li. Müllersche Gang sich medialwärts, überkreuzen den Wolffschen Gang und vereinigen sich schließlich (bei Embryonen von etwa 25 mm Länge) in der Mittellinie zu einem gemeinsamen Utero-Vaginal-Kanal. Der Abgang der sogenannten Urnierenleistenfalte (= späterem Lig. rotundum) kennzeichnet die Grenze zwischen Tube und Uterus.

III. Sinus urogenitalis. Ursprünglich besteht nahe dem caudalen Körperende eine Kloake, von welcher erst der Sinus urogenitalis sich abspaltet (vgl. Abb. 8—11). In die ventralwärts durch die „**Kloakenmembran**“ abgeschlossene Kloake mündet von oben her der **Allantoisgang**, von der Seite treten die **Wolff**schen Gänge heran. Durch Vorschieben einer (mesodermalen) Leiste (Septum urorectale) von oben her zwischen Allantoisgang und Darm wird die Kloake in einen ventralen Teil (Sinus urogenitalis) und einen dorsalen Teil (Darm) geschieden. Sobald das Septum urorectale die Kloakenmembran erreicht hat, ist diese Trennung eine vollständige und dauernde. Der vordere Abschnitt der Kloakenmembran ist jetzt zur **Urogenitalmembran**, der hintere zur **Analmembran** geworden, das Zwischenstück entspricht dem späteren Damm. In einem späteren Entwicklungsstadium dehisziert dann zunächst die Urogenitalmembran und bringt dadurch den Sinus urogenitalis mit der Außenwelt in Verbindung, einige Zeit später auch die Analmembran, wodurch der definitive Anus gebildet wird.

Nach dem Durchbruch der Urogenitalmembran erreichen auch von oben und hinten her die vereinigten Müllerschen Gänge (Scheide) die Wand des Sinus urogenitalis. An der Stelle, wo sie später in ihn durchbrechen, entsteht der Hymen, der also den Sinus urogenitalis (Vestibulum) nach oben gegen die Scheide abgrenzt.

An der ventralen Wand des unteren Abschnittes des Sinus urogenitalis bildet sich unterdessen eine später zum Rohr werdende Rinne (Harnröhre), der obere Abschnitt des Sinus urogenitalis wird zur Harnblase, der Allantoisgang zum Urachus, während durch das Vorschieben des Müllerschen Ganges die Trennung zwischen Harnröhre, Blase und Scheide perfekt wird. Während dieser Vorgänge wird durch Anlage der sog. **Genitalwülste** (Labia majora, minora, Clitoris) der Sinus urogenitalis nach der Tiefe verdrängt[1]).

III. Physiologie des Weibes.

Ebenso wie bestimmter Grundtatsachen der Anatomie und Entwicklungsgeschichte ist auch eine Kenntnis wenigstens einiger spezifisch weiblicher Lebensvorgänge unumgänglich nötig für die richtige Beurteilung krankhafter Vorgänge im weiblichen Genitalapparat und die Behandlung der kranken Frau.

Die sexuellen Vorgänge spielen im Leben des Weibes eine ungleich größere Rolle als beim Manne, beeinflussen in gesunden und kranken Tagen dessen ganzen Organismus oft so weitgehend, daß eine einseitig auf den Genitalapparat gerichtete Betrachtung und Therapie in vielen Fällen um den vollen Erfolg sich betrügt.

---

[1]) Die wirklichen Vorgänge und besonders deren Ineinandergreifen sind hier etwas vereinfacht dargestellt. Für nähere Einzelheiten sei auf unser Lehrbuch der Gynäkologie verwiesen.

Es genügt aber für den hier erstrebten Zweck, die Betrachtung in dem Zeitpunkt zu beginnen, in dem der Genitalapparat aus dem während der Kindheit eingehaltenen fast völligen Ruhezustand heraustritt, das Mädchen sich zur Jungfrau entwickelt. Wir bezeichnen diese Vorgänge als Eintritt in die

Pubertät.

Das innere Wesen derselben. Aus unbekannten Ursachen setzt im 12. bis 14. Lebensjahr ein Wachstum des ganzen Genitalapparates ein, dessen auffälligste innere Kennzeichen Größenzunahme der Ovarien wie des Uteruskörpers sind. Hand in Hand geht damit eine allmähliche Rundung der Glieder, besonders der Hüften, starke Fetteinlagerung am Mons veneris mit aufsprießender Behaarung dieses wie der Axillae, das Knospen der Brüste.

Ehe dieser Vorgang seine volle Höhe erreicht hat, meist im 14. bis 16. Jahre, stößt das Ovarium zum ersten Male eine reife Eizelle aus (**Ovulation**) und kurz darauf tritt die erste Menstruation (**Menarche**) ein, die von da an — oft nach anfänglicher Unregelmäßigkeit und mehrmonatlichen Pausen — in bestimmten Intervallen wiederkehrt.

Unterdessen erreichen die obengenannten äußeren und inneren Veränderungen des Genitalapparates und allgemeinen Habitus ihre volle Höhe. Auch psychisch ist nach einer kürzeren oder längeren Periode unbestimmter Übergangserscheinungen, veränderter, häufig rasch wechselnder und unbefriedigter Stimmung, Schwärmerei, veränderter Haltung zum anderen Geschlecht, die allmählich zum bewußten Geschlechtstrieb wird, ein neuer relativer Gleichgewichtszustand erreicht, die

Periode voller Geschlechtsreife,

worüber das Mädchen etwa 17 bis 18 Jahre alt geworden ist. Volle Tätigkeit der Ovarien, regelmäßig wiederkehrende Menstruation, mehr oder minder klar entwickelter Geschlechtstrieb und — natürlich von äußeren Umständen abhängig — entwickeltes Geschlechtsleben kennzeichnen diese etwa 30 bis 35 Jahre dauernde Lebensperiode.

1. Tätigkeit der Ovarien.

Der auffallendste und am besten bekannte Teil derselben ist die Ovulation, die in bestimmten, gewöhnlich vierwöchigen Intervallen, wahrscheinlich zwischen re. und li. Ovarium abwechselnde Ausstoßung eines reifen, befruchtungsfähigen Eies.

Der im einzelnen komplizierte Prozeß verläuft schematisch so: von den in wechselnder Tiefe unter dem den Eierstock überziehenden sog. „Keimepithel“ eingebetteten Primärfollikeln (etwa 30 000 bei jeder Frau) beginnt ein Teil zu wachsen, indem die die

Eizelle umhüllende Schicht der sog. Follikelepithelien sich vermehrt und mehrschichtig wird. Auf bestimmter Höhe des Prozesses tritt im jetzt vielschichtigen, als Membrana granulosa bezeichneten Follikelepithel eine mit Serum (Liquor folliculi) sich füllende Spalte auf, die unter allmählicher Vergrößerung zu einer Höhle den Rest der das Ei umhüllenden Epithelien nach der einen Seite verdrängt. So ist ein sog. **Graaf**scher Follikel entstanden, den man im Eierstock der geschlechtsreifen Frau in allen Stadien seiner Entwicklung antrifft (s. Abb. 3).

Die allmählich größer werdenden Graafschen Follikel rücken immer mehr an die Oberfläche des Ovariums heran und schimmern schließlich als erbsen- bis kirschgroße Bläschen hier durch[1]). Unterdessen wächst durch Vermehrung des Liquor folliculi der Druck im Inneren der Graafschen Bläschen immer mehr, das Follikelepithel wird nach der einen Seite verdrängt und plattgedrückt, die Wand wölbt sich sogar über das Niveau der Eierstocksoberfläche vor; schließlich ist in einem Follikel der Druck so groß, daß er platzt. Das auftretende Follikelwasser reißt die epithelumsäumte Eizelle mit heraus. Das ist der Vorgang der Ovulation.

Das entleerte Ei fällt in eine Art peritonealer Tasche, welche dadurch gebildet ist, daß die Tube um den Eierstock sich herumlegt. Von hier gelangt es durch Capillarattraktion und unter Einwirkung des uterinwärts gerichteten Flimmerstroms der Tubenfransen in den Eileiter und weiter in den Uterus.

Nächst der **Eiabgabe,** der **äußeren Sekretion,** kommt dem Eierstock aber auch eine **innere Sekretion,** die Abgabe wirksamer Stoffe direkt ins Blut zu, die von keiner geringeren Bedeutung ist. Von ihr sind alle oben geschilderten Umwandlungen des Körpers und der Psyche abhängig, die aus dem indifferenten Mädchen das Weib machen und seine sämtlichen Unterschiede gegenüber dem Mann bedingen. Diese innere Sekretion ist sicher erwiesen, seit es gelang, die Menstruation, welche an das Vorhandensein der Ovarien gebunden ist, bei kastrierten Tieren und Frauen auch dadurch zu erhalten oder wiederherzustellen, daß man die Ovarien an irgendeiner anderen Stelle des Körpers einpflanzte, wonach natürlich jede Einwirkung auf den Uterus auf anderem als dem Blutwege ausgeschlossen ist.

Die Bildungsstätte dieser wirksamen Stoffe, **Hormone,** sind die Follikelepithelien und vor allem die aus ihnen hervorgegangenen Luteinzellen des Corpus luteum (vgl. weiter unten). Die viel umstrittene Frage, ob auch die sog. interstitielle Drüse — worunter man die im Ovar überall verstreuten, mit Sudan rot zu färbenden Reste vorzeitig zugrunde gehender (atresierender) Follikel versteht — für die innere Sekretion in Betracht kommt, möchte ich auf Grund neuerer Untersuchungen verneinen.

---

[1]) Der mit der Entwicklung der Graafschen Follikel zusammenfallende Prozeß der Eireifung, der die Eizelle erst befruchtungsfähig macht, wird im Leitfaden der Geburtshilfe geschildert.

Corpus - luteum - Bildung. Mit dem plötzlichen Aufhören des Inhaltsdruckes erfolgt in das Innere des geplatzten Follikels eine Blutung, die im allgemeinen durch Verkleben der Rißstelle bald steht (in Ausnahmefällen allerdings zu etwas größerem Bluterguß in die Bauchhöhle und heftigen peritonealen Reizerscheinungen führen kann). Danach beginnt eine Wucherung der Zellen der Membrana granulosa, die sich dabei mit einem gelben Farbstoff beladen (Lutein), durch den das ganze Gebilde eine gelbe Farbe und seinen Namen erhält. Die gewucherte Granulosa muß sich bei dieser Oberflächenvergrößerung in Falten legen. Bald beginnt auch die bindegewebige Hülle des früheren Follikels zu wuchern und stülpt dabei die gewucherte Schicht der Granulosa-, jetzt sog. Luteinzellen in weitere Falten ein, so daß das ganze Gebilde auf dem Durchschnitt wie eine Halskrause aussieht (s. Abb. 3). Unter Zunahme dieser Bindegewebswucherung und bindegewebiger Organisation des zentralen Blutergusses erfolgt von der 3. Woche nach der Ovulation an eine allmähliche Erdrückung der Luteinzellenschicht, die in Bildung eines kleinen, unregelmäßig begrenzten, bindegewebig - fibrösen oder auch mehr hyalinen Körperchens (Corpus fibrosum s. albicans) ausgeht.

Vielleicht werden bei dem fortdauernden Zugrundegehen (Atresie) der Follikel und der Bildung der, wie oben erwähnt, selbst in ihrer Existenz noch recht umstrittenen interstitiellen Drüse in wechselndem Ausmaß Stoffe in das Blut abgegeben, welche den Geschlechtstrieb an- und abschwellen lassen und in Wechselwirkung mit anderen innersekretorischen Drüsen auch auf den gesamten Stoffwechsel Einfluß haben. All das ist noch zu ungeklärt, um hier besprochen zu werden[1]). Immerhin ist heute schon mancherlei sicher, was noch vor wenigen Jahren im Dunkeln lag. So wissen wir zunächst, daß der Vorderlappen der Hypophyse bzw. ein im Infundibulum gelegenes Sexualzentrum das übergeordnete Organ darstellt, dessen Hormonproduktion Wachstum und Funktion des Ovariums regelt, während die Hormone des Ovariums ihrerseits im Uterus ihr Erfolgsorgan haben. Manche Störung, die man bisher auf die Keimdrüsen bezogen hat, ist in Wirklichkeit abhängig von quantitativen oder qualitativen Störungen der Hormonproduktion im Hypophysenvorderlappen bzw. von neuro-psychischen Impulsen aus dem Sexualzentrum im Diencephalon. Trotzdem die Forschungen darüber noch durchaus im Fluß sind, steht wenigstens soviel schon

---

[1]) Eine ausführliche Darstellung aller einschlägigen Fragen findet sich bei Fraenkel in Fraenkel-Jaschke, Normale und pathologische Sexualphysiologie des Weibes, Leipzig 1914, und in dem Lehrbuch der Gynäkologie von von Jaschke und Pankow, 5. Auflage, Berlin 1932. Die neueste, tiefschürfende Darstellung aller einschlägigen Fragen stammt von Rob. Schröder in dem Handbuch der Gynäkologie von Veit-Stoeckel, 3. Auflage, Band 1, München 1928. Vgl. ferner in demselben Handbuch Bd. IX: Bedeutung der inneren Sekretion für die Frauenheilkunde, bearbeitet von Berblinger, Clauberg und Kraus.

definitiv fest, daß der Hypophysenvorderlappen ein Follikelreifungshormon, ein Luteinisierungshormon und ein Wachstumshormon produziert, wozu wahrscheinlich auch ein wichtige Stoffwechselvorgänge regulierendes Stoffwechselhormon kommt. Auch das Ovarium produziert zwei Hormone, nämlich das

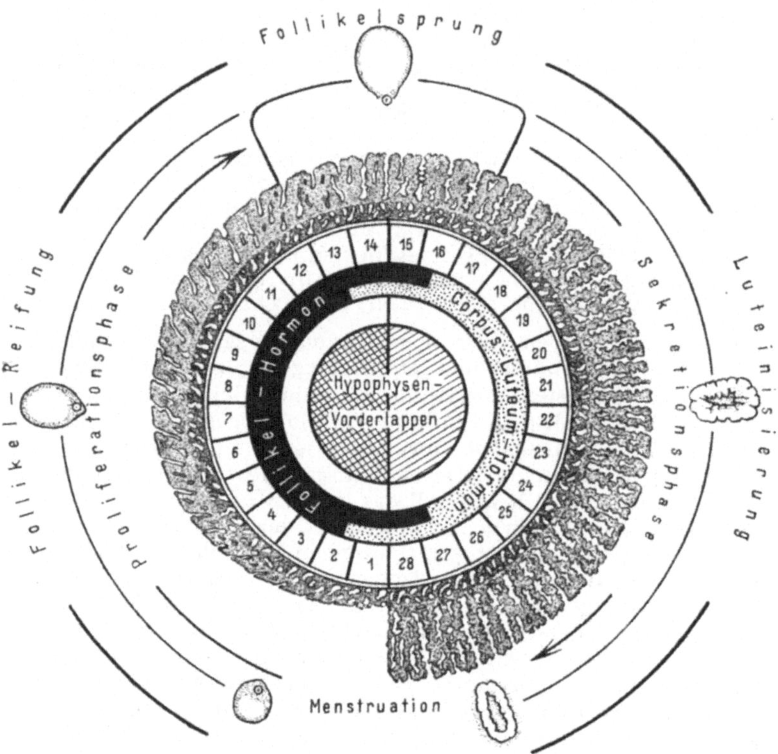

Abb. 13. Ovarieller und uteriner Zyklus.

Follikelhormon (Folliculin oder Oestrin) und das Corpus-luteum-Hormon (Lutein oder Progestin). Diese Hormone sind heute rein dargestellt und sowohl bei oraler wie parenteraler Verabreichung wirksam. Sie sind nach Ratten- oder Mäuseeinheiten standardisiert, d. h. auf diejenige Menge wirksamer Substanz, welche ausreicht, um bei einer infantilen Ratte oder Maus die Brunst bzw. Geschlechtsreife hervorzurufen. Ein weiteres Eingehen auf diese komplizierten Dinge ist hier nicht möglich; dazu sei auf die breitere Darstellung in den genannten Werken verwiesen.

In den letzten Jahren werden sowohl Progynon wie Proluton nach internationalen Einheiten dosiert. Es sind 250 000 internationale Benzoateinheiten erforderlich, um den Aufbau der Uterusschleimhaut bis zur Höhe der Proliferation herbeizuführen, und 25 internationale Einheiten Proluton, um die Sekretionsphase zu voller Höhe zu bringen. Weitere Einzelheiten möge man den Gebrauchsanweisungen der Herstellerfirmen entnehmen.

Die cyclischen Vorgänge im Ovarium (Follikelwachstum, Ovulation, Corpus-luteum-Bildung und Rückbildung) sind es, welche die im nächsten Abschnitt zu schildernden Vorgänge im Uterus auslösen. Der Ovarialzyklus ist also dem Uteruszyklus übergeordnet — eine Tatsache, welche zum Verständnis von Menstruationsstörungen immer berücksichtigt werden muß. Die Bildung und Reifung des Corpus luteum veranlaßt im Uterus die prämenstruellen Veränderungen der Schleimhaut; die Blutung, die eigentliche Menstruation, als Folge eines Zerfalles der oberflächlichen Schichten der Uterusschleimhaut, tritt in dem Moment ein, in dem die Rückbildung des Corpus luteum beginnt, die selbst wieder vom Tode eines unbefruchteten Eies abhängig ist. Die Ovulation dürfte annähernd zwischen zwei Menstruationen erfolgen, die Zeit bis zum Eintritt der Blutung dann für jene prämenstruellen Veränderungen dienen (vgl. Abb. 13).

Der von manchen Frauen geklagte Mittelschmerz dürfte vielfach mit der Ovulation zusammenfallen und abhängig sein von entzündlichen Veränderungen in der Umgebung des Ovariums oder von besonders derber Beschaffenheit der Ovarialrinde.

2. Menstruation.

Periodische Wiederkehr der Genitalblutung ist das sinnfälligste Zeichen der erreichten Geschlechtsreife. Nachdem eine anfänglich häufig zu beobachtende Unregelmäßigkeit überwunden ist, stellt sich allmählich ein bestimmter Typus der Menstruation ein. Er ist am häufigsten vierwöchentlich, doch ist jeder andere **Typus** in der Schwankungsbreite von 21 bis 31 Tagen sicher noch als normal anzusehen. Ebenso dürfen kleine Abweichungen von dem individuellen Typus wie ein Wechsel desselben in verschiedenen Lebensperioden, besonders nach der Verheiratung, nach einer Geburt als normal aufgefaßt werden.

Die Dauer der Blutung schwankt normaliter zwischen 2 und 7 Tagen und beträgt am häufigsten 3 bis 5 Tage. Sie setzt allmählich ein, erreicht am 2. und 3. Tag ihren Höhepunkt und geht dann allmählich zurück.

Die Stärke der Blutung wechselt sehr, in geringem Maße sogar bei einer und derselben Frau. Den besten Anhalt zur Bestimmung der Stärke der Menstruation gewährt die Zahl der zur Blutaufsaugung notwendigen Binden. Normaliter genügen eine bis zwei der üblichen käuflichen Binden zu diesem Zweck. In normaler Menge abgeschiedenes Menstrualblut gerinnt nicht. Wo kleine oder größere Blutcoagula aus der Scheide herauskommen, handelt es sich um eine pathologisch verstärkte Blutung.

Stärkere oder geringere Beschwerden bei der Menstruation (Molimina menstrualia) in Form von allgemeinem Unbehagen, Müdigkeit, Ziehen in Kreuz und Unterleib, Gefühl der Völle, Hitze und Schwere, Spannungsgefühl in den Brüsten, häufigerer Harndrang, Stimmungsdepression, verminderte geistige Arbeitsfähigkeit, Kopfschmerzen (seltener Hitzewallungen, Migräne, Übelkeit, Aufstoßen, Erbrechen, Hyperhidrosis, Auftreten von Aknepusteln, leichte Schwäche), gewöhnlich im Beginn der Menstruation am deutlichsten, können so lange als normal bezeichnet werden, als sie die Frau an der Erfüllung ihrer Pflichten nicht ernstlich behindern und ohne eigentliches Krankheitsgefühl einhergehen. Es liegt auf der Hand, daß die individuelle Reaktionsfähigkeit und Willenskraft der Frau bei der Beurteilung derartiger Erscheinungen zu berücksichtigen ist. Ein Gefühl von „Unwohlsein" wird von der Mehrzahl der Frauen jedenfalls als erträgliche Begleiterscheinung der Menstruation empfunden. Nur etwa 10 % aller Frauen sind völlig frei von Menstruationsbeschwerden.

Innerlich entspricht der Menstruation und den ihr vorangehenden 8 bis 10 Tagen eine allgemeine, zunehmende Hyperämie der sämtlichen Genitalorgane, ferner eine bestimmte Umwandlung der Uterusschleimhaut, die aber schon bald nach einer Menstruation beginnt und beim Eintritt der nächsten ihren Höhepunkt erreicht hat **(cyclische Umwandlung der Uterusschleimhaut),**

1. Kurz nach Aufhören der Menstruation findet man relativ spärliche, einfache, kurze Drüsenschläuche in der dünnen Schleimhaut **(= Stadium der Regeneration),**
2. Im Laufe der nächsten 14 Tage wird die Schleimhaut in toto etwas dicker, die Drüsen erscheinen weiter, länger, geschlängelt (auf dem Schnittpräparat dadurch auch zahlreicher) **= Stadium der Proliferation,**
3. In der anschließenden Periode nach erfolgter Ovulation wird die Schleimhaut noch dicker, infolge seröser Durchtränkung succulenter, die Bindegewebszellen werden größer, heller, die Drüsen erweitern sich noch mehr und bilden namentlich in den tieferen Schichten stark geschlängelte, vielfach gebuchtete, stark sezernierende Schläuche, die Blutgefäße der Schleimhaut wie Muskulatur sind stark gefüllt **(= Stadium der Sekretion),**
4. Die unter 3. genannten Veränderungen dienen der Vorbereitung zur Aufnahme eines befruchteten Eies. Ist kein solches vorhanden, so erfolgt nach Passieren des unbefruchteten Eies der vorangegangenen Ovulation unter Abstoßung des Oberflächenepithels und der oberflächlichen Schleimhautschicht die Entleerung der Drüsen wie der unter dem zunehmenden Druck geborstenen Blutcapillaren **(= Stadium der Desquamation).**

Die Drüsen fallen danach zusammen, das Schleimhautstroma wird wieder schlaffer, das Oberflächenepithel regeneriert sich (= Stadium 1), das Spiel beginnt von neuem (vgl. Abb. 13).

Alle diese Veränderungen spielen sich aber nur in der oberflächlichen, als Functionalis bezeichneten Schleimhautschicht ab, während die engmaschige Basalschicht daran nicht teilnimmt, sondern gewissermaßen als Mutterboden für die ständig sich wiederholende Regeneration der Schleimhaut erhalten bleibt. Ovarialzyklus und Uteruszyklus sind derart aneinandergekoppelt, daß das Follikulin des wachsenden Follikels die Proliferation, das heranwachsende Corpus luteum die prämenstruelle (richtiger prägravide, weil zur Aufnahme des Eies vorbereitende) Umwandlung der Uterusschleimhaut hervorruft, während in dem Moment, in dem mit dem Tod des unbefruchtet gebliebenen Eies die Rückbildung des Corpus luteum beginnt, unter Zerfall der oberflächlichen Schleimhautschicht die Menstruationsblutung eintritt (vgl. Abb. 13).

Ähnlich wie in der Uterusschleimhaut eine wellenförmig verlaufende, im Zyklus wiederkehrende Umwandlung stattfindet, sind bei der Frau fast sämtliche anderen Organfunktionen bzw. ihr Ausdruck (Stoffwechsel, Lungenkapazität, Reflexerregbarkeit, Herzschlag, Blutdruck, Temperatur usw.) solchen Schwankungen unterworfen. Man kann das in Form einer Kurve der Intensität der Lebensprozesse ausdrücken, welche ihren Tiefpunkt während der Menstruation hat, dann rasch zu einer mittleren Höhe sich erhebt (Gleichgewichtszustand) und nach der Ovulation einen ziemlich raschen Anstieg erfährt, dem in den ersten Tagen vor Eintritt der Menstruation ein noch jäherer Absturz zum Tiefpunkte folgt.

Klimakterium, Menopause.

Durchschnittlich zwischen dem 45. und 50. Lebensjahre geht die Periode der vollen Geschlechtstätigkeit zu Ende, in südlichen Klimaten meist früher als in kälteren, in manchen Familien früher oder später als in anderen. Der Vorgang erfolgt meist allmählich, in sehr vielgestaltiger Weise und unter so zahlreichen und wechselnden lokalen wie allgemeinen Erscheinungen und Beschwerden, daß man von einem klimakterischen Symptomenkomplex sprechen kann. Oft ist in einem Jahr der Eintritt in das Matronenalter mit völliger Geschlechtsruhe erreicht, andernfalls können darüber zwei bis drei und selbst mehr Jahre vergehen.

Relativ sehr selten erfolgt der Übergang in die Menopause in der Form, daß die Menstruation bei erhaltenem Typus schwächer und schwächer wird. Viel häufiger treten starke Unregelmäßigkeiten auf. Die Menstruation setzt einmal sechs Wochen, ja selbst zwei oder drei Monate aus, dann tritt eine verstärkte und verlängerte Blutung ein, dazwischen können wieder annähernd normale Menses eintreten; oder auf eine besonders starke folgt nach längerer Pause nur eine ganz spärliche ein- bis zweitägige Blutung.

bis sie schließlich ganz wegbleibt, die Menopause erreicht ist. Darüber können 3/4 Jahr und mehr vergehen. Das Bild ist also wechselnd und bei dem nicht selten zu bemerkenden Auftreten verstärkten Blutabganges immer Vorsicht in der Beurteilung geboten (vgl. S. 29 f.).

Hand in Hand mit dem Versiegen der Menstruation (seltene Ausnahmen!) geht das Aufhören der Ovulation, welches vielleicht seinerseits durch infolge Gefäßsklerose eintretende Ernährungsstörungen und Schrumpfungsvorgänge in den Eierstöcken bedingt ist.

Gleich der Ovulation fällt die gesamte innere Sekretion in den Ovarien allmählich weg, und davon abhängig erfolgen alle jene Fernwirkungen, die zum Gesamtbilde des Klimakteriums gehören.

Im Genitalapparat tritt eine allgemeine, bald rascher, bald langsamer nachweisbar werdende Involution ein: der Uterus wird kleiner, die Portio und Scheidengewölbe schrumpfen, die Vagina wird enger, trockener, die Vulva kleiner, schlaff, fettarm. Schließlich — inzwischen nähert sich die Frau dem 6. Lebensjahrzehnt — ergrauen die Schamhaare, die Schrumpfungserscheinungen nehmen zu, auch das Muskelgewebe des Uterus und der Ligamente wird immer mehr durch schrumpfendes Bindegewebe ersetzt — das Senium ist erreicht.

Noch ehe aber die genannten Veränderungen des Genitales nachweisbar werden, treten mannigfache **Beschwerden der Wechseljahre** und Veränderungen am Gesamtkörper ein, in sehr wechselvoller Zahl und Stärke.

Unter den Beschwerden sind neben Abnahme der Libido sexualis [1]) die gewöhnlichsten Hitzewallungen nach dem Kopf, Schweißausbrüche, Herzklopfen, Atemnot, Schwindelgefühl, Schlaflosigkeit, Meteorismus, verstärkte Obstipation (auch gegenteils Durchfall), häufigerer Harndrang, allgemeine Reizbarkeit und Neigung zu Stimmungswechsel mit häufiger Betonung depressiver Komponenten, während das Auftreten ausgesprochener Psychosen, von Pruritus, Diabetes, Nierensklerose, verschiedenen Hautaffektionen usw. zu den selteneren Ereignissen gehören. Betont sei aber wieder die Neigung zu malignen Neubildungen im Bereich des Genitalapparates in dieser Zeit.

Am Gesamtkörper fällt am häufigsten auf eine Zunahme des Fettpolsters besonders am Unterbauch und an den Hüften, „Altweiberspeck", gelegentlich mehr in lokaler Begrenzung unter Bildung schmerzhafter geschwulstähnlicher Anschwellung (Adipositas dolorosa), während die Haut ihre Frische allmählich verliert und Neigung zur Bartbildung auftritt. Andere organische Veränderungen, wie Ekzeme der Haut, adenoide Wucherungen im Kehlkopf, Blasenkatarrh. Gelenk- und Knochenaffektionen, perverse Sinnes-

---

[1]) Auch abnorme Steigerung der Libido kommt im Beginn der Wechseljahre vor.

empfindungen können kaum als normale Begleiterscheinungen des Klimakteriums gedeutet werden. Im einzelnen Falle kann nur eine genaue, oft erst eine wiederholte Untersuchung der einzelnen Organsysteme entscheiden, ob es sich um harmlose, vorübergehende Begleiterscheinungen der Menopause oder Erkrankungen im engeren Sinne handelt.

IV. Allgemeine Symptomatologie.

Bestimmte Symptome und Symptomenkomplexe kehren bei den verschiedensten gynäkologischen Affektionen so häufig wieder, daß es zweckmäßig erscheint, ihr Vorkommen und ihre Wertung vorweg abzuhandeln. Es sind

1. Blutungen.

A. **Menorrhagien (Hypermenorrhoe)** = nach Menge und Dauer verstärkte Menstruation. Dabei können große Klumpen geronnenen Blutes abgehen, der Blutverlust kann so stark sein, daß Ohnmachtsanwandlungen auftreten, bei längerem Bestehen der Menorrhagien schwere sekundäre Anämien sich entwickeln. Infolge der längeren Dauer der Blutung verkürzt sich das blutungsfreie Intervall zwischen zwei Menstruationen. Es kann auch an Stelle eines früheren vierwöchentlichen ein drei- und selbst zwei- bis zweieinhalbwöchentlicher Typus treten (Polymenorrhoe). Immer aber bleibt ein gewisser Typus noch erkennbar.

Menorrhagien kommen zur Beobachtung:

I. **in der Pubertät,** besonders bei chlorotischen nervösen Mädchen von infantilem Habitus mit noch kleinem, kindlichen Uterus (lange Cervix, kurzes Corpus).

1. Essentielle Pubertätsblutungen.

Eine lokale Ursache für die abnorm starke Menstruationsblutung junger Mädchen ist nicht aufzufinden.

Auch die Versuche, im Uterus als der Quelle der Blutung pathologische Veränderungen der Schleimhaut nachzuweisen, sind für diese essentiellen Pubertätsblutungen fehlgeschlagen. Man kann höchstens sich vorstellen, daß das noch muskelschwache, kindlich kleine Corpus uteri zur Blutstillung weniger befähigt ist als ein voll ausgebildetes Organ. Die wahre Ursache dürfte aber in Gleichgewichtsstörungen im System der innersekretorischen (endokrinen) Drüsen zu suchen sein, welche darauf beruhen, daß in der Pubertät zum ersten Male auch Sekrete des Ovariums in das Blut abgegeben werden.

Alle endokrinen Drüsen (Zirbeldrüse, Hypophyse, Schild- und Nebenschilddrüse, Thymus [Pankreas], Nebenniere, Eierstöcke), die für den normalen Ablauf des gesamten Stoffwechsels, Tonus der Blutgefäße, des Nervensystems von größter Bedeutung sind, wirken in vielfacher Verknüpfung gemeinsam, teils einander unterstützend (synergisch), teils hemmend (antagonistisch). Ausfall wie Unterfunktion oder Überfunktion eines Gliedes des ganzen Systems bringt stets Störungen hervor, die den Gesamtkörper betreffen, wenn auch bestimmte Funktionen bestimmter Organe oder Organsysteme besonders augenfällig betroffen werden. Durch vikariierend verstärkte Funktion einer oder mehrerer synergisch wirkender Drüsen (wohl auch schwächere Tätigkeit antagonistischer Drüsen) kann die Störung allmählich ausgeglichen werden und ein neuer Gleichgewichtsstand zustande kommen. So muß man sich heute vorstellen, daß das Auftreten neuer Hormone bei Beginn der Ovarialtätigkeit in der Pubertät zunächst das Gleichgewicht stört. Von dieser Gleichgewichtsstörung wird auch das gesamte vegetative Nervensystem betroffen, das seinerseits wieder mannigfache störende Impulse auf den endokrinen Apparat ausübt.

Je nach Stärke und Schnelligkeit, mit der das Ovarium zur vollen Höhe seiner innersekretorischen Tätigkeit gelangt, fallen diese Störungen verschieden stark aus, und weiter hängt die Herstellung einer neuen Gleichgewichtslage auch davon ab, mit welcher Schnelligkeit und Vollkommenheit die anderen endokrinen Drüsen den neuen Verhältnissen sich anzupassen vermögen. Darüber können Monate wie Jahre vergehen. Manchmal zeigen sich geradezu überstarke Ausschläge bei der Reaktion der endokrinen Drüsen auf den neuen Eindringling, die ihrerseits wieder auf die Tätigkeit des Eierstockes zurückwirken können. Allseitig Gesichertes ist darüber noch zu wenig bekannt, um mit wenigen Worten hier Platz zu finden[1]). An der Tatsache aber, daß bei vielen Individuen das Eintreten der Eierstöcke in die Periode ihrer Tätigkeit mit mehr oder minder starker Gleichgewichtsstörung im ganzen innersekretorischen Haushalt einhergeht, und daß diese für die essentiellen Pubertätsblutungen verantwortlich zu machen ist, besteht kein Zweifel mehr.

In vielen anderen Fällen von Pubertätsblutungen lassen sich aber andere Ursachen allein oder neben solchen innersekretorischen Gleichgewichtsstörungen für das Auftreten der Menorrhagien ausfindig machen. So gibt es

2. Pubertätsblutungen bekannter Genese.

a) Infolge allgemeiner oder lokaler, meist venöser Hyperämie, welche die Blutstillung erschwert, z. B. bei Herzfehlern, chronischer starker Obstipation, exzessiver Masturbation leicht sinnlich erregbarer Mädchen, unterstützt durch stark einschnürende Kleidung, sitzende Lebensweise, Retroflexio uteri.

b) Infolge hohen Blutdruckes, z. B. bei Nephritis; auch plötzliche Drucksteigerungen während der bereits bestehenden Menstruation, z. B. bei starker körperlicher Anstrengung, infolge einer heftigen Gemütserregung können gelegentlich zu verstärkter und verlängerter Menstruation führen.

c) Infolge abnormer Durchlässigkeit der Gefäße der Uterusschleimhaut oder mangelhafter Gerin-

---

[1]) Näheres bei Fraenkel u. Rob. Schröder, loc. cit.

nungsfähigkeit des Blutes bei und im Anschluß an Infektionskrankheiten, Erkältungen und Durchnässungen während der Menstruation (solche können oft auf längere Zeit hinaus Menorrhagien erzeugen). Auch die Menorrhagien mancher lungentuberkulöser und chlorotischer Mädchen gehören vielleicht hierher.

d) Infolge entzündlicher Prozesse der Uterusschleimhaut (Endometritis), bei schweren Infektionskrankheiten (besonders Typhus, Cholera, Variola oder auch nach Angina, Influenza, Masern, Scharlach, Erysipel) vorkommend; gelegentlich auch infolge aufsteigender lokaler Infektion durch onanistische Manipulationen.

Anamnese und Körperuntersuchung führen auf den richtigen Weg, um zu entscheiden, welche Ursache vorliegt oder in welcher Richtung eine solche zu suchen ist.

II. **Menorrhagien im geschlechtsreifen Alter** sind am häufigsten auf lokale Ursachen zu beziehen, die eine auf den Uterus beschränkte oder auf den ganzen Genitalapparat bzw. überhaupt die Beckenorgane ausgedehnte aktive oder passive Hyperämie unterhalten: polypöse Wucherungen der Uterusschleimhaut, unvollkommene Rückbildung der Schleimhaut nach Aborten oder Geburten, Myome des Uterus, große Geschwülste außerhalb desselben, die zu Stauung im Becken führen, Stieldrehung von Ovarialtumoren, entzündliche Erkrankungen der Gebärmutteranhänge und der Uterusschleimhaut selbst, mangelhafte Blutstillung infolge von Kontraktionsschwäche der Muskulatur bei anlagemäßiger Minderwertigkeit (Asthenie, Infantilismus), bei Muskelschwund unter Vermehrung des Bindegewebes (Myofibrosis), bei intramuralen Myomen und auch bei Lageveränderungen (Retroflexio uteri); ferner lokale Gefäßerkrankungen, wie Sklerose und varicöse Entartung; abnormale sexuelle Betätigung, vor allem der viel geübte Coitus interruptus. Daneben können natürlich gelegentlich alle die Ursachen in Frage kommen, die wir schon bei den Pubertätsblutungen besprochen haben. Innersekretorische Störungen gehen in diesem Alter am häufigsten von der Schilddrüse aus, besonders ist Hypothyreoidismus dafür verantwortlich zu machen.

III. **Menorrhagien im präklimakterischen Alter** sind — meist mit stärkerer Unregelmäßigkeit der Menstruation verbunden (Polyhypermenorrhoe) — recht häufig. Genau wie in der Pubertät das Erwachen, führt jetzt das allmähliche Versiegen der Ovarialsekretion zu Gleichgewichtsstörungen im innersekretorischen Drüsensystem. Dazu treten nicht selten als blutungsbegünstigend lokale Veränderungen in Form von die Kontraktilität der Gefäße störenden Sklerosen, Arealverschiebungen zwischen Muskulatur und Bindegewebe in der Uteruswand.

Bei Anwesenheit von Myomen wird oftmals der Eintritt der Menopause verzögert und so die Hoffnung auf spontanes Erlöschen der durch sie bedingten Menorrhagien vereitelt.

Man denke schließlich daran, daß in diesem Alter Nierensklerosen manifest werden, Herzfehler und Herzmuskelerkrankungen zur Dekompensation neigen und damit blutungsverstärkend und -verlängernd wirken können. Ebenso sind natürlich alle unter I. und II. genannten Ursachen gegebenenfalls zu berücksichtigen.

B. **Metrorrhagien** nennt man unregelmäßige, von einem Typus der Menstruation ganz unabhängige Blutungen, gleichgültig, ob sie stark oder schwach sind. Sie sind in ihren Ursachen leichter übersehbar und viel häufiger lokal bedingt als die Menorrhagien.

Im **Kindesalter** und in der **Pubertät** sind sie sehr selten und dann fast ausschließlich durch eine maligne Neubildung, besonders das Scheidensarkom, bedingt. Auch die Pubertätsblutungen können den Charakter von Metrorrhagien annehmen. Im übrigen lassen sich die Ursachen der Metrorrhagien regelmäßig ermitteln in Gestalt von

1. Störungen der Ovarialfunktion (ovarielle Metrorrhagien;
2. Störungen der Gravidität;
3. entzündlich infektiösen Erkrankungen des Uterus und der Adnexe;
4. gut- oder bösartigen Neubildungen des Uterus und der Vagina.

Zu 1. Die ovarielle Funktionsanomalie besteht in einer Unterbrechung des Phasenwechsels im Ovarium mit Ausbleiben der Corpus-luteum-Bildung und der Persistenz zahlreicher, nicht zur Sprungreife gelangter Follikel. Infolgedessen kommt es in der funktionell vom Ovarium abhängigen Uterusschleimhaut nicht zur prämenstruellen Umwandlung (vgl. S. 24), sondern zur übermäßigen Proliferation einer pathologisch verzerrten Intervallschleimhaut, aus der es teils infolge bestimmter Eigenarten der Gefäßstruktur, teils infolge partieller, auf Gefäßthrombose beruhender Nekrosen unregelmäßig und oft erheblich blutet. Ein Regeltyp ist nie mehr zu erkennen, andererseits für diese Form der Metrorrhagien bezeichnend, daß den Blutungen oft eine acht- bis zehnwöchige Amenorrhoe vorausgeht. Auf dieser Funktionsanomalie der Ovarien beruhen die juvenilen und die als Wechseljahresblutungen bezeichneten klimakterischen Metrorrhagien.

Die durch Probeabrasio gewonnene Uterusschleimhaut zeigt in diesen Fällen meist eine glandulärcystische Hyperplasie.

Zu 2. Die Metrorrhagien des geschlechtsreifen Alters haben überwiegend oft ihre Ursachen in Störungen der Gravidität: Abortus imminens, Abortus incompletus, Retention von Chorion, Placenta praevia, Blasenmole, Chorionepitheliom; auch pflegen Störungen der extrauterinen Schwangerschaft mit Metrorrhagien verbunden zu sein.

Zu 3. Entzündliche Erkrankungen der Adnexe und schwere destruktive Endometritis interstitialis verschiedener Ätiologie unterhalten gelegentlich lang dauernde Blutungen; Erosionen und spezifische Ulcera der Portio und Vagina führen manchmal zu kurzdauernden, meist nach der Kohabitation oder einer Spülung auftretenden Blutungen.

Zu 4. Hier sind zu nennen: Polypen der Cervix- und Corpusschleimhaut, submuköse Myome, besonders wenn Austreibungsbestrebungen sich bemerkbar machen oder Erweichung und sarkomatöse Umwandlung eintritt, ferner Sarkome des Uterus und der Vagina, das Chorionepitheliom.

Die wichtigste Ursache von Metrorrhagien ist das Uteruscarcinom, besonders Cervixcarcinom, bei dem durch Zerfall des Geschwulstgewebes und Gefäßarrosion ganz atypische Blutungen (glücklicherweise meist sehr früh) auftreten. **Zunächst** sind dieselben gewöhnlich **geringfügig,** treten erstmals vielleicht im Anschluß an eine körperliche Anstrengung oder nach der Kohabitation, nach einer ärztlichen Exploration auf. (Näheres siehe unter Carcinom.) Starke, ja zuweilen tödliche Blutungen gehören meist schon vorgeschrittenen Carcinomen an.

Im klimakterischen Alter sind Metrorrhagien — sofern nicht einmal eine der obengenannten Ursachen fortbesteht — weitaus am häufigsten durch Carcinom bedingt. Leider werden sie wegen der Häufigkeit der Menorrhagien im Beginne der Wechseljahre von den Frauen oft nicht beachtet, und bei dem in dieser Zeit vielfach gestörten Menstruationstypus können auch dem Arzte oft klimakterische Blutungen mehr als harmlose Metrorrhagien imponieren. In jedem solchen Falle muß natürlich Aufklärung geschaffen werden (s. später). Fast pathognomonisch für Carcinom und besonders für Corpuscarcinom sind nach bereits seit langer Zeit bestehender Menopause auftretende Blutungen, gleichgültig, ob sie stark oder zunächst schwach sind.

C. **Oligomenorrhoe,** die abnorm kurze und spärliche Menstruationsblutung, ist seltener Gegenstand von Klagen. Sie findet sich

1. bei Entwicklungshemmung des gesamten Körpers oder des Genitalapparates allein, manchmal auch nur als Folge einer zu seltenen Ovulation oder eines Fehlens der Corpusluteum-Bildung (sog. anovulatorische Blutung);
2. bei Chlorose wie sekundärer Anämie;
3. bei und nach erschöpfenden Krankheiten wie kachektischen Zuständen aller Art;
4. oft als Frühsymptom bei extragenitaler Tuberkulose;
5. bei Erkrankung endokriner Drüsen (Myxödem [manchmal gegenteils Menorrhagien], Akromegalie, thyreogener, hypophysärer Adipositas, Basedow, Addison);
6. als Vorläufer der physiologischen (klimakterischen) wie pathologischen Amenorrhoe.

D. **Amenorrhoe,** das Ausbleiben der Menstruationsblutung, findet sich:

1. Physiologisch vor Eintritt der Pubertät, während der Schwangerschaft und eines wechselnden Teils der Laktationsperiode, wie nach Eintritt des Klimakteriums;
2. bei stärkerer partieller oder totaler Genitalhypoplasie. — Besonders häufig wurde in den letzten Jahren eine Amenorrhoe bei vitaminisch unzureichender Ernährung und körperlicher und seelischer Überanstrengung beobachtet, wobei es nach längerer Dauer der Amenorrhoe zu einem völligen Stillstand der Ovarialfunktion mit Atrophie der Uterusschleimhaut kommt. — Hierher gehören die Fälle von Amenorrhoen in Arbeitslagern, die Fluchtamenorrhoe, die Amenorrhoen gefangener Frauen;
3. Laktationsatrophie des Uterus;
4. höheren Graden der unter C 2 bis 4 genannten Zustände;
5. nach Exstirpation des Uterus oder beider Ovarien, in seltenen Fällen infolge vollständiger Vereiterung der Eierstöcke oder Zerstörung derselben durch Tumorbildung;
6. vorübergehend für einen oder mehrere Monate nach Klimawechsel: Übergang von Land in Stadt, während sehr anstrengender Körperarbeit (Zeit der Feldarbeit auf dem Lande), nach plötzlichem Schreck;
7. bei Vergiftungen (Morphium, Nikotin, bei Tabakarbeiterinnen, stark rauchenden Damen);
8. bei Diabetes;
9. bei Frauen mit Urinfisteln (Zusammenhang ganz unaufgeklärt);
10. Neurosen und Psychosen (Hysterie, Hypochondrie, Melancholie, Dementia praecox, Tabes, Paralyse);
11. Vorgetäuscht bei Verschluß der Ausführungswege. Cave: falsche Angaben der Frau!

E. **Vikariierende Menstruation,** d. h. bei amenorrhoischen Personen im Typus einer Menstruation auftretende Blutungen an anderen Stellen des Körpers (Epistaxis, Magen-, Darm-, Hämorrhoidalblutung, Hämoptoe, Hämaturie, Blutung in die Haut, Conjunctiva, aus den Brüsten usw.). Die Fälle sind im ganzen sehr selten, die Blutungen meist geringfügig und sicher als vikariierend nur dann zu deuten, wenn sie nach Wiederkehr der Menstruationsblutung verschwinden.

F. **Blutungen nach Verletzungen,** sei es des Uterus oder der Scheide (Abtreibungsversuch mit falschem Weg, nach Coitusverletzung, Sturz, Operation usw.), haben natürlich nichts mit der Menstruation zu tun, können aber im Stadium der prämenstruellen Kongestion oder infolge individuell besonders starker Entwicklung von Gefäßen, namentlich der Venengeflechte, stärker ausfallen als sonst.

Für die exakte Diagnose aller unter A—F genannten Störungen ist notwendig:

1. eine genaue Genitaluntersuchung einschließlich Spiegeluntersuchung,
2. eine sorgfältige Allgemeinuntersuchung einschließlich Blutuntersuchung,

3. in allen Fällen, in denen damit noch keine volle Aufklärung gewonnen wurde, eine Probeabrasio mit sorgfältiger mikroskopischer Untersuchung der ausgeschabten Massen durch einen in der gynäkologischen Histologie Erfahrenen, die allein imstande ist, die Einzelheiten der zugrunde liegenden Zyklusstörung aufzudecken. Erst danach kann von einer sachgemäßen Therapie die Rede sein.

Bei den Pubertätsblutungen ist das wichtigste:

1. die Blutstillung,
2. die Bekämpfung der oft sehr hochgradigen Anämie.

Zur Erfüllung der ersten Aufgabe versuche man zunächst uteruskontrahierende Mittel (besonders Neogynergen 3mal tgl. 8 Tropfen) neben Calciuminjektionen; ferner gebe man Vitamin C.

Zur Bekämpfung der Anämie ist in allen derartigen Fällen am besten Ferroredoxon 3mal tgl. 2—3 Tabl. oder Ferrostabil 3mal tgl. 2 Tabl. anzuwenden. Bei hochgradiger Anämie mache man Bluttransfusionen von 300—400 ccm, die nicht nur als Blutersatz wirken, sondern auch einen blutstillenden Effekt haben.

Wenn diese Maßnahmen nicht innerhalb weniger Tage zum Erfolg führen, muß eine Abrasio gemacht werden, die aber bei den meist virginellen Mädchen durchaus einem Facharzt oder besser einer Klinik zu überlassen ist, zumal es sehr darauf ankommt, daß durch eine genaue histologische Untersuchung der abradierten Schleimhaut weitere Aufklärung über die zugrunde liegende Störung ermöglicht wird. Vielfach wirkt die Abrasio durch Wegschaffung einer cystisch-hyperplastischen Schleimhaut und den auf die Ovarien ausgeübten Reiz allein schon als wirksames Therapeutikum.

Ganz verkehrt ist es, ohne vorhergehende Abrasio aufs Geratewohl Hormonpräparate zu verordnen. Der praktische Arzt sollte die Hormonbehandlung derartiger Fälle immer erst nach Anweisung von fachärztlicher oder klinischer Seite durchführen.

Bei Fällen, die allen diesen Maßnahmen trotzen, oder bei Rezidiven hat sich vielfach die Milzbestrahlung bewährt. Auch eine mehrere Monate lang durchgeführte Zufuhr von Vitamin E hat oft ausgezeichnete Wirkung.

Im Prinzip ist auch bei den Meno- und Metrorrhagien im geschlechtsreifen Alter die Behandlung die gleiche. Nur wird man, wenn nicht der Spiegel- oder Tastbefund bereits Aufklärung über die Ursache schafft und damit der Behandlung den Weg weist, von vornherein in allen unklaren Fällen sich zur Abrasio entschließen und nach dem Ergebnis der histologischen Untersuchung die weitere Behandlung einzurichten haben. Außerdem bleibt hier bei Rezidiven infolge hochgradiger glandulärcystischer Hyperplasie bei Mehrgebärenden als letztes Mittel die supravaginale Amputation oder bei dem Klimakterium nahestehenden Frauen die intrauterine Radiumbestrahlung (1800—2000 mg/el h).

Bei der Amenorrhoe erstreckt sich die Behandlung zunächst auf allgemein roborierende Maßnahmen (Moorbäder, vitamin- und eiweißreiche Ernährung). Besteht die Amenorrhoe schon seit drei Monaten oder länger, dann muß eine Probeabrasio gemacht und je nach dem Ergebnis der histologischen Untersuchung die weitere

Behandlung bestimmt werden. Für den Fall einer Hormonbehandlung ist es am zweckmäßigsten, wenn die Klinik einen genauen Behandlungsplan festlegt, den der Hausarzt dann exakt durchführt.

2. Sekretionsstörungen

sind außerordentlich häufig. Die normale Sekretion ist so gering, daß sie den Frauen nicht bewußt wird. Pathologisch gesteigerte Sekretion tritt als **Ausfluß** in Erscheinung, der Flecken in der Wäsche macht, an und in der Umgebung der Vulva zu Ekzembildung, zuweilen auch zu Kondylomen Veranlassung geben kann. Ausfluß kommt vor

1. extragenital bedingt bei Virgines, aber auch im geschlechtsreifen Alter und im Klimakterium als schleimiges, wässeriges, weißlich getrübtes, geruchloses Sekret (Fluor albus).

a) Bei und im Gefolge von schwächenden Allgemeinerkrankungen aller Art;

b) Chlorose, Skrophulose;

c) hartnäckiger Obstipation;

d) nervösen, sehr erregbaren Mädchen, die häufig gleichzeitig an Hyperidrosis wie allgemeiner vasomotorischer Erregbarkeit leiden;

e) bei Alkoholismus.

Als Ursache müssen Zirkulationsstörungen im Blut- und Lymphgefäßsystem, Änderungen im Tonus der sekretorischen Nerven angenommen werden, über deren tieferes Wesen nichts bekannt ist. Infolge dieser Störung leidet der normale Scheidenchemismus Schaden, vor allem scheint der Glykogenstoffwechsel in der Scheidenwand empfindlich gestört zu sein. In Abhängigkeit davon treten Änderungen in der Zusammensetzung der bakteriellen Scheidenflora ein, die ihrerseits wieder die Scheidenbiologie schädigen und eine abnorme Transsudation und Leukocytenausschwemmung begünstigen, womit das Bild des Ausflusses gegeben ist. Ein genaues Eingehen auf diese noch zum Teil umstrittenen Fragen erscheint hier nicht möglich.

2. Genital bedingt findet sich Ausfluß:

a) durch Fremdkörperreiz (Pessar usw.);

b) bei Lageanomalien (Retroflexio, Prolaps), wohl infolge von Zirkulationserschwerung in den gestauten Organen;

c) bei Polypen, Myomen, großen Ovarialtumoren, Scheiden- und Vulvatumoren, wobei teils Stauung infolge Raumbeengung, teils bei nekrotischer Umwandlung einzelner Partien, deren Fremdkörperreiz die auslösende Ursache darstellt;

d) bei Entzündungen bakterieller Natur in irgendeinem Abschnitt des Genitaltractus.

In allen diesen Fällen ist der Ausfluß gewöhnlich reichlicher, eitrig (mit Ausnahme des dicken glasigen, schleimigen Ausflusses bei reinem Cervicalkatarrh), bei Anwesenheit von Fremdkörpern oder nekrotisierender Massen gewöhnlich sehr übelriechend (Einzelheiten siehe im speziellen Teil). Über die Behandlung vgl. S. 71 f.

Abnorm geringe Sekretion mit Trockenheit der Vulva und der Scheide findet sich normal im Senium.

3. Schmerzen und Beschwerden

finden sich bei gynäkologischen Erkrankungen relativ selten und selten in so charakteristischer Anordnung, daß sie für die Diagnose ohne weiteres verwertbar sind. Häufig genug gehen die Beschwerden mehr von Nachbarorganen aus. Immerhin gestattet eine sorgfältige Berücksichtigung der spontan geklagten oder bei der Untersuchung des Genitales auftretenden Schmerzen oft wertvolle Schlüsse auf Art und Sitz einer Affektion.

Schmerzhaft sind vor allem alle akuten entzündlichen Prozesse, besonders wenn sie das Peritoneum mit ergreifen. Das gilt namentlich für die entzündlichen Prozesse der Uterusanhänge und des Beckenbindegewebes, welche im akuten Stadium äußerst heftige Schmerzen machen können, während solche im chronischen Stadium meist nur bei der Untersuchung, bei der Kohabitation, lebhaften, mit Organverschiebungen einhergehenden Bewegungen auftreten, die gleichzeitig zu Zerrungen peritonealer Adhäsionen führen. Vom Peritoneum ist auch der äußerst heftige Schmerz ausgelöst, den wir bei Stieldrehung von Ovarialtumoren beobachten, von ihm geht der Druckschmerz aus, den wir bei adhäsiven Prozessen zwischen Darm, Adnexen und parietalem Peritoneum nachweisen können. Auch die außerordentlich heftigen wehenartigen Schmerzen, die man bei Extrauteringravidität, bei Gynatresien, bei Unmöglichkeit der Blasenentleerung, bei Austreibung submuköser Myome beobachtet, sind wohl zum guten Teil auf Zerrungen der peritonealen und im Beckenbindewebe verlaufenden Schmerzfasern zurückzuführen.

Recht heftige, meist brennende Schmerzen verursachen akute Erkrankungen der Vulva, die ja mit Empfindungsnerven reich ausgestattet ist, wogegen reine Scheidenaffektionen ohne Schmerzen einhergehen.

Erkrankungen, die Peritoneum, Bindegewebe und Haut zunächst unberührt lassen, verursachen selten ausgesprochene Schmerzen, sondern andere Sensationen, die bald als Gefühl von Druck und Schwere, Hitze im Becken (akute Scheidenkatarrhe, Metro-Endometritis), als ins Kreuz oder vom Kreuz ins Becken ausstrahlendes, mehr oder minder schmerzhaftes Ziehen (fixierte Retroflexio, chronische Pericolitis, chronische Adnexentzündungen und ähnliches), auch wohl als Gefühl von Druck und Völle (große Ovarialtumoren, Myome) geschildert werden. Im Becken eingekeilte Tumoren machen vor allem

Miktions- und Defäkationsbeschwerden infolge mechanischer Behinderung dieser Funktionen.

Recht charakteristisch ist ein als Senkungsbeschwerden bezeichneter Symptomenkomplex: Kreuzschmerz, Druck und Ziehen nach unten, die sich schon bei relativ geringfügiger Senkung von Scheide und Uterus finden können, wozu bei größeren Blasensenkungen sich Schwierigkeiten, evtl. Schmerzhaftigkeit der Harnentleerung, bei Rektocelen Defäkationsbeschwerden gesellen und bei größeren Vorfällen ein deutliches Gefühl, als ob etwas nach unten durchbräche, hinzutritt.

Sehr häufig findet sich bei allen möglichen Genitalaffektionen, oft aber ohne jede nachweisbare lokale Ursache, eine abnorme Schmerzhaftigkeit der Menstruation, die kurz als **Dysmenorrhoe** bezeichnet wird.

Die bei entzündlichen, namentlich akuten Erkrankungen der Adnexe, parametritischen und perimetritischen Prozessen, bei der Anwesenheit von multiplen oder einzelnen größeren, namentlich submukösen Myomen, bei im Becken eingekeilten Tumoren anderer Art auftretende, abnorm starke Schmerzhaftigkeit der Menstruation ist gut verständlich. Die prämenstruelle Zunahme der bei entzündlichen Prozessen bereits vorhandenen Kongestion, die durch sie bedingte Volumenvermehrung vorhandener Tumoren und davon abhängige peritoneale Spannung, nicht selten in dieser Zeit ausgelöste Bestrebungen des Uterus zur spontanen Austreibung in ihm sitzender Tumoren lassen die erhöhte Schmerzhaftigkeit der Menstruation ebenso verständlich erscheinen wie die Tatsache, daß mit Ingangkommen der meist verstärkten Blutung und dadurch bedingter Herabsetzung der Hyperämie und Gewebsspannung die Schmerzen nachlassen. Leichtverständlich ist auch die Dysmenorrhoe bei völligem Verschluß der Ausführungswege.

Schwieriger zu deuten wie zu behandeln sind dagegen die Formen sog. essentieller Dysmenorrhoe, bei denen ein ganz klarer Kausalzusammenhang zwischen menstrueller Kongestion und Schmerzen nicht besteht.

Am ehesten sind noch die Fälle verständlich, in denen nachgewiesene kongenitale oder erworbene Enge des inneren Muttermundes und Halskanals — besonders wenn sie sich mit tiefer Retroflexio, spitzwinkliger Anteflexio oder infantiler Länge und Rigidität des Uterushalses bei kleinem, muskelschwachen Corpus verbindet — oder die mit dem Menstrualblut erfolgende Ausscheidung von kleineren und größeren Schleimhautfetzen (D. membranacea) die Annahme gerechtfertigt erscheinen lassen, daß infolge dieser Abnormitäten die Ausscheidung des in die Corpushöhle ergossenen Blutes nach außen entweder größeren Widerstand findet oder stärkere wehenartige Kontraktionen der zudem oft ungenügend entwickelten Muskulatur erfordert. Unterstützt wird diese Annahme einer D. mechanica besonders durch die Angabe, daß die Schmerzen kurz vor und im Beginn der Menstruation am heftigsten sind, krampfartigen Charakter haben und mit ordentlichem Ingangkommen der Blutausscheidung verschwinden oder nachlassen. Man darf aber sicherlich die Bedeutung der mechanischen Momente nicht überschätzen und sollte da, wo schon tagelang vor Eintritt der Blutung wie während der ganzen Dauer derselben die gleichen heftigen Schmerzen mit allen möglichen Fernsymptomen (Migräne, Neuralgie der Kopfnerven, Erbrechen, Magenkrampf usw.) auftreten, auf die Richtigkeit dieser Annahme nicht zu sehr bauen. Das gilt besonders dann, wenn Zeichen der Genitalhypoplasie (infantile Behaarung, Muldendamm, kleines Corpus mit langer Cervix, walzenförmige Ovarien) oder des allgemeinen Infantilismus oder Anhaltspunkte für nervöse Belastung vorhanden sind, schließlich dort, wo Anämie, Chlorose oder allgemeine Dürftigkeit der körperlichen Entwicklung besteht. In allen diesen Fällen dürften die mechanischen Hindernisse mehr ein aggravierendes Moment, die wahre Ursache aber in einer allgemeinen oder bloß auf das Nervensystem beschränkten konstitutionellen Minderwertigkeit zu suchen sein, die bei voll entwickeltem Nervensystem als erträglich erscheinende Sensationen mit viel stärkerer Reaktion beantwortet. In diesem Sinne spricht auch die Erfahrung, daß die Dysmenorrhoe zuweilen erst im späteren Alter (bei unbefriedigten alten Jungfern und Witwen, wie aus anderen Gründen erworbener Neurasthenie) auftritt. Alle diese Momente schließen natürlich eine Besserung oder Heilung nicht aus. Gerade der Infantilismus z. B. ist einer weitgehenden Besserung, ja völligen Heilung (= Nachholen der Entwicklung) durch eine oder mehrere Schwangerschaften zugänglich. So bringt vielen dysmenorrhoischen Frauen die erste Gravidität und Geburt eine dauernde Heilung, wobei freilich die mechanische Bedeutung der Cervixentfaltung unter der Geburt nicht zu übersehen ist. Ja selbst der regelmäßige sexuelle Verkehr bei Eingehen einer Ehe kann auf das infantilistische Genitale und damit auf die Dysmenorrhoe günstig wirken.

In manchen Fällen scheint eine besondere Derbheit der Ovarien, verbunden mit ödematöser Durchtränkung des Stromas und Sklerosierung der Gefäße, in ähnlicher Weise Dysmenorrhoe erzeugen zu können wie entzündliche Prozesse in der Umgebung der Ovarien (D. ovarica). Nicht unwahrscheinlich ist mir, daß manche Fälle von sog. **Mittelschmerz** mit oder ohne Dysmenorrhoe auf der als schmerzhaft empfundenen Ovulation beruhen.

Therapie. Um nicht auf das Thema noch einmal zurückkommen zu müssen, sei es erlaubt, gleich hier die Behandlung zu besprechen. Wo eine bestimmte Ursache nachweisbar ist, erstreckt sich die Behandlung natürlich in erster Linie auf deren Beseitigung. Nur bei besonders heftigem Schmerz wird dagegen die symptomatische Behandlung in ihr Recht treten. Dasselbe gilt von jeder anderen

Form der Dysmenorrhoe so lange, bis eine wahrscheinliche Genese erkannt und ihre dementsprechende Behandlung möglich ist.

Eine solche besteht bei Infantilen (von der ja nicht mit Rezeptformular zu verschreibenden Heirat und Gravidität abgesehen), ebenso bei Anämischen, Chlorotischen, Nervösen zunächst in tonisierender Allgemeinbehandlung (Arsen-Eisenpräparate, z. B. Arsalecin, Arsenferratose oder Pillen folgender Zusammensetzung: Rp. Ferr. lact., Pulv. rad. Val. āā 20.0, Extr. chin. aqu. 12,0, Calc. glyc. phosph. 15,0, Extr. bellad. 1,2, Acid. arsenicos. 0,12. M. f. Pilul. Nr. 300. allmählich steigend 3 bis 9 Pillen pro Tag zu nehmen, dann wieder absteigend), kräftiger vegetabilienreicher Ernährung, Stuhlregelung, milden hydriatischen Prozeduren (s. unten), Regelung der Lebensweise (regelmäßige ausgiebige Bewegung in freier Luft, ausgiebiger Schlaf). Bei guten äußeren Verhältnissen ist ein Mittelgebirgs-, später Hochgebirgsaufenthalt, oder Aufenthalt an der Ostsee oder Riviera, bei sonst Gesunden mit reiner Genitalhypoplasie auch an der Nordsee oder eine längere Seereise von Vorteil.

Wo durchführbar, empfiehlt sich Bettruhe mit Thermophor, gegen die Kopfschmerzen und Migräne usw. sind die üblichen Nervina und Antineuralgica (besonders Salipyrin, Pyramidon, Trigemin, Antipyrin usw.) empfehlenswert, die auch auf die Unterleibsschmerzen, namentlich bei häufigerem Wechsel des Mittels, gut wirken.

Wo mechanische Hindernisse in Frage kommen, ist oft von ausgezeichnetem Erfolg Atropin (Rp. Papaverin, hydrochl. 0,3. Atropin sulf. 0,003, Aqu. dest. ad 10,0, M. D. S.: einmal täglich 20 Tropfen zu nehmen) oder Atropin in Pillen à 0,0005 oder Extr. Belladon. 0,02 als Suppositorium, zweimal täglich 2 Tabletten Eupaverin à 0,03. Auch eine gewisse Ruhigstellung des Uterus durch Extr. Viburn. prunifol. (dreimal täglich 15 bis 30 gtt. mit oder ohne Tinct. opii (dreimal 10 bis 15 gtt.) ist dabei oft von sehr guter Wirkung. Recht gern verwenden wir auch Mischpulver folgender Zusammensetzung: Rp. Codein. phosphor. 0,02, Pyramidon 0,2 Salipyrin 0,5. M. D. S. 1—2 Pulver in Oblaten mit etwas verdünntem Kognak zu nehmen.

Von manchen Seiten wird gerühmt und bei nervösen Mädchen oft mit gutem Erfolg angewandt die im Nasenspiegel vorgenommene Einführung dünner, mit 10 bis 20 % Novokainlösung befeuchteter Wattestreifchen, die an die untere Muschel bis an das Tuberculum septi herangeführt werden und 5 Minuten liegenbleiben. Bei wiederholtem Erfolg dieser Maßnahme wird sogar Kauterisierung dieser sog. Genitalstellen der Nasenschleimhaut empfohlen.

Hilft das alles nicht, dann kann man — was streng genommen nur bei den mechanischen Formen berechtigt ist — die Dilatation des Halskanals mit Laminariastiften vornehmen, die evtl. sogar nach einem Jahre oder länger wiederholt werden kann, wenn sie während so langer Zeit Erfolg brachte. Ein Allheilmittel ist auch darin nicht zu erblicken.

Wie vor und während der Menstruation hört man nicht selten auch außerhalb derselben über alle möglichen Beschwerden, besonders Kreuzschmerzen und ziehende oder brennende, bohrende

Schmerzen im Unterleib, von solchen Frauen klagen, bei denen auch die sorgfältigste und wiederholte Untersuchung des Genitalapparates und seiner Nachbarorgane keine oder so geringfügige Abweichungen von der Norm ergibt, daß dadurch die geklagten Beschwerden sicherlich nicht erklärt werden. Solche Frauen sind oft eine wahre Crux medicorum. Nichts aber wäre verkehrter, als sie einfach abzuweisen mit der Begründung, es fehle ihnen nichts.

Nähere Erforschung ergibt vielmehr noch eine Fülle anderer Klagen (Schlaf-, Appetit-, Kraftlosigkeit, Kopfschmerzen, Migräne, Neuralgie), fast nie fehlende Obstipation, allgemeine Verdauungsbeschwerden, von Aufstoßen oder Sodbrennen anfangend bis zu Schmerzen am Magen oder in der Magengegend, Darmkoliken. Je mehr sich die Patientin verstanden fühlt, desto lebhafter fließt der Redestrom und häufen sich die Klagen, zu denen sich wohl auch solche über Unverstandensein in der Ehe gesellen. Wiederholte Körperuntersuchung ergibt oft hysterische Stigmata, hyperästhetische neben anästhetischen Zonen, Fehlen oder sonstige Abweichungen leicht prüfbarer Reflexe — kurz, es besteht bald kein Zweifel, daß es sich um psychogen ausgelöste Beschwerden handelt, die von der Frau, besonders wenn vielleicht etwas Ausfluß oder eine Menstruationsanomalie besteht, mit Vorliebe in das Genitale projiziert werden. Manchmal macht ein vorangegangener Unfall oder eine früher überstandene Operation, das drohende Erlöschen der Ansprüche auf Unfallrente oder der Wunsch der Invaliditätserklärung die wahre Wurzel des Übels (Rentenkrankheit) klar. Aber auch ohne solchen Zusammenhang wird man nicht zweifeln können, daß es sich um psychoneurotische Störungen handelt. Etwa 4% aller in Frauenkliniken Hilfesuchenden gehören hierher.

Selbst bei Vorhandensein einer lokalen oder allgemeinen Enteroptose, einer Retroflexio mobilis, einer Menstruationsanomalie, eines Cervicalkatarrhs und ähnlicher Affektionen wird ein Übermaß von Beschwerden Verdacht auf eine Psychoneurose erwecken müssen. Die alte Vorstellung, daß solche Erkrankungen ihrerseits eine Psychoneurose erzeugen können, ist freilich falsch. Der Zusammenhang ist vielmehr ein umgekehrter: die vorhandene Psychoneurose führt zur Überwertung lokaler Symptome und zur falschen Projektion auch aller anderen Beschwerden in die Genitalsphäre, ja sie kann ihrerseits Menstruations- oder Sekretionsstörungen verschlimmern.

Demgemäß ist es Aufgabe des Arztes, diese falsche Vorstellungsweise nicht noch durch eine lokale Genitalbehandlung zu verschlimmern, sondern vielmehr in erster Linie danach zu trachten, das Vertrauen der Patientin zu gewinnen, auf allgemeine Hebung des körperlichen Gesamtzustandes hinzuarbeiten und gleichzeitig durch vorsichtiges Eingehen auf die Individualität der Frau sie davon zu **überzeugen**, daß das

Genitale gesund sei bzw. geringfügige Anomalien nicht die Quelle ihrer Beschwerden sind. Nur wo das nicht gelingen will, mag es zweckmäßig sein, durch Behandlung eines Cervicalkatarrhs, einer Erosion, Beseitigung einer mobilen Retroflexio die **psychische Behandlung** im Sinne des Abreagierens der Genitalbeschwerden zu unterstützen[1]).

Nachdem wir die Bedeutung des Schmerzes in der Gynäkologie in vorstehendem kurz umrissen haben, erübrigt uns noch die Bemerkung, daß eine große Zahl gynäkologischer Erkrankungen ohne wesentliche Schmerzen verläuft. So erfreulich das an sich ist, so wird diese Schmerzlosigkeit leider recht vielen Frauen auch zum Verhängnis. Gilt das für maligne Tumoren überhaupt, so gilt es besonders für das Uteruscarcinom, das gewöhnlich erst dann Schmerzen macht, wenn es die Grenzen des primär befallenen Organs überschritten hat und dann fast immer inoperabel und unheilbar geworden ist.

Schließlich sei der Vollständigkeit halber noch erwähnt, daß bei größeren Tumoren schon Formveränderungen des Unterleibs, abnorme Resistenzen im Abdomen auf das Vorhandensein eines Genitalleidens hinweisen können.

V. Gynäkologische Untersuchungsmethoden[2]).

Jeder Untersuchung hat — von wenigen besonders dringlichen Fällen abgesehen — zur Vermeidung von vielleicht folgenschweren Irrtümern voranzugehen die sorgfältige Erhebung einer

Anamnese.

Diese hat zu berücksichtigen:

1. Stand und Alter;
2. Familienanamnese;
3. frühere Erkrankungen (besondere Berücksichtigung der Infektionskrankheiten);

[1]) Eine genaue Ausführung dieses wichtigen Kapitels ist im Rahmen unserer Darstellung nicht möglich, ich verweise im besonderen auf Walthard im Handbuch der Frauenheilkunde von Menge-Opitz.

[2]) Die eigentliche Untersuchungstechnik muß ich natürlich bei den Ärzten, an welche der Leitfaden sich wendet, voraussetzen. Sie wäre auch durch eine noch so ausführliche Beschreibung nicht zu erlernen. Dagegen dürfte dem nicht gynäkologisch ausgebildeten Arzte ein Wegweiser für den Gang der Untersuchung um so nützlicher sein, als erfahrungsgemäß viele Übersehen und Unvollkommenheiten der Diagnose wie Therapie darauf beruhen, daß die Genitaluntersuchung nicht systematisch genug vorgenommen wird. Auch für die Ausnutzung praktischer Untersuchungskurse mag das Folgende behilflich sein. Alle für den praktischen Arzt unter gewöhnlichen Verhältnissen nicht in Frage kommenden Untersuchungsmethoden sind weggelassen.

4. Menstruation (1. Auftreten, Typus, evtl. Wechsel desselben, Dauer, Stärke, Beschwerden, letzte Menstruation? evtl. Eintritt der Menopause?);
5. Geburten und Fehlgeburten (Zahl und Verlauf derselben, einschließlich Wochenbett, Jahr derselben, besonders der ersten Geburt. Leben die Kinder? evtl. Todesursache derselben);
6. Stuhlgang und Harnentleerung, nötigenfalls Fragen nach anderen Organfunktionen;
7. Entstehung und Verlauf der jetzigen Erkrankung. Genauere Analyse der Beschwerden, die Hauptklagen und nebensächliche Beschwerden zu trennen sucht.

Gang der Untersuchung.

A. Körperstatus.

Selbst bei einer deutlich auf den Genitalapparat hinweisenden Anamnese ist — mag auch aus äußeren Gründen die Genitaluntersuchung vorangehen — vor therapeutischen Maßnahmen und zur weiteren Aufklärung verschieden deutbarer Genitalbefunde (vgl. Beispiele im spez. Teil) eine **Berücksichtigung des Gesamtorganismus notwendig.** Mindestens muß regelmäßig der Harn auf Eiweiß und Zucker, im Zweifelsfalle auch das Sediment untersucht werden. Puls- und Temperaturkontrolle, Herz- und Lungenuntersuchung, abdominale Betastung werden in vielen Fällen weiteren Aufschluß gewähren. Körpergröße, Knochenbau wie Kräfte- und Ernährungszustand, Zähne, Drüsennarben, Haaranomalien, Struma, Schwellung an anderen Körperstellen, Ödeme, Varicenbildung. Veränderungen der Haut (Pigmentanomalien, Narben), Brüste (Colostrum), Beschaffenheit, Vorwölbung der Bauchdecken (Rectusdiastase, Narben, Tumoren, Hernien, Meteorismus, Druckschmerzhaftigkeit, Hauthyperästhesien) geben oft wertvollen weiteren Aufschluß nicht allein für die Art eines Genitalleidens, sondern auch für die Prognose und die einzuschlagende Therapie.

B. Genitaluntersuchung.

I. Besichtigung

1. von Mons veneris (Fettpolster, Art der Behaarung, Pediculi!), Schenkelfalten (Ekzem usw.), äußerer Fläche der großen Labien (Varicen, Schwellungen, Fettpolster), After (Noduli haemorrhoidales, Condylome, Fissuren usw.).

2. Danach Entfaltung der Schamlippen (Formanomalien, Sekretbelag, kleine Labien, Clitoris, Harnröhrenmündung, Ausführungsgang der Bartholinischen Drüsen, entzündliche Erscheinungen, Hymen, Beschaffenheit des Dammes). Es folgt

3. Spiegeluntersuchung mit Röhren- oder Rinnenspeculum unter Berücksichtigung der Weite des Introitus, wobei ein Abschnitt der Scheide nach dem anderen besichtigt und dann die Portio eingestellt wird (Achtung auf Quantität und Qualität von Sekret,

Beschaffenheit der Scheidenschleimhaut, entzündliche Erscheinungen, Narben, Ulcera usw., Muttermundeinrisse, Erosionen, Polypen u. dgl., bei Verdacht auf Gonorrhoe Entnahme von Cervix- und Urethralsekret zur mikroskopischen Untersuchung mit ausgeglühter Platinöse). Jetzt erst

II. Digitale Untersuchung per vaginam[1]).

1. Betastung evtl. bereits wahrgenommener Schwellungen am Introitus. Levatorprüfung (s. S. 93).
2. Vagina (Länge, Nachgiebigkeit der Wände, evtl. Verziehungen, Vorwölbungen, Beschaffenheit der Scheidengewölbe nach Tiefe, Nachgiebigkeit [Septumreste], Vorwölbung durch Tumoren).
3. Portio (Lage [normal Spitze nach der Mitte der Spinallinie gerichtet], Konsistenz, Beweglichkeit, Richtung des Muttermundes, Form und Weite desselben).
4. Uterus (Größe [Zahl der Geburten, Antemenstruum berücksichtigen!], Lage, Form, Konsistenz, Beweglichkeit, Größenverhältnis zwischen Corpus und Cervix [infantiles langes Collum bei kleinem Corpus. Elongatio colli bei Prolapsen!], Oberflächenbeschaffenheit, Verhältnis und Abgrenzung gegen evtl. in der Umgebung vorhandene Tumoren, evtl. Schmerzhaftigkeit bei Bewegung).

   Durch Druck auf die Vorderwand der Portio erleichtert sich der wenig Geübte das erste Umgreifen des Fundus mit der äußeren Hand. Ist das erreicht, dann drängt man sich mit der äußeren Hand den Uterus entgegen und kann vom vorderen Scheidengewölbe aus die Vorderwand des Uterus abtasten. Vom vorderen seitlichen Scheidengewölbe aus tastet man bei einiger Übung auch in den meisten Fällen die Anfangsstücke der Ureteren (Achtung auf Verdickung!) wie größere Blasensteine. Bei Abtastung der Hinterwand des Uterus drängt die äußere Hand ihn nach rückwärts, der innere Finger tastet vom hinteren Scheidengewölbe aus in die Höhe.
5. Tuben (nur tastbar bei pathologischer Verdickung und Verhärtung).
6. Ovarien (Lage, Größe, Form, Beweglichkeit, Konsistenz).

   Zur Betastung des l. Ovars drängt der innere Finger das l. Scheidengewölbe nach außen oben, während die äußere Hand vor der hinteren Beckenbucht in die Tiefe dringt und allmählich das vor und unter ihr liegende Gewebe dem inneren Finger entgegendrängt. Das normale Ovarium ist erkennbar als mandelförmiger, glatter, bei der genannten Bewegung der Hände zwischen den Fingern leicht durch-

[1]) Ob mit einem oder zwei Fingern, mit der linken oder rechten Hand untersucht wird, hängt 1. von der Gewöhnung und Übung, 2. von der Weite der Scheide ab. Virgines sind im allgemeinen nur per rectum zu untersuchen. Die Untersuchung muß natürlich bei gespreizten Oberschenkeln der Frau, am besten auf einem Untersuchungstisch, vorgenommen werden. Bei Untersuchung der höheren Abschnitte des Genitalapparates drückt die äußere Hand die einzelnen Gebilde dem untersuchenden Finger entgegen.

schlüpfender Körper (cave Verwechslung mit Kotballen).

7. Bindegewebe in der Umgebung des Uterus (nur grobe Veränderungen sind per vaginam zu lokalisieren).

In allen Fällen, in denen die genannten Methoden nicht zum Ziele führen, vor allem zur genaueren Lokalisation einer Erkrankung im Beckenbindegewebe, zur Differentialdiagnose eines intraperitoneal sitzenden Krankheitsherdes wie zur Erkennung feinerer Veränderungen an den Tuben, ist

III. die kombinierte
Bauchdecken-Scheiden-Mastdarm-Untersuchung

anzuschließen (Zeigefinger in der Scheide, Mittelfinger im Rectum), die bei Virgines durch die bloße Rectaluntersuchung ersetzt wird.

Es kommt nur darauf an, hoch genug über die Ampulla recti den Finger einzuführen. Das gelingt nicht immer ohne weiteres; in solchen Fällen füllt man durch $^1/_2$ l lauwarmen Wassers die Ampulle auf und kann dann bequem den Ausweg aus ihr nach oben finden[1]).

Mit dem rectalen Finger kann man besonders alle Veränderungen der Hinterwand des Uterus abtasten, vor allem aber nur mit ihm gut die Ligg. sacrouterina betasten, wie natürlich auch Wandveränderungen, Polypen im Mastdarm selbst und in seiner Umgebung feststellen. Die Mastdarmuntersuchung ist in keiner Weise schmerzhaft, wenn man bei der Einführung des geölten oder mit Fingerling oder Gummihandschuh versehenen Fingers die Patientin auffordert, wie bei der Defäkation zu pressen, wobei der Sphincter sich öffnet.

Gang der Untersuchung. Der vaginale Finger orientiert sich am Uterus; der rectale tastet nun, nachdem er die deutlich vorspringende Falte des Sphincter tertius passiert hat, in Höhe des Isthmus uteri die von hinten und beiden Seiten im Bogen herzulaufenden Ligg. sacrouterina (normal etwa 1 mm dicke, elastische Stränge). Wenn man das Endglied des Fingers in das Ligament einhakt, kann man auch feinere Veränderungen desselben wie der Umgebung sehr genau feststellen.

Drängt man die Falten des Sphincter tertius und des Lig. sacrouterinum der betreffenden Seite nach vorn und unten, so kann man über ihnen bei einiger Übung nun auch mit großer Sicherheit Tube und Ovarium, die Teilungsstelle der großen Gefäße an der Beckenwand (Drüsenpakete, selbst thrombosierte Gefäße), in allen Feinheiten betasten, anderseits die Adnexe von darunter gelegenen Infiltrationen des Parametriums, Narben und Tumoren im Bindegewebe abgrenzen sowie dieselben auf die einzelnen Abschnitte des gesamten Bindegewebsraumes lokalisieren — kurz, alle diejenigen Aufschlüsse gewinnen, die einem auf andere Weise vorbehalten bleiben Ich empfehle gerade den praktischen Ärzten diese vernachlässigte Untersuchungsmethode wärmstens; die nötige Übung ist bald erreicht.

[1]) Dieses einfache Hilfsmittel der Hegarschen Schule ist viel zu wenig bekannt und gewürdigt.

IV. Andere Untersuchungsmethoden des Genitales.

Drei Methoden stehen dazu zur Verfügung: die Sondierung. die digitale Austastung nach vorangegangener Dilatation und die Probeausschabung. Jede dieser Methoden ist bei entzündlichen Prozessen in der Umgebung des Uterus wie in den Adnexen streng verboten, jede nur unter strengster Asepsis erlaubt.

1. Sondierung.

Die Sonde ist in der Hand des wenig Geübten und aller, die eine sog. schwere Hand haben, ein gefährliches Instrument, um so gefährlicher, als sie in den Fällen, in denen ihre Anwendung leicht und harmlos ist, entbehrlich bleibt, in anderen schwierigen Fällen, wo sie über Verbuchtungen der Uterushöhle, deren Lage zu Tumoren, Veränderungen an der Schleimhaut selbst Auskunft geben oder gar zur Aufrichtung eines retroflektierten Uterus dienen kann und soll, dem Ungeübten doch keinen Aufschluß gibt und ihn nur der Gefahr aussetzt, einen falschen Weg zu bohren oder gar den Uterus zu perforieren. Für den nicht gynäkologisch wenigstens etwas vorgebildeten Arzt — und nur an diesen wenden sich meine Ausführungen — halte ich die Einführung der Sonde nur unter Leitung des Auges und nur zwecks Orientierung über die Richtung des Uteruskanals vor der Dilatation gerechtfertigt, falls nicht schon vorher durch Betastung festgestellt werden konnte, ob in welchem Grade der Uterus nach vorn oder rückwärts flektiert ist.

Folgende **Regeln** sind bei der Anwendung zu beachten:

1. Man verwende nur eine **Sonde mit** 3 bis 5 mm **breitem Knopf und** einer **Zentimetereinteilung,** wie einer 7 cm vom Sondenknopf angebrachten Anschwellung, welche andeutet, wann der Sondenknopf bis zur normalen Länge der Uterushöhle vorgedrungen ist.

2. Die Sondierung darf **nur mit ausgekochtem, sterilem Instrument** nach Ausspülung der Scheide und Säuberung der Portio von anhaftendem Sekret vorgenommen werden.

3. **Technik.** a) Einstellen der Portio im Rinnenspeculum; b) Anhaken und Anziehen der vorderen Muttermundslippe, wodurch der Uterus etwas gestreckt und die Sondeneinführung erleichtert wird; c) vorsichtiges Vorschieben der nur mit zwei Fingern gehaltenen Sonde; d) beim geringsten Widerstand anhalten, niemals Gewalt anwenden! Lieber auf weitere Aufklärung verzichten als forcieren!

2. Dilatation des Cervicalkanals und Austastung.

Eine Erweiterung des Halskanals auf 7 bis 9 mm ist als Vorakt der Probecurettage erforderlich. Sie kann auf zweierlei Weise erreicht werden:

a) Mit Laminariastiften, die heute steril im Handel zu haben sind. Man verwende nur durchbohrte und an ihrem unteren Ende mit Faden armierte Stifte.

Technik. Vorbereitung wie zur Sondierung; evtl. Orientierung mit der Sonde über den Verlauf des Uteruskanals, dann vorsichtiges Einschieben des am unteren Ende mit einer Kornzange gefaßten Stiftes, der nach 12 Stunden an dem Faden herausgezogen wird, wobei er etwa auf das Doppelte seines Umfanges gequollen ist.

b) Dilatation mit Hegarstiften, die 6 bis 7 cm von der Spitze entfernt eine Marke tragen, über die hinaus sie nicht eingeschoben werden dürfen.

Technik. Vorbereitung wie zur Sondierung. Dann wird von den ausgekochten Stiften der dünnste (2 mm), nach dessen Zurückziehen der nächste $2^1/_2$ mm usw. bis 7 bis 9 mm eingeschoben. Sobald diejenige Dicke erreicht ist, bei der dem Einführen des Stiftes Widerstand entgegentritt, ist doppelte Vorsicht geboten. Man muß zwar einen gewissen Druck anwenden, hat aber darauf zu achten. daß man den Stift in der Hand behält und nicht bei plötzlich überwundenem Widerstand zu tief hineinbohrt und evtl. den Uterus perforiert. Sobald der erste mit einigem Widerstand eingeführte Stift liegt, wartet man kurze Zeit, bewegt evtl. den Stift etwas zurück und vor, dann erst wird die nächste Nummer genommen. Bei zu großem Widerstand führt man noch einmal die vorhergehende Nummer ein und wartet 2 bis 3 Minuten. Oft gelingt dann die Einführung der nächstgrößeren Nummer unter geringerem Widerstand. Eine Dilatation bis zu 6 bis 7 mm bei Frauen, die geboren haben, ist meist ohne großen Widerstand möglich. Über 7 mm wird der Widerstand gewöhnlich größer und erfordert ein **ganz langsames Vorgehen.** Weiter als auf 9 mm sollte der wenig Geübte bei vorher noch geschlossenem Cervicalkanal nicht gehen. Diese Weite genügt für die gewöhnliche Probeabrasio.

Handelt es sich um die Ausräumung von Abortresten, dann ist meist der Widerstand gegen die Dilatatoren viel geringer, und es gelingt auch eine Erweiterung auf 12 bis 14 mm, so daß man schon eine größere stumpfe Curette einführen kann.

Zur Erweiterung auf Fingerdurchgängigkeit bei unvorbereitetem Cervicalkanal sollte der praktische Arzt niemals Hegarstifte allein benutzen **(Gefahr schwerer Cervixzerreißungen!),** sondern diese mit der Laminariaeinführung kombinieren. Man dilatiert mit Hegarstiften bis auf 9 bis 12 mm und schiebt dann zwei Laminariastifte ein, die in 12 Stunden die gewünschte Erweiterung fast regelmäßig bewirken.

Nun kann man unter Entgegendrücken des Fundus von außen einen Finger in die Uterushöhle einführen. Widerstand, der etwa am inneren Muttermund bestehen sollte, wird durch stetigen Druck des Fingers allmählich überwunden. Danach ist man in der Lage, sich über die Beschaffenheit des Uterusinneren (Polypen, Abortreste, Tumoren, Form der Höhle) durch unmittelbare Betastung zu orientieren[1]).

---

[1]) Der praktische Arzt wird der Austastung nur zwecks Ausräumung von Abortresten bedürfen.

3. Probeabrasio[1]).

Indikationen siehe im speziellen Teil.

Technik. Nach eigener und der Patientin Desinfektion Vorgehen zunächst wie bei der Sondierung und Dilatation. Nach erreichter Dilatation wird eine Curette mittlerer Größe eingeführt. Vorschieben bis zum Fundus, dann Zurückziehen an der Mitte der Vorderwand unter leichtem Druck gegen letztere, danach dasselbe nach rechts und links bis zur Uteruskante, dann ebenso an der Hinterwand nach Drehung der Curette um 180 Grad, zum Schluß quer über den Fundus, Tubenwinkel und Uteruskanten. Nur so hat man Gewähr, die ganze Uterusschleimhaut abzuschaben. Die abgeschabten Streifen werden am besten nach jedem Curettenzug nach außen befördert und zum Schluß von der hinteren Speculumrinne in ein Schälchen entleert. Dann wird mit einer watteumwickelten, in Jodtinktur getauchten Playfairsonde die Uterushöhle ausgewischt. Eine Tamponade der Scheide und Uterushöhle ist für gewöhnlich entbehrlich.

Die ausgeschabten Massen werden über einem Siebchen durchgespült, die so von Blut befreiten Massen in einem mit 4% Formalinlösung gefüllten Glasgefäße einem pathologischen Institut oder einer Frauenklinik, zu welcher der Arzt Beziehung hat, zur mikroskopischen Untersuchung eingeschickt, von wo dann Auskunft über die Art des Prozesses erfolgt.

4. Probeexcision.

Sie kommt in allen Fällen, in denen Besichtigung und Betastung einer erkrankten Gewebspartie über die Natur des Leidens, vor allem über die Frage der Gut- oder Bösartigkeit eine Entscheidung zu fällen nicht erlaubten, in Betracht. Meist wird es sich um Wucherungen am äußeren Genitale oder der Portio handeln, bei denen diese Entscheidung zu treffen ist.

Sie herbeizuführen, entnimmt man (natürlich unter strengster Asepsis) mit Schere, Messer oder einem scharfen Löffel kleine Gewebsbröckel der erkrankten Partie, die zur mikroskopischen Untersuchung an eine der obengenannten Stellen einzusenden sind, sofern der Arzt sich nicht entschließen kann, lieber die Patientin einer Frauenklinik zu überweisen, wo natürlich derartige Eingriffe oft sachgemäßer vorgenommen werden können.

Die Probepunktion von der Scheide oder den Bauchdecken aus möge der praktische Arzt lieber unterlassen. Sie ist meist überhaupt entbehrlich, in wenigen anderen Fällen nur dann zweckmäßig, wenn evtl. ein notwendiger größerer Eingriff sofort angeschlossen werden kann. Nur als Vorakt der Eröffnung eines parametranen oder Douglasabszesses mag sie einmal für den praktischen Arzt in Frage kommen (s. S. 159).

Andere diagnostische Methoden als die vorstehend besprochenen kommen meines Erachtens für den praktischen Arzt nicht in Betracht. Daher gehören die Rectoskopie, Cystoskopie mit

[1]) Sowohl zu weitergehender Dilatation mit Hegarstiften wie zur Abrasio ist in den meisten Fällen ein Äther- oder Chloräthylrausch oder eine intravenöse Narkose mit Evipan oder Eunarkon erforderlich.

Ureterenkatherismus, Cysto-Pyelographie wie die feineren Funktionsprüfungen der Niere, Dialysierverfahren und ähnliches — schließlich die Probelaparotomie. Neuestens ist dazu noch die Perflatio tubarum und die Röntgenaufnahme nach Herstellung eines Pneumoperitoneums sowie die Hystero- und Salpingographie gekommen. Ihre Erwähnung mag aber den praktischen Arzt jedenfalls daran erinnern, daß diejenigen Stellen, welche über derartige Hilfsmittel verfügen, häufig in der Lage sind, auch in zunächst ganz unklaren Fällen zur richtigen Diagnose und Therapie zu kommen[1]).

VI. Allgemeine gynäkologische Prophylaxe und Therapie.

Gerade in der Prophylaxe erwächst dem praktischen Arzt eine lohnende Aufgabe, welche der Spezialarzt nur selten erfüllen kann. Trotzdem müssen wir uns aus dringendem Gebot der Raumbeschränkung hier auf eine Auswahl beschränken[2]).

Bei der ungeheuren Verbreitung der Gonorrhoe ist es wichtig, wenigstens die kleinen Mädchen vor einer Ansteckung durch ihre Mutter zu bewahren. Man verbiete vor allem das Schlafen in einem Bett, die Benutzung gemeinsamer Waschlappen oder gar desselben Wassers zur Reinigung der Genitoanalgegend. Damit wird nicht allein der gonorrhoischen Vorhof-Scheidenentzündung der Mädchen, sondern auch deren oft schweren Folgeentzündungen vorgebaut. Reinhaltung der Genitalgegend durch tägliches Waschen ist aber auch bei Kindern um so mehr geboten, als ihre zarte Vorhofsschleimhaut viel empfindlicher ist und Reizzustände nicht allein leichter entstehen, sondern auch oft zu frühzeitiger Masturbation Veranlassung geben.

Im übrigen erstreckt bis zur Pubertät die Prophylaxe sich auf allgemeine hygienische Maßregeln (Kleidung, Ernährung, Stuhlregelung, Aufenthalt in freier Luft, angemessene Bewegung usw.), auf die ich gar nicht eingehen kann. Sie bieten die beste Gewähr für normalen Eintritt und Ablauf der Pubertät und sind — soweit nicht unüberwindbare konstitutionelle Hemmungen vorliegen — auch die einzig mögliche Prophylaxe der Genitalhypoplasie wie des allgemeinen Infantilismus.

Mit Eintritt der Pubertät ist besonderes Gewicht zu legen auf eine zweckmäßige, die Entwicklung der Brüste nicht hemmende Kleidung und entsprechendes Verhalten während der Menstruation. Dasselbe verlangt täglich ein- bis zweimalige Waschungen des äußeren Genitales und der Umgebung zur Reinigung von Blut und Schleim (gewohnte Brausebäder sind erlaubt, Vollbäder oder Schwimmbäder während der

---

[1]) Vgl. die Hinweise im speziellen Teil.

[2]) Näheres z. B. bei Menge, Handbuch von Menge-Opitz, Wiesbaden 1913, ferner v. Jaschke, Die Prophylaxe auf dem Gebiet der Geburtshilfe und Gynäkologie, Stuttgart 1939. Als populäres Büchlein sei besonders das von Baisch in der Sammlung „Aus Natur und Geisteswelt" (Leipzig: C. G. Teubner 1916) empfohlen.

Menstruation zu verbieten), Anlegen von Menstruationsbinden, sei es der käuflichen oder selbstgefertigten aus dickem, weichem Frottierstoff, die nach Gebrauch gewaschen und ausgekocht werden; häufigen Wechsel der Leibwäsche, Vermeiden starker geistiger und körperlicher Anstrengung wie Sport und Tanz, während im übrigen die gewohnte Tätigkeit möglichst wenig unterbrochen werden soll. Übertriebener Schonung soll vom Arzt entgegengewirkt werden. Bettruhe ist nur bei starken Schmerzen oder heftiger Blutung nötig. Natürlich ist auch außerhalb der Menstruation in den Pubertätsjahren auf allgemeine Körper- und Geisteshygiene großes Gewicht zu legen. Ich verweise besonders auf Körperbewegungen in freier Luft, kräftige, vegetabilienreiche Nahrung, reichlichen Schlaf und Schutz vor geistiger Überanstrengung.

Beim Eintritt eines Mädchens in den Brautstand und Übergang in die Ehe mag der Arzt den Eltern bei der Aufklärung über die Hygiene des Ehelebens wie beim Schutz des Mädchens gegen venerische Ansteckung behilflich sein. Letzteres dadurch, daß er rät, von dem Bewerber die Abwesenheit latenter Gonorrhoe oder Lues durch fachärztliches Zeugnis nachweisen zu lassen, was in vielen Fällen durch eine ehrenwörtliche Zusicherung des Mannes, niemals eine venerische Affektion akquiriert zu haben, ersetzbar sein dürfte.

Für die Ehe selbst mag der jungen Frau einige Zeit nach der Hochzeit ein gutes, populäres Büchlein, wie etwa das von Baisch, empfohlen werden. Scheidenspülungen post coitum oder gar als regelmäßiger Bestandteil der Morgentoilette sind normaliter nicht allein überflüssig, sondern sogar zu widerraten.

Die sehr häufige Frage von verheirateten Frauen und Männern nach antikonzeptionellen Mitteln beantwortet der Arzt am besten mit dem Hinweis, daß es keinerlei absolut sichere Mittel gibt. Direkt zu warnen ist vor dem Coitus interruptus, der gewöhnlich recht bald nervöse Störungen nach sich zieht. Okklusivpessare sind ebenfalls zu widerraten, desgleichen alle die verschiedenen Schwämmchen, spermatötenden Spülungen, Einblasungen usw. Streng zu verpönen ist die ärztliche Einführung von Intrauterinpessaren, die ebenso unsicher wie gefährlich sind. Dagegen halte ich es für berechtigt, bei einer Frau, die vielleicht zweimal rasch hintereinander geboren hat, zwecks Einschaltung einer zwei- bis dreijährigen Pause bis zum nächsten Kinde auf die genannte Frage zeitweilig den Gebrauch des Condoms zu empfehlen. M. E. ist die Empfehlung dieses harmlosen und von allen antikonzeptionellen Methoden sichersten Verfahrens unter den genannten Umständen um so mehr unbedenklich, als seine dauernde Benutzung vom Manne gewöhnlich abgelehnt wird. Eine völlige Auskunftverweigerung des Arztes auch in solchen Fällen scheint mir um so weniger berechtigt, als sie die Klientinnen und Klienten nur schlechteren Verfahren (Coitus interruptus oder gar der Kurpfuscherei und kriminellen Fruchtabtreibung) in die Arme drängt[1]).

Hygiene von Schwangerschaft, Geburt und Wochenbett s. geburtshilflicher Teil.

Gegen die Beschwerden des Klimakteriums wirkt der Arzt in erster Linie durch psychische Beruhigung und Aufklärung. Eine reizlose vegetabilienreiche Kost, vernünftige, nicht zu anstrengende Tätigkeit, sorgfältige Verdauungsregelung, lauwarme bis kühle Schwammbäder gehören zur Hygiene der Wechseljahre.

Bei stärkeren oder unregelmäßigen klimakterischen Blutungen ist stets sorgfältige Überwachung notwendig. Ist ein Carcinom durch Probeabrasio sicher ausgeschlossen, dann kann man styptische Mittel (vgl. Seite 116) anwenden, die heute bei gebildeten Frauen oft weit verbreitete Carcinophobie aber im Einzelfalle, nachdem man sich von der Harmlosigkeit der Blutung überzeugt hat, bekämpfen.

Gegen stärkere Ausfallserscheinungen empfiehlt sich der Gebrauch von Prokliman der Ciba-Gesellschaft m. b. H. oder auch von Klimakton oder Eukliman. Beide Präparate haben sich in vielen Fällen sehr gut bewährt; man läßt davon dreimal täglich 2 Tabletten, insgesamt etwa 100—120, höchstens 150 Tabletten nehmen. Nach einer Pause von 2—3 Monaten kann die Medikation wiederholt werden. Wo Gefäßstörungen im Vordergrunde stehen, empfiehlt sich besonders das Klimasan oder das neuere Hormoklimasan oder das Perlatan-Calcium.

Bei den Ausfallserscheinungen operativ oder durch Strahlenbehandlung kastrierter Frauen ist auch der Gebrauch von Menformontabletten (täglich am Abend 1 Tablette zu 1000 Einheiten) zu empfehlen. Auch die neuen Tabletten Progynon C, Dosis täglich 1—2 Stück, bewähren sich gerade bei klimakterischen Ausfallserscheinungen recht gut.

Hinsichtlich der **therapeutischen Maßnahmen**[2]) müssen wir uns hier auf gynäkologische Behandlungsmethoden, soweit sie für die allgemeine Praxis in Betracht kommen, beschränken. Doch sei wenigstens erwähnt, daß der Arzt niemals allein das kranke Genitale, sondern die ganze Frau zu behandeln hat. Eine Vernachlässigung der allgemeinen Behandlung (Ernährung, Regelung der Verdauung wie überhaupt der ganzen Lebensweise, Beseitigung einer Anämie, Unterernährung, Neurasthenie usw.) ergibt oft einen Mißerfolg der rein gynäkologischen Therapie in der Hinsicht, daß vielleicht die lokalen Erscheinungen zurückgegangen sind, das allgemeine Gefühl des Krankseins der Frau aber verbleibt. Das ist stets zu berücksichtigen.

---

[1]) Im übrigen sind gerade diese Fragen in der Zeit nach dem Kriege in den medizinischen Fachblättern ausführlich behandelt worden, so daß ein weiteres Eingehen hier sich erübrigt.

[2]) Einzelheiten über die Indikationen siehe im speziellen Teil.

1. Hydriatische Prozeduren.

1. **Schwammbäder.** Morgens nach dem Aufstehen Ausdrücken eines möglichst großen, in lauwarmes Wasser getauchten Badeschwammes über Brust und Nacken, evtl. mit folgendem kurzen Abwaschen, danach Trockenfrottieren; sie wirken erfrischend und sind empfehlenswert zur Hebung des allgemeinen Körpertonus. Bei anämischen oder sehr nervösen Personen ist die Temperatur des Wassers eher höher, 25 bis 26 ° C, zu wählen und danach 10 Minuten Bettruhe einzuhalten. Bei klimakterischen Hitzewallungen kräftiger Personen ist im Gegenteil niedrigere Temperatur (19 bis 22 ° C) zu empfehlen.

2. **Ganz- und Halbpackungen.** Umhüllen des ganzen Körpers oder bloß der unteren Rumpfhälfte mit gut ausgewrungenem, in ziemlich warmes Wasser getauchtem Handtuch (Leintuch), darüber mit einem fest umgelegten Badetuch und einer lose übergelegten Wolldecke. Kühle Kompresse auf den Kopf, kühle Abwaschung des Gesichts. Die Patientin bleibt in dieser Umhüllung, bis Transpiration eintritt. Dann Trockenfrottieren, evtl. Nachreiben mit Franzbranntwein. Sehr empfehlenswertes Verfahren zur allgemeinen Tonisierung bei fieberhaften Zuständen, nervöser Schlaflosigkeit.

3. **Prießnitzsche Umschläge** von 35 bis 45 ° C, alle 1 bis 2 Stunden gewechselt. Ein gutes, schmerzlinderndes und hyperämisierendes Verfahren bei Unterleibsschmerzen aller Art.

4. Bei akuten entzündlichen Prozessen im Becken und zur Schmerzstillung ist noch besser die täglich drei- bis viermal je 1/2 bis 1 Stunde unter Zwischenschaltung eines Handtuches aufgelegte Eisblase.

5. **Prießnitzsche Packung** um den Unterleib. Einhüllung wie unter 2. (Wassertemperatur 16 bis 20 °), darüber fest angelegte Hülle von undurchlässigem Stoff und Flanell; bleibt 6 bis 10 Stunden liegen. Wirkung: Hyperämisierung und Durchwärmung in den abdominalen (Becken-)Organen, dann Resorptionsbeförderung, daneben Schmerzstillung und Schlafförderung.

Den Zweck der Hyperämisierung und Durchwärmung neben der Schmerzstillung kann man auch auf andere, nicht hydriatische Weise erreichen durch

a) Thermophor.

b) Elektrisch geheizte Wärmekompressen (Gebrauchsanweisung den Apparaten beiliegend).

c) Fangopackung.

Anrühren der Fangomasse mit heißem Wasser zu einem zähen Brei, der in einer Temperatur von 48 bis 54 ° C fingerdick auf einen Leinwandlappen gestrichen und dann aufgelegt wird. Durch Überdecken mit Gummituch und dickem Flanell- oder Wolltuch wird für möglichst lange Festhaltung der

Wärme in der Packung gesorgt. Nach 1 bis 2 Stunden Abnahme derselben.

d) Die selbst unter primitiven Verhältnissen stets herstellbaren Kataplasmen von Leinsamenabkochung oder irgendeinem anderen Brei, der die Wärme länger hält als ein Wasserumschlag[1]).

6. **Sitzbäder.**

a) Kühle von 15 bis 20 ° C in Dauer von 5 bis 10 Minuten bei akuten und subakuten entzündlichen Prozessen der Vulva und Vagina morgens und abends, evtl. mit Zusatz von 1 l Kamillenabkochung oder 2 bis 4 l Kleieabkochung.

b) Warme Sitz- oder Halbbäder von 38 bis 45 ° C mit Zusatz von 2 bis 2½ Pfd. Kochsalz, Viehsalz. Dauer 15 bis 20 Minuten am Abend vor dem Zubettgehen. Bett vorher erwärmen.

7. **Scheidenspülungen** sollen nur in liegender Stellung aus einem nicht mehr als 50 cm höhergelegenen, gut gereinigten Irrigator ausgeführt werden. Das dazu verwendete Scheidenrohr sei ein einfaches, gebogenes Glasrohr, das jedesmal frisch ausgekocht wird und auf Fingerlänge in die Scheide einzuführen ist.

Scheidenspülungen zu rein hydriatischem Zweck einer Zirkulationsumstimmung (Hyperämisierung, Resorptionsbeförderung) sind nur dann von Wert, wenn man große Mengen Spülflüssigkeit (bis zu 20 l) von hoher Temperatur (allmählich steigend von 40 bis 50 ° C) verwendet. In diesen Fällen muß der Irrigator natürlich ein gehörig großer Eimer sein und für ein ebenso großes Ablaufgefäß gesorgt werden. Da überdies die meisten Frauen solch hoch temperierte Duschen am Introitus als schmerzhaft empfinden, verwendet man dazu statt des einfachen Scheidenrohres besser eine Pinkussche Spülbirne, welche das ein- und rücklaufende heiße Wasser vom Introitus durch eine isolierende Luftschicht fernhält.

Kalte Scheidenspülungen von 8 bis 10 ° kann man gelegentlich mit Vorteil bei gutartigen Meno- und Metrorrhagien verwenden.

In Körpertemperatur werden Scheidenspülungen zum Zweck der einfachen Reinigung, der Heranbringung von schleimlösenden, adstringierenden, keimtötenden Medikamenten angewendet.

2. Die Massage

erfordert eine spezielle Ausbildung in der Technik, und namentlich die gynäkologische Massage scheint mir kein Verfahren für die Hand des praktischen Arztes. Ausnehmen möchte ich davon nur die Belastungstherapie mit dem quecksilbergefüllten Kolpeurynter (genaue Indikationen und Kontraindikationen im speziellen Teil).

Man lagert die Kranke so, daß das Becken etwa 30 ° über dem Horizont steht — ein paar umgekehrt eingeschobene Keilkissen

[1]) Die hier genannten Verfahren machen für den prakt. Arzt die Heißluftkästen und elektrisch heizbaren Wärmebogen entbehrlich.

genügen dazu — und führt dann den zusammengefalteten Kolpeurynter in die Scheide ein. Dann wird mittels Glastrichters durch den Schlauch ganz langsam Quecksilber eingegossen, anfangs 500 g, später bis zu 1000 g; außen Gegendruck durch Sandsack von 1 bis 2 kg; Dauer der Belastung zunächst 1/4 Stunde, dann 1/2 Stunde, später bis zu 1 Stunde.

Durch den Druck wird zunächst die reichlich in den Schwielen und Schwarten vorhandene Flüssigkeit ausgepreßt, nach Weglassen der Belastung füllt sich das Gewebe strotzend mit Blut, und es wird auf diese Weise eine anders nicht zu erzielende mächtige Hyperämie erreicht, deren große Bedeutung für die Heilung gerade solcher alten Prozesse ja bekannt ist.

3. Einführung von Medikamenten in die Scheide und Gebärmutter.

Außer den bereits erwähnten Scheidenspülungen eignen sich für den praktischen Arzt besonders folgende Verfahren:

1. **Einblasen von Pulver** in die Scheide, am besten vermittels des Siccators nach Nassauer.

Das verordnete Pulver wird in die Pulverkammer eingelegt, dann die Birne in die Scheide eingeführt. Durch mehrmaligen Druck auf das Gebläse wird mit der Luft das Pulver mitgerissen und auf die entfalteten Scheidenwände verteilt. Durch die Längsriefen an der Birne entweicht die eingeblasene Luft. Das Verfahren ist heute überholt.

2. **Tamponbehandlung.** Ein zum Zweck leichter Entfernung kreuzweise mit einem Faden armierter Wattebausch, dessen Größe man je nach der Weite der betreffenden Scheide wählt, wird mit dem Medikament getränkt und dann vom Arzt im Speculum möglichst hoch in die Scheide bis ans hintere Scheidengewölbe eingeführt. Nach 12 Stunden kann die Frau durch Zug an dem Faden den Tampon selbst entfernen. Danach Scheidenspülung mit 2 l abgekochten Wassers.

3. Einführung von **Boli vaginales,** die als Kugeln oder Ovale geformt sind und in bei Scheidentemperatur schmelzender Vermengung mit Kakaobutter das wirksame Mittel enthalten. Sehr zweckmäßig sind die von den Chemischen Werken in Grenzach hergestellten Tampolpräparate. Noch mehr empfehlen sich gerade für die allgemeine Praxis die von den Luitpoldwerken in München hergestellten Styli Spuman à 1,0 g, welche in der Scheide in feinblasigen Kohlensäureschaum sich verwandeln, der in den Wandungen seiner Flächen den wirksamen Körper trägt (= 0,5 % Thymolresorcinformaldehyd, 0,1 % Bismut. subgall., 1 % Alum. acet. tart., 1 % Hexamethylentetramin). Die Stäbchen sind auch mit Zusatz von 3 % Acid. tannic., 0,15 % Argent. nitr., 1,5 % Cocain. hydrochlor., 0,05 % Hydrarg. bichlor., 5 % Ichthyol-ammon., 1 % Protargol, 2 % Zinc. sulf., Kamillen und neuestens mit Sulfonamid-Zusatz zu haben. Man läßt täglich zwei- bis viermal 1 Stäb-

chen von der Frau selbst einführen. Für intracervicale und urethrale Anwendung sind dünnere Styli à 0,5 g, für Kinder sogar zu 0,2 g zu haben.

4. In die Gebärmutterhöhle sollen Medikamente, meist Ätzmittel, im allgemeinen nur durch **Sonden** eingebracht werden. Wir haben schon die Playfairsche Sonde erwähnt. Sehr empfehlenswert sind auch für Ätzzwecke die Mengeschen Stäbchen (gebogene, mit Wattestreifchen umwickelte Hartgummisonden), die gebrauchsfähig in einem hohen Standgefäße so aufbewahrt werden, daß sie mit ihrer Spitze in 30 %iger wässeriger Formalinlösung eintauchen.

4. Mechanische Behandlung mit Stützapparaten.

1. **Pessare** dienen dazu, den aus einer falschen Lage reponierten Uterus in seiner normalen Lage zu erhalten[1]). Alle unter der Einwirkung des Scheidensekrets macerierenden Pessare mit einem Weichgummiüberzug sind zu verwerfen. Nur solche aus unveränderlichem Material (Glas, Hartgummi, Celluloid) dürfen verwendet werden, wobei auf glatte Oberfläche zu achten ist. Von der jeweilig gewählten Form ist immer die kleinste Nummer, welche eben noch den Zweck der Lageerhaltung erfüllt, die beste. Sobald das eingeführte Pessar zu groß ist, entsteht die Gefahr einer Drucknekrose der Scheidenwände mit anschließender Fistelbildung gegen Darm oder Blase. Da aber Pessare namentlich bei Vorfällen auch nicht zu klein sein dürfen, wenn sie ihren Zweck erfüllen sollen, so bedarf die Pessarträgerin einer dauernden Kontrolle durch den Arzt, damit eine schädliche Druckwirkung rechtzeitig erkannt und das Pessar zeitweilig entfernt und gereinigt wird. Die erste Kontrolle soll nach 8 bis 14 Tagen stattfinden. Erst wenn man sich bei mehrmaliger Kontrolle überzeugt hat, daß das Pessar auch bei längerem Tragen keinerlei Druckerscheinungen macht und die Frau sonst keine Nebenerscheinungen aufweist, kann man sich mit einer alle 3 bis 4 Monate vorgenommenen Kontrolle und Reinigung des Pessars begnügen.

Jedes Pessar wirkt als Fremdkörper und unterhält als solcher einen dauernden leichten Reizkatarrh der Scheide mit Hypersekretion. Setzt sich das Sekret an der Oberfläche fest, so zersetzt es sich bald und verstärkt den bestehenden Reizzustand, so daß schließlich jauchiger kopiöser Ausfluß die Folge ist. Diesem Übelstande ist vorzubeugen durch eine tägliche Scheidenspülung mit abgekochtem Wasser, der man zweimal wöchentlich zwei Teelöffel Soda zur Schleimlösung zusetzen läßt.

2. **Binden** dienen hauptsächlich dazu, bei herabgesetztem Tonus der Bauchdecken (Hängebauch, Rectusdiastase u. a.) den fehlenden Gegendruck gegen den Druck des gesamten Eingeweideblocks zu

[1]) Über die einzelnen Pessarformen vgl. speziellen Teil.

ersetzen und so einer Entstehung oder Verschlimmerung allgemeiner oder partieller Enteroptose vorzubeugen. Häufig genug ist die Enteroptose schon sehr ausgesprochen, wenn ärztlicher Rat gesucht wird. Dann vermag eine passend konstruierte Leibbinde[1]), deren Maße nach möglichster Reposition des gesamten Eingeweideblocks zu nehmen sind, wenigstens den allgemeinen Zusammenhalt des Eingeweideblocks zu verbessern und einen größeren oder geringeren Teil der Beschwerden solcher häufig auch konstitutionell minderwertigen Frauen zu beheben.

5. Bemerkungen zur Asepsis und Antisepsis.

In allen Fällen, in denen irgendwelche Verwundungen (Probeexcision, Abrasio usw.) gesetzt werden, ist selbstverständlich nach den strengsten Regeln der Asepsis zu verfahren. Alle in die Blase, Scheide oder gar noch höher gelegenen Teile einzuführenden Instrumente müssen keimfrei sein.

Die Hand des Arztes braucht zwar für die gewöhnliche gynäkologische Untersuchung nicht desinfiziert zu sein, doch ist nach derselben eine gründliche desinfizierende Waschung besonders dann erforderlich, wenn mehrere Frauen hintereinander untersucht werden sollen. Eine Übertragung der Scheidenkeime von einer Frau auf eine andere ist an sich nicht gleichgültig und könnte dann gefährliche Folgen haben, wenn dadurch Gonokokken oder Spirochäten übertragen würden. Übrigens tut der Arzt in seinem eigenen Interesse am besten, bei Verdacht auf Lues (nach Besichtigung der Vulva und Portio) oder florider Gonorrhoe die Hand lieber mit Gummihandschuh zu bekleiden.

Alle hier nicht erwähnten Behandlungsarten sind entweder für die einfachen Verhältnisse der allgemeinen Praxis zu kompliziert oder erfordern auch wieder eine besondere Ausbildung zu ihrer Beherrschung.

Schließlich habe ich das weggelassen, was nach meiner Auffassung vom praktischen Arzt besser nicht angewendet wird, so z. B. Intrauterinspritzen und ähnliches.

[1]) Ich verwende gern den Thalysia-Frauengurt und Thalysia-Edelformer, die natürlich für den speziellen Zweck noch unter Umständen passend verändert werden müssen.

Spezielle Gynäkologie.

I. Erkrankungen der Vulva.

Entwicklungsfehler[1].

Fall 1.

Die Hebamme ruft zu einem Neugeborenen vom 2. Lebenstage, weil sie keine Afteröffnung entdecken kann.

Sie bestätigen diesen Befund und erfahren weiter, daß das Kind trotz guter Nahrungsaufnahme überhaupt kein Meconium entleert hat. An der Stelle, wo der After sein sollte, findet sich nur eine leichte Einziehung der Haut.

Diagnose: **Atresia ani.**

Therapie: Zwecks operativer Eröffnung der noch nicht dehiszierten Analmembran (s. Seite 18) Überweisung an eine chirurgische Klinik.

Prognose: In diesem Falle gut, da die Einziehung an der Stelle, wo der After sein sollte, darauf hinweist, daß wahrscheinlich das Darmende leicht erreichbar ist.

In Fällen, wo gar keine äußere Markierung der Afterstelle besteht, muß man damit rechnen, daß vielleicht breite Gewebsschichten zwischen äußerer Haut und unterem Darmende vorhanden sind und dieses selbst vielleicht ganz abnorm klein und eng ist. Damit verschlechtert die Notwendigkeit eingreifenderer Operation die Prognose sehr.

Fall 2.

Neugeborenes ohne Afteröffnung, entleert trotzdem Meconium.

Sie stellen fest, daß das Meconium zwischen den Schamlippen herauskommt. Diese Beobachtung und die Kenntnis der Entwicklungsgeschichte (Stadium, in welchem das Septum urorectale die Kloakenmembran noch nicht erreicht hat, vgl. S. 18) führt Sie zur richtigen

Diagnose: **Atresia ani vestibularis** (s. anus anomalus vestibul.).

Prognose: Gut.

Therapie: Falls die Stuhlentleerung ohne Schwierigkeiten erfolgt, — wie meist —, ist nichts zu unternehmen. Operative Eingriffe sind zu verschieben. Ergeben sich früher oder auch später Schwierigkeiten der Darmentleerung, weil die abnorme Analöffnung zu eng ist, dann wird chirurgische Hilfe nötig.

---

[1]) Nur solche, die größere praktische Wichtigkeit haben, werden hier berücksichtigt.

Fall 3[1]).

Großes, schlankes 20jähriges Mädchen kommt mit der Klage, seit seinem 16. Jahre, in welchem die Menstruation zum ersten Male auftrat, nur etwa achtmal menstruiert zu haben. Sie ist darüber beunruhigt, hat aber sonst keine Beschwerden.

Bei der Besichtigung der äußeren Genitalien fällt die sehr spärliche Behaarung des außerdem fettarmen Mons veneris auf; auch die großen Labien sind fettarme flache Wülste. Nach ihrer Entfaltung bemerken Sie, daß die hintere Kommissur derselben sich kaum von der Fossa navicularis absetzt, letztere vielmehr ohne scharfe Begrenzung in einen niedrigen Muldendamm übergeht. Das genügt zur

Diagnose: **Infantilismus des äußeren Genitales.**

Diese Beobachtung fordert dazu auf, auf Zeichen von Hypoplasie auch der inneren Genitalien (entweder sehr kleiner, spitz anteflektierter Uterus oder Uterus mit langem Collum und ganz kleinem Corpus, walzenförmige Ovarien) und des übrigen Körpers (hoher Gaumen, schwach entwickelte Crines axillae und Brüste, z. B. mit Spitzwarzen auf wenig angesetztem Warzenhof usw.) zu achten. Meist wird man diese Vermutung bei Virgines mit infantiler Vulva bestätigt finden. Das trifft auch in unserem Falle zu.

Damit ist die Ursache der verspäteten Menarche wie der Seltenheit der menstruellen Blutung klargestellt.

Prognose: Bei nicht zu hochgradiger Hypoplasie des inneren Genitales ist spontanes Nachholen der Entwicklung durchaus möglich. Von Verheiratung und besonders evtl. eintretender Schwangerschaft ist guter Einfluß zu erwarten.

Therapie: Allgemeine hygienische Maßnahmen zur Körperentwicklung (Ernährung, Lebensweise, Sport), Arsen-Eisenpräparate, z. B. Arsa-Lecin dreimal täglich einen Eßlöffel oder die S. 38 genannten Pillen. Andere speziell auf Herbeiführung der Menstruation gerichtete Maßnahmen sind in diesem Fall unnötig bzw. besser einem Facharzt zu überlassen.

Entzündungen der Vulva.

Fall 4.

18jähriges Dienstmädchen kommt mit der Klage, seit 8 Tagen an eitrigem Ausfluß mit heftigem Brennen und Jucken an den äußeren Geschlechtsteilen zu leiden, die sich bei der Hausarbeit oft zu unerträglicher Höhe steigern. Außerdem besteht dauernd Hitzegefühl und ein dumpfer Druck im Unterleib.

Sie finden die Schamhaare und Rima pudendi verschmiert mit teilweise angetrocknetem, gelbgrünlichem, eitrigem Sekret, die kleinen Labien sind geschwollen und treten zwischen den großen stark hervor. Ihr Rand ist in den vorderen Abschnitten

[1]) Die Fälle von zweifelhaftem Geschlechtstypus (Pseudohermaphroditismus) sollen hier außer Betracht bleiben. Ihre richtige Deutung ist oft sehr schwierig und erfordert Untersuchungen, die nur von fachkundigster Seite mit Aussicht auf Erfolg, d. h. die richtige Entscheidung, unternommen werden können.

ödematös. Beim Spreizen der Labien bemerken Sie, daß die ganze Schleimhaut des Vestibulum hochrot und samtartig glänzend ist und an der Stelle, wo Ihre gespreizten Finger sie berührten, ein wenig blutet. Hymen defloriert, ebenfalls gerötet, verdickt, auch die Scheide ist stark gerötet, geschwellt. Es besteht danach kein Zweifel an der

Diagnose: **Vulvitis acuta** (und Kolpitis).

Der deflorierte Hymen erlaubt Ihnen die Frage nach vorangegangener Kohabitation, und Sie erfahren, daß eine solche zum ersten Male vor 12 und 10 Tagen stattgefunden hat, einige Tage später hätte das Jucken und Brennen begonnen, dann der Ausfluß sich zugesellt und die Erscheinungen rasch zu der geschilderten Höhe sich gesteigert. Ihr Verdacht lenkt sich immer mehr nach einer Richtung: gonorrhoische Vulvitis. Die bestehende Schwellung und Empfindlichkeit der Harnröhre und das Austreten eitrigen Sekretes aus der Urethralöffnung bei Druck auf die hintere Harnröhrenwand von der Scheide aus verstärken diesen Verdacht. Die Gonorrhoe ist die häufigste Ursache so heftiger akuter Vulvitiden. Der Nachweis der typischen Gonokokken, der hier schon im Vestibularsekret, meist nur im Urethralsekret gelingt, erhebt den Verdacht zur Gewißheit.

Akute Vulvitiden dieser Heftigkeit finden sich auch bei Gonorrhoe meist nur bei jungen, noch nicht längere Zeit kohabitierenden Personen mit zarter Schleimhaut. Bei multiparen Frauen mit derber Schleimhaut ist die Vulvitis meist nicht sehr hochgradig und erst sekundär durch den ätzenden, aus Urethra und Cervix stammenden Ausfluß hervorgerufen. Es handelt sich dann eigentlich um eine Vulvitis bei Gonorrhoe, nicht um eine durch den Gonococcus erzeugte Entzündung.

Prognose: Bei sorgfältiger Befolgung der therapeutischen Ratschläge Dauerheilung wahrscheinlich. Doch ist die Möglichkeit von Komplikationen nie ausgeschlossen. Als solche sind zu nennen in erster Linie ein Aufsteigen der Gonokokken in den Uterus und die Tuben (s. S. 98) und weiter ein Eindringen der Gonokokken in den Ausführungsgang der Bartholinischen Drüsen mit Entstehung einer Bartholinitis. Letztere ist aus der spontanen wie außerordentlichen Druckschmerzhaftigkeit der geschwellten, an ihrem Sitz in dem hinteren Drittel der Labien leicht erkennbaren Bartholinischen Drüsen leicht zu diagnostizieren. Häufig kommt es zu einem Verschluß des Ausführungsganges mit Anstauung eitrigen Sekretes in diesem oder in der sich allmählich bis auf Tauben- oder Hühnereigröße erweiternden Drüse selbst (Abb. 3), wobei auch Fieber auftritt (Absceß der Bartholinischen Drüse).

Therapie: Bei der Heftigkeit der akuten Erscheinungen und der Ätiologie 1. absolute Bettruhe, 2. häufig gewechselte, kühle Bleiwasserumschläge, die auch bei Bartholinitis sich empfehlen. Weitere Behandlung s. S. 99 f.

Fall 5.

6jähriges Mädchen, das seit einigen Tagen schon über heftigen brennenden Schmerz und Jucken an den Geschlechtsteilen klagt, erkrankt eines Tages unter Fieber (38,3) und der Mutter auffallender ödematöser Schwellung der fleckig geröteten Haut der großen Labien.

Sie finden bei der Berührung die Vulva recht schmerzhaft, die Schamspalte durch einen borkigen, schmierigen Belag verklebt; nach dessen vorsichtiger Lösung mit in Borwasser getauchten Wattebauschen kommt aus der Schamspalte reichlich eitriges Sekret. Schleimhaut des Vestibulums hochrot, glänzend, aus der engen Hymenalöffnung ragt ein Pfropf eitrigen Sekrets. Inguinaldrüsen beiderseits geschwellt, empfindlich.

Diagnose: **„Vulvovaginitis der kleinen Mädchen“.**

Ätiologie dieser heftigen Form fast ausschließlich Gonorrhoe. Nachweis der Erreger im Sekret. Sie erfahren, daß auch die Mutter seit längerer Zeit an Ausfluß leidet und unlängst, da des Kindes Waschlappen nicht auffindbar war, ihren eigenen, kurz vorher selbst benutzten Frottierlappen zur Reinigung der Genitoanalgegend des Kindes benutzt hat. Damit ist auch die Art der Übertragung geklärt (mildere Formen von Vulvovaginitis bei Kindern sind öfters durch Oxyuren hervorgerufen, mit deren Beseitigung sie zurückgehen).

Prognose in solchen zeitgerecht zur Behandlung kommenden Fällen gut, wenn auch bis zur völligen Heilung oft lange Zeit vergeht.

Bei vernachlässigten Fällen kann es durch Epithelverluste an korrespondierenden Stellen der Vestibularschleimhaut zu Verklebungen ja selbst festerer meist nur partieller, selten fast totaler Verwachsung der kleinen, z. T. auch der großen Labien kommen, deren Beseitigung fachärztliche Hilfe erfordert.

Therapie: 1 und 2 wie bei Fall 4. Durch einen T-Bindenverband wird dafür gesorgt, daß das Kind nicht etwa vermittels seiner Finger Keime von der Vulva ins Auge überträgt. 3. Ausschaltung neuer Infektionsmöglichkeit durch Belehrung der Mutter. 4. Tägliches Bad. 5. Nach einigen Tagen, wenn die heftigsten Reizerscheinungen abgeklungen sind, Betupfen der noch stärker geröteten Partien mit in 1- bis 2%ige Argentum nitricum-Lösung getauchten Wattepinsel, das jeden 4. bis 5., spätestens 6. bis 7. Tag wiederholt wird. 6. Behandlung mit Sulfonamiden oder Penicillin (vgl. Seite 99) noch vor Abheilen der akuten Vulvitis.

Fall 6.

38jährige Bauersfrau, die sechsmal geboren hat, kommt im Sommer mit der Klage, an Ausfluß wie heftigem Brennen und Jucken an den äußeren Geschlechtsteilen und deren Umgebung zu leiden.

Besichtigung ergibt, daß es sich um eine fette, körperlich sehr unsaubere Person handelt. Von den großen Labien bis zu dem Sulcus genitofemoralis und darüber hinaus Eczema intertrigo, teilweise aufgescheuert, die Rima pudendi teilweise verdeckt durch die mit zersetzten Resten von Menstrualblut und angetrocknetem Schleim verklebten Schamhaare. Vestibulumschleimhaut fleckig gerötet, teilweise maceriert. Innerer Befund bis auf etwas Ausfluß normal.

Diagnose: **Vulvitis mit Eczema intertrigo.**

Ätiologisch kommt hier wohl die exzessive Unreinlichkeit in erster Linie in Frage. Die Reste von zersetztem Menstrualblut sprechen deutlich dafür. Die Fettleibigkeit, zusammen mit der durch die Feldarbeit im heißen Sommer bedingten starken Schweißsekretion kommt unterstützend hinzu. Der von höheren Genitalabschnitten stammende Ausfluß begünstigt seinerseits die Maceration der an sich ziemlich derben Epitheldecke der Vulva.

Prognose: Gut.

Therapie: Nach gründlichster Reinigung mit Seife und Wasser zunächst 1—1½ Tage lang bei Bettruhe ¼stündlich gewechselte kühle Umschläge mit Borwasser, dann täglich lauwarme Sitzbäder; an den intertriginösen Stellen jeden Morgen Waschung mit halbprozentigem Resorcinspiritus und Einstreuen mit Lenicetpuder oder 1 % Salicyltalcum.

Sehr bewährt sind Pinselungen mit Tinctura Jodi, Tinctura gallarum āā und nachfolgendes Pudern mit 1 % Salicyltalcum.

Es handelt sich in diesem Falle um eine leichte, harmlose Form von Vulvitis; trotz der Häufung schädigender Momente ist die derbe Vulvaschleimhaut der multiparen Frau nur fleckig gerötet. Das findet man bei älteren Frauen viel häufiger als diffuse Rötung. Auch bei jungen Individuen mit zarter Schleimhaut wird nach Abklingen der akutesten Erscheinungen die Rötung oft mehr fleckig.

Meist ist die Vulvitis eine sekundäre, durch den macerierenden Einfluß aus dem Uterus, der Scheide und Urethra abfließender Sekrete (Endometritis, Kolpitis, zerfallende Neubildungen, Fistelharn usw.) hervorgerufene Affektion. Alle solchen Sekrete wirken, besonders bei gleichzeitiger Unreinlichkeit, macerierend auf die Epitheldecke der Vestibulumschleimhaut und ermöglichen erst damit das Eindringen von meist harmlosen Keimen. In anderen Fällen schaffen Verletzungen (Kratzeffekte, Notzuchtsakte) die Eintrittspforte für Keime, oder ein zuckerhaltiger Harn begünstigt die Ansiedelung bestimmter Keime, z. B. Leptothrix oder Soor, kenntlich an den linsenartigen, manchmal konfluierenden weißen Flecken.

Unser Fall zeigt übrigens, daß, abgesehen von der heftigen akuten Form, eigentlicher Schmerz kaum besteht. Je harmloser die Vulvitis, desto mehr tritt das Jucken als Hauptbeschwerde hervor. Bei chronischen Formen findet man oft kaum noch entzündliche Erscheinungen, dagegen häufig Kratzeffekte als Folge des Juckreizes.

Die Therapie hat, von der Bekämpfung der akutesten Erscheinungen abgesehen, immer zu berücksichtigen, ob nicht die Vulvitis sekundär ist, in welchem Fall zu ihrer dauernden Beseitigung natürlich die Heilung des Grundleidens erforderlich ist.

Fall 7.

26jähriges Dienstmädchen, leidet seit längerer Zeit an starkem Ausfluß aus den äußeren Geschlechtsteilen. Anamnese sonst belanglos.

Besichtigung ergibt bei defloriertem Hymen an der Innenseite des geschwellten, aber hart sich anfühlenden li. großen Labiums im hinteren Drittel zwei Geschwüre; fast genau gegenüber dem vorderen dieser Geschwüre findet sich auch eines an der Innenseite des re. Labiums.

Diagnose: **Vulvitis ulcerosa.**

In dieser Allgemeinheit besagt die Diagnose natürlich nichts Bei jedem Geschwüre ist die Klarstellung der Ätiologie von größter Wichtigkeit. In dem vorliegenden Falle sprechen das harte Ödem der l. Labie wie der harte Grund der ein wenig über die Oberfläche erhabenen braunroten, von einem livid verfärbten Hof umgebenen Geschwüre für Lues. Die Multiplizität des Primäraffektes ist bei der Frau geradezu die Regel.

Das Ulcus molle tritt zwar auch meist multipel auf, unterscheidet sich aber durch scharfe, wie ausgestanzt aussehende Ränder, und, falls es schon mehrere Tage besteht, durch die meist starke und sehr schmerzhafte Schwellung der leicht vereiternden Leistendrüsen.

Ulceröse Formen der Vulvitis (wie übrigens auch Kolpitis) können gelegentlich auch bei Kindern und jugendlichen Personen im Gefolge schwerer Infektionskrankheiten (Diphtherie, Typhus, Cholera, Dysenterie) vorkommen. Entweder bilden sich einzelne Ulcera an Stelle fibrinöser Beläge oder es kommt sogar zu weiterschreitender Gangrän der Vulva. Als Folge sehr schwerer Formen kommen Verwachsungen, ja vollständiger Verschluß der Scheide oder Vulva zur Beobachtung.

Prognose und Therapie dieser Erkrankungen sind die des Grundleidens.

Sehr ausgedehnte, ohne jede Heilungstendenz verlaufende Geschwürsbildung an der Vulva, meist in der Fossa navicularis oder im Sulcus interlabialis beginnend, mit speckigem Grund und unregelmäßig zackigen, ödematösen, zum Teil stark unterminierten Rändern, im weiteren Verlauf oft zu elephantiasisartiger Tumorbildung führend, bezeichnet man als Ulcus rodens (Esthiomène). Solche Fälle sind einer Klinik zu überweisen, übrigens sehr selten und nur in östlichen Gegenden (Galizien, Polen) zu beobachten.

Fall 8.

54jährige wohlgenährte Frau, seit 5 Jahren in der Menopause. kommt mit der Klage, seit $^3/_4$ Jahren an immer heftiger werdendem, besonders nach dem Zubettgehen zu unerträglicher, schlafverscheuchender Höhe sich steigerndem Jucken an den äußeren Geschlechtsteilen zu leiden. Seltener überfalle sie auch tagsüber der Juckreiz so heftig, daß sie ohne Rücksicht auf die Gegenwart anderer Menschen sich kratzen müsse. Außerdem leide sie seit Jahren an großem Durst.

Schon die Anamnese ist charakteristisch. Die Besichtigung ergibt außer einer lederartigen Beschaffenheit der Haut über den schlaffen großen Schamlippen und einer stellenweise bleigrauen Verfärbung der kleinen Labien nur zahllose frische und ältere, zum Teil ein wenig entzündete Kratzeffekte. Im Harn findet sich reichlich Zucker.

Diagnose: **Pruritus vulvae** bei Diabetes.

Durch den Harnbefund ist der Fall erst aufgeklärt. Pruritus ist oft das erste Symptom, das eine diabetische Frau zum Arzt führt. In jedem Fall von Pruritus Harn auf Zucker untersuchen!

In anderen Fällen ist der Pruritus ausgelöst durch Ausfluß oder den Reiz cystitischen Harns, durch exzessive Masturbation (Pruritus kann aber seinerseits zur Masturbation führen), durch allgemeine Reizung des Nervus pelvicus (Harnsteine u. ähnl.), durch Darmparasiten (cave Verwechslung von Pruritus ani und Pr. vulvae!) oder man entdeckt zuweilen eine tiefe Retroflexio eines großen Uterus, nach deren Aufrichtung der Juckreiz sofort verschwindet.

In seltenen Fällen findet man auch bei sorgfältiger wiederholter Untersuchung sämtlicher Organsysteme nichts, was den Juckreiz erklären könnte; höchstens fällt eine gewisse allgemeine nervöse Reizbarkeit, zuweilen psychopathische Belastung auf. Diese Fälle ohne ätiologisch aufklärbaren Befund werden als essentieller Pruritus bezeichnet und sind als Psychoneurosen aufzufassen.

Prognose: Im allgemeinen gut.

Therapie: 1. Behandlung eines evtl. entwickelten Grundleidens. 2. Lokal in leichten Fällen Versuch mit Seifenwaschungen und nachfolgendem Einreiben mit 10%iger Anästhesinsalbe oder 25%iger Zinkperhydrolsalbe. 3. Bei Versagen dieser Maßnahmen wie in schweren Fällen von vornherein: Rasieren der Vulva, gründliches, alle Falten berücksichtigendes Waschen der gesamten Vulva mit Seife und warmem Wasser durch den Arzt, danach kräftiges Einreiben mit 3- bis 5%iger Karbolsäurelösung, evtl. 3%igem Karbolvaselin. An den folgenden Tagen kann die Pat. selbst die Seifenwaschungen und das Einreiben mit Karbolsäure wiederholen. Damit ist fast regelmäßig wesentliche Besserung erreichbar, die aber oft nicht dauernd vorhält. In solchen Fällen nach wiederholter Seifenwaschung durch den Arzt Aufpinseln von 3%igem Argentum nitricum, das evtl. nach 3 bis 5 Tagen wiederholt werden kann. Die ganze Behandlung muß manchmal in Zwischenräumen von einigen Monaten wiederholt werden. 4. Sanftes Einreiben mit Oestromon- oder Cyrensalbe. 5. Tonisierende Allgemeinbehandlung; beim essentiellen Pruritus Psychotherapie. 6. Bei Versagen aller dieser Maßnahmen kommt Röntgenbehandlung in Frage, die m. E. nach zusammen mit obigen Maßnahmen fast regelmäßig Heilung bringt. 7. Bei auch dagegen resistenten

Fällen hat sich die subcutane Injektion von 96%igem Alkohol (0,2 cm^3 auf 1 cm^2) sehr bewährt.

In seltenen Fällen beobachtet man bei Pruritus oder auch ohne das Symptom des Juckens eine starke allgemeine Schrumpfung der gesamten äußeren Genitalien, deren Haut trocken, rissig, pigmentlos, oft weißlich aschgrau bestäubt erscheint. Dieser Zustand, **Kraurosis vulvae**, wird ebenso wie der Pruritus als Endstadium einer chronischen Vulvitis aufgefaßt.

Therapie wie beim Pruritus; bleibt aber bei schweren Veränderung oft erfolglos und muß durch Excision der erkrankten Partien ersetzt werden.

Geschwülste der Vulva.

Fall 9.

40jährige Frau kommt mit der Klage, seit längerer Zeit eine Anschwellung an den äußeren Geschlechtsteilen zu haben, die aber erst in den letzten Wochen, besonders beim Gehen, Beschwerden macht.

Sie finden sofort eine fast hühnereigroße Anschwellung von glatter Oberfläche, die dem re. großen Labium angehört und die Schamspalte etwas nach li. verdrängt. Der Überzug des Tumors wird von dem großen Labium gebildet, dessen äußere Fläche die kleinere, dessen stark gespannte innere Fläche die größere Kalotte des Tumors bekleidet. Die kleine Schamlippe ist nur als dünner, kaum erhabener Saum am li. Tumorrande noch kenntlich.

Diagnostische Erwägungen: 1. Ist der Tumor gut- oder bösartig? 2. Was für ein Tumor liegt vor?

Ad 1. Die glatte Oberfläche und Verschieblichkeit auf der Unterlage, das Fehlen der Leistendrüsenschwellung sprechen durchaus für Gutartigkeit.

Ad 2. Die große Härte des Tumors spricht in erster Linie dafür, daß es sich um ein **Fibroma** (Fibromyoma) **vulvae** handelt.

Noch größere Fibrome senken sich infolge ihrer Schwere und ziehen dabei häufig die Haut in Form eines Stieles hinter sich aus (Fibroma pendulum).

Zur Differentialdiagnose. Lipome sind am äußeren Genitale erstens relativ selten, ferner von weicherer, grobkörniger Konsistenz und nicht ganz so glatter Oberfläche. — Die relativ häufigen Cysten der Bartholinischen Drüse, die meist als Residuen einer abgelaufenen Entzündung vorkommen, unterscheiden sich von den Fibromen selbst bei starker Spannung durch ihre abweichende Konsistenz und lassen die vordersten Abschnitte des großen Labiums frei Kleinere Cysten dieser Art sind schon durch ihren Sitz im hinteren Drittel des großen Labiums leicht erkennbar. Sitzt ein cystisch sich anfühlender Tumor mehr gegen den Mons veneris und Leistenkanal zu, dann ist immer an eine Hernia inguinalis, bei härterer Konsistenz an einen der seltenen Tumoren des Lig. rotundum oder besonderen Inhalt eines Leistenbruchsackes (Netz, Ovarium) zu denken.

Andere kleine cystische Tumoren der Vulva (Atherome, Hydradenome) sind selten, auch Angiome und Echinokokken gehören zu den seltenen Vorkommnissen. Die noch selterne Elephantiasis vulvae führt die Pat. wegen Fehlens von Beschwerden meist erst zum Arzt, wenn die kleinen und großen Schamlippen beiderseits zu großen umfangreichen Tumoren mit glatter oder häufiger vielfach gefurchter, höckeriger Oberfläche umgewandelt sind, wozu sich dann auch zuweilen Geschwürsbildung mit weitreichender Fistelbildung, Lymphorrhoe von penetrantem Gestank gesellt. Diagnose leicht, selbst für den, der noch nie einen Fall gesehen hat. Nur Anfangsfälle mit glatter Oberfläche können als einfaches Ödem der Vulva imponieren (Harn-, Herzuntersuchung, Fahndung auf Lues!)

Fall 10.

25jährige Frau klagt über starken Ausfluß, in letzter Zeit zunehmende, Brennen und Jucken verursachende Schwellung an den äußeren Geschlechtsteilen.

An der Vulva findet man die Außenseite des li. großen Labiums besetzt mit zahllosen, in ihrer Gesamtheit das Labium tumorartig vergrößernden Wärzchen mit aufgesplissener, ganz fein zerklüfteter Oberfläche. Manche Wärzchen finden sich in Gruppen und Reihen angeordnet in beiden Sulcus interlabiales und mehr vereinzelt stehend an den kleinen Schamlippen und am Damm.

Schleimhaut der Vulva und Vagina gerötet. Starker grünlich gefärbter, eitrig-schleimiger Ausfluß. Beiderseits Adnextumor.

Wer nur einmal solche Wärzchen gesehen hat, kommt sofort auf die richtige

Diagnose: **Condylomata acuminata vulvae.**

Diese spitzen Condylome zusammen mit der Vulvovaginitis und Endometritis wie dem dadurch unterhaltenen Ausfluß stellen die Hauptquelle der Beschwerden dar. Der durch den ätzenden reichlichen Ausfluß unterhaltene Reizzustand an der Vulva und ihrer Umgebung ist auch die Ursache der spitzen Condylome, die eine Wucherung des Papillarkörpers der Haut darstellen.

Am häufigsten findet man sie bei Go. (so auch wahrscheinlich im vorliegenden Falle); doch sind Condylome nicht durchaus für Go. beweisend, sondern finden sich (freilich seltener) auch bei anderen Reizzuständen der Vulva. Besonders in der Schwangerschaft bilden sie sich manchmal ohne alle begleitenden entzündlichen Erscheinungen, lediglich durch eine gewisse Hypersekretion der Scheide und Vulva veranlaßt.

Therapie: Ätzung mit Chromsäure 1 : 4 oder Bestreuen mit Pulv. frond. Sabinae und Calomel āā. Hilft das nichts, dann bewährt sich oft energische Vereisung mit Chloräthylspray, bei sehr umfangreichen Wucherungen Abtragen mit dem Glühbrenner oder der Diathermieschlinge.

Fall 11.

62jährige Frau kommt, weil sie seit einigen Wochen Jucken am äußeren Genitale und Brennen beim Wasserlassen hat. In der letzten Woche „hat sich wieder das Blut gezeigt".

Befund: An der Innenfläche des vorderen Drittels des re. großen Labiums ein zehnpfennigstückgroßer, an der Oberfläche ulcerierter und bei Berührung leicht blutender Knoten, der auf seiner Unterlage nicht isoliert verschieblich ist. Ihm gegenüber am li. Labium ein kleines flaches Geschwür mit hartem Grund. In der re. Inguinalgegend sind mehrere, über bohnengroße Drüsen tastbar.

Diagnose: **Carcinoma vulvae exulceratum.**

Bei so charakteristischem Befund ist die Diagnose außer Zweifel Schwieriger sind die Fälle zu deuten, in denen die Ulceration fehlt. Leider bekommt der Arzt solche Fälle fast nie zu sehen, weil außer etwas Jucken und Brennen kaum Beschwerden bestehen. Erst wenn infolge der Ulceration verstärkte Beschwerden, blutigseröse, später jauchige Sekretion, schmerzhafte Spannung beim Gehen infolge der Leistendrüsenschwellung sich einstellen, sucht die Frau ärztliche Hilfe.

Zum Glück ist das Vulvacarcinom nicht häufig (1 auf etwa 40 Uteruscarcinome; zirka 350 Fälle jährlich in Deutschland). Am häufigsten sind die großen Schamlippen betroffen, danach die Clitorisgegend, fast ebenso häufig Schamlippen und Clitoris zusammen. Nicht selten findet man bei ulceriertem Tumor — auch in unserem Falle — gegenüber dem primären einen zweiten kleineren, offenbar durch Kontakt entstandenen Herd.

Das Vulvacarcinom stellt eine der bösartigsten Krebsformen dar, da schon frühzeitig die regionären Lymphdrüsen (s. S. 12), zunächst die oberflächlichen, dann die tiefen Leistendrüsen ergriffen werden, späterhin auch Neigung zu Metastasenbildung in entfernteren Organen sich einstellt. Deshalb und weil Anfangsfälle selten zur Behandlung kommen, ist ganz allgemein wie in unserem Falle die

Prognose ungünstig.

Therapie: Sofortige Überweisung in eine Klinik.

In diesem wie in jedem auch nur auf Ca. verdächtigen Fall ist dieses Vorgehen für den praktischen Arzt das allein richtige. Selbst die Probeexcision möge er lieber unterlassen, da in Anfangsfällen diese sehr sachgemäß vorgenommen werden muß, um die richtige Diagnose zu ermöglichen. Der Klinik stehen zwei therapeutische Wege offen: 1. die Radikaloperation, die in Exstirpation der erkrankten Partie mit viel gesunder Umgebung und in Zusammenhang mit den abführenden Lymphwegen und regionären Lymphdrüsen, noch besser (Stoeckel) auch des ganzen inneren Genitales mit zugehörigen Drüsen besteht. Resultate schlecht, kaum 15% Dauerheilung. Deshalb wird heute der 2. Weg beschritten, intensive Bestrahlung mit harten Röntgenstrahlen. Für inoperable Fälle ist dieser Weg zusammen mit Radiumbestrahlung heute schon der einzige, der in Zukunft vielleicht die operative Behandlung des Vulvacarcinoms ganz verdrängen wird.

Noch bösartiger, glücklicherweise aber selten ist das Sarkom der Vulva. Im Anfangsstadium kommt es kaum je zur Beobachtung, auch nach eingetretener Ulceration ermöglicht gewöhnlich erst die mikroskopische Untersuchung die Differentialdiagnose gegen Carcinom. Jedenfalls sollte jeder rasch wachsende Tumor der Vulva, mag er noch so unverdächtig aussehen, zunächst auch noch so gut verschieblich sein, als sarkomverdächtig angesehen und der Klärung durch sachgemäße Probeexcision zugeführt werden.

Verletzungen der Vulva.

Fall 12.

28jährige Frau kommt mit der Klage, dünnen Stuhl und Flatus nicht zurückhalten zu können. Vor sechs Monaten erste Geburt, per forcipem. Soviel die Frau weiß, ist der Damm eingerissen, aber nicht genäht worden. Vom 10. Wochenbettstage an hätte sie zuerst Stuhl und Flatusabgang bemerkt, anfänglich sei aller Stuhl fortgegangen, dann hätte sich der Zustand so gebessert, daß sie festen Stuhl zurückhalten könne. Die Erwartung weiterer spontaner Besserung und eine gewisse Scheu, ihr unsauberes Leiden zu entdecken, habe sie bisher von der Inanspruchnahme ärztlicher Hilfe abgehalten.

Was nach der Anamnese schon außer Zweifel ist, bestätigt der Befund: die Vulva klafft, der Damm fehlt, und nur eine dünne scharfrandige Querleiste trennt Rectum und Scheide. Unterhalb dieser Leiste quillt die hochrote Schleimhaut der hinteren Mastdarmwand vor. An der hinteren Umrandung des Anus ist die Haut in zahlreiche radiäre Falten gelegt (entsprechend der Retraktion des durchrissenen Sphincter ani).

Diagnose: **Ruptura perinei completa inveterata.**

Prognose: Gut.

Therapie: Operation. Wiederherstellung des Sphincter mit Scheidendammplastik.

Auch inkomplette Dammrisse, d. h. solche, bei denen jedenfalls der Sphincter ani nicht zerrissen ist, können (müssen aber nicht) zu Beschwerden Veranlassung geben. Dahin gehören Kreuzschmerzen, das Gefühl mangelhaften Verschlusses, auch wohl Ausfluß, weil sekundär infolge des leichteren Eindringens von Keimen chronische Reizkatarrhe der Vulva und Vagina sich entwickeln. Da größere Dammrisse vielfach auch mit Verletzungen des Levator einhergehen, welche die erste Vorbedingung zur Entstehung eines Vorfalls schaffen, findet man veraltete größere oder kleinere Dammrisse ganz regelmäßig als Begleiterscheinung von Scheiden- und Gebärmuttervorfällen. Tiefe Dammrisse disponieren zusammen mit der häufigen Obstipation ferner zur Entstehung einer Rektocele, begünstigen auch neben Defekten im Bindegewebeapparat die Cystocelenbildung und sollen daher beseitigt werden. Doch gehört zur richtigen Heilung dieser Risse eine gewisse operative Erfahrung, so daß die Darstellung der Therapie hier außer Betracht bleibt.

Zuweilen bildet sich durch ungenaue Naht des Mastdarmes bei der Vereinigung eines frischen, kompletten Dammrisses unter Heilung des übrigen Dammes und Sphincter ani eine Rectum-Vestibular- oder Rectum-Dammfistel. Die Frauen klagen dann bei breiiger Stuhlentleerung über Beschmutzung der Wäsche, unangenehmen fäku'enten Geruch, späterhin auch wohl über ständiges Jucken infolge einer durch die Darmkeime hervorgerufenen Vulvitis. Die Diagnose ist leicht und mittels feiner Sonde auch der Verlauf des Fistelganges festzustellen.

Therapie: Spaltung, Ausschneiden des Fistelkanals und Naht. Ätzversuche sind als erfolglos zu verwerfen. Behandlung nur durch geschulte Operateure

Fall 13.

32jährige Frau blieb beim Herabsteigen von einem Stuhl mit dem Kleide an der Lehne hängen und prallte dabei unsanft auf der Stuhlkante auf. Sie verspürte sofort einen heftigen stechenden Schmerz in der Gegend des äußeren Genitales, der unter gleichzeitigem unerträglichen Spannungsgefühl seither zunimmt. Miktion schmerzhaft, erschwert, Gehen behindert.

Befund: Die ganze re. Hälfte der Vulva umgewandelt in einen beinahe gänseeigroßen, prall gespannten, bei Berührung sehr schmerzhaften, an der Oberfläche blau verfärbten Tumor, der die Schamspalte nach li. verdrängt. Große und kleine Labien nur in den vordersten Abschnitten noch zu unterscheiden. Praeput. clitor. ödematös geschwollen, ebenso die anschließenden Partien des Vestibulum bis zur Harnröhre.

Diagnose: **Haematoma vulvae.**

Therapie: 1. Bettruhe, 2. häufig gewechselte Borwasseraufschläge, bei sehr heftigem Schmerz und Blasentenesmus evtl. vorübergehend Opiumsuppositorien.

Ganz verkehrt wäre es, ein derartiges Hämatom inzidieren zu wollen; dadurch würde nur die Gefahr der Vereiterung heraufbeschworen. Nur wenn das Hämatom von selbst vereitert oder bei weiterem Wachstum platzt, ist eine Incision zu machen, bzw. die Rupturstelle zu erweitern und nach Ausräumung der geronnenen Blutmassen die ganze Wundhöhle locker zu tamponieren und zu drainieren.

II. Erkrankungen der Vagina.

Fall 14.

16jähriges Mädchen wird von seiner Mutter zu Ihnen gebracht, weil es seit 5 Tagen die heftigsten krampfartigen Schmerzen im Unterleib, wie häufigen, heftigen Harndrang hat. Menstruation ist bisher noch nicht aufgetreten, obwohl seit $1^1/_2$ Jahren bereits mehrfach ziehende Schmerzen im Unterleib bei allgemeinem Unwohlsein sich eingestellt haben, auch die Brüste bereits in Entwicklung sind. Erst vor etwa 4 Wochen hatten solche Schmerzen mehrere Tage bestanden, und zwar heftiger als jemals zuvor, so daß die Mutter immer den Eintritt der Menstruation erwartete.

Diese Anamnese ist höchst charakteristisch. Das Alter des Mädchens wie das Auftreten der genannten Schmerzattacken in längeren Zwischenräumen, die Verschlimmerung im Laufe der Zeit, das vollkommene Wohlbefinden zwischen diesen Anfällen und die Tatsache, daß noch keine Menstruation aufgetreten ist, müssen Ihren Verdacht in ganz bestimmter Richtung erregen.

Der Befund bestätigt denselben. Sie tasten oberhalb der Symphyse eine unbestimmte Resistenz, finden die Behaarung spärlich und sehen nach Entfaltung der Labien sofort, daß an Stelle der Hymenalöffnung eine etwa markstückgroße, bläulich durchschimmernde Membran sich vorwölbt.

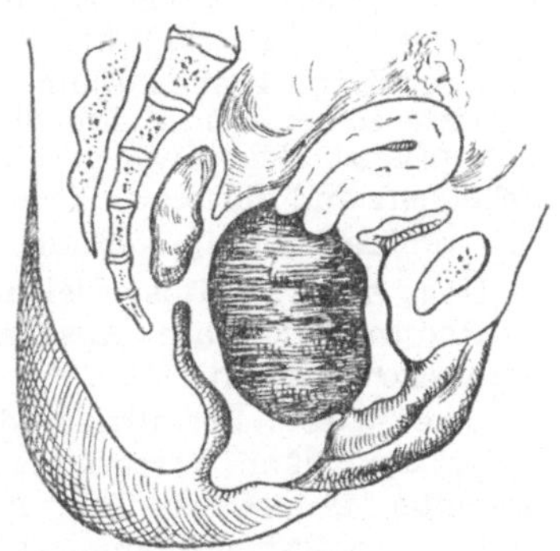

Abb. 14. Atresia vaginae hymenalis mit Hämatokolpos.

Diagnose: **Atresia vaginae hymenalis.**

Vom Rectum aus tasten Sie einen fast das ganze Becken ausfüllenden cystischen Tumor, an dessen oberem Pol oberhalb der Symphyse ein härterer Vorsprung (Uterus?) deutlich abgrenzbar ist (Abb. 14.) Danach ist die Diagnose noch zu ergänzen: Infolge bereits eingetretener Pubertät hat sich hinter der Verschlußmembran das Menstrualblut allmählich immer mehr angestaut und bildet einen **Hämatokolpos.**

Prognose: Gut.

Therapie: Spaltung und teilweise Excision der Verschlußmembran.

Die Genese dieser Entwicklungshemmung ist leicht verständlich. Es handelt sich um ein Ausbleiben der normalen Dehiszenz der Hymenalmembran. In anderen Fällen ist der Verschluß erst sekundär entstanden, sei es durch Zuwachsen einer sehr kleinen Hymenalöffnung, sei es durch Verschluß des untersten Scheidenabschnittes dicht hinter dem Hymen (= Atresia vag. retrohymenalis).

Schwieriger zu erkennen sind Fälle, in denen der Verschluß des Genitalrohres höher oben in der Scheide sitzt. Entweder handelt es sich dann um einen als Folge eines geschwürigen entzündlichen Prozesses in der Kindheit oder später erworbenen Verschluß oder um eine fehlende Lumenbildung der ursprünglich soliden Vaginalanlage (erworbene und angeborene Atresia vag.). Schließlich gibt es auch Fälle, in denen die Entwicklungshemmung auf einer ganz oder teilweise fehlenden Anlage der Scheide (= fehlender Durchbruch der Müllerschen Gänge in den Sinus urogenitalis) beruht (Aplasia vaginae).

Endlich kommt als Folge teilweise ausgebliebener Vereinigung der Müllerschen Gänge vollständige Verdoppelung der Scheide und des Hymen wie auch partielle Verdoppelung in Form eines Scheidenseptums vor.

Fall 15.

Sie werden am späten Abend eilig ins Hotel geholt und erfahren dort von dem ganz verzweifelten Ehemann, daß seine jung angetraute Frau nach dem ersten, unter Schwierigkeiten und starker Schmerzäußerung ausgeführten Coitus heftig blutet.

Sie finden die erschreckte, in Angst und Scham verstrickte Frau in einer kleinen Blutlache und stellen auf dem Querbett nach Spreizung der Schamlippen und Abtupfen des Blutes fest, daß der derbe Hymenalsaum re. und li. von der Mittellinie frische Einrisse zeugt. Der li. Riß durchsetzt die ganze Dicke des Hymen und pflanzt sich etwa 1/2 Finger lang nach oben in die hintere Scheidenwand fort, aus der auch die lebhafte, übrigens wesentlich venöse Blutung stammt.

Diagnose: **Coitusverletzung mit li. Scheidenriß.**

Prognose: Nach Ausdehnung und Frische der Verletzung voraussichtlich gut.

Therapie: Desinfizierende ausgiebige Scheidenspülung mit Borwasser, dann Versorgung des Risses durch eine Reihe quergestellter Unterstechungen, Aufstreuen von Marfanil-Prontalbin-Puder, Jodoformgazetamponade aus Dührßenscher Büchse. Absolute Bettruhe. Nach 12 bis 18 Stunden Entfernung der Tamponade; statt ihrer wird nur eine dünne Lage Jodoformgaze auf die Rißstelle gelegt.

Tritt keine oder nur geringfügige Temperaturerhöhung auf, dann kann am 6. Tage ein kurzes Außerbettsein erlaubt werden. Nach weiteren 2 Tagen wird völliges Aufsein und Spazierengehen möglich sein. Coitusverbot auf wenigstens vier Wochen; vorher ärztliche digitale oder instrumentelle Dilatation.

Sollte umgekehrt höheres oder länger anhaltendes Fieber sich einstellen, dann müssen bereits am 3. bis 4. Tage die unteren Nähte eröffnet werden und sind zweimal täglich Spülungen mit H_2O_2 geboten, wie Überführung in eine Klinik anzuraten. Gleich zu Beginn des Fiebers ist Supronal, tgl. 8—10 g, zu geben.

Als Ursache für diese Coitusverletzung kommt, wie Sie übrigens schon bei der Untersuchung und besonders bei Vollendung der Naht feststellen konnten, eine abnorme infantile Enge der Scheide in Betracht.

In anderen Fällen ist ein abnorm großes Membrum virile oder besondere Brutalität beim Coitus die Ursache; seltener kommen Manipulationen mit den Fingern seitens des Mannes in Frage. Dann können auch perforierende Verletzungen des Scheidengewebes oder Fortsetzung des Scheidenrisses weit ins parakolpale Bindegewebe mit konsekutiver Hämatombildung, Phlegmone, Pyämie oder Peritonitis die Folge sein.

Ähnlich wie beim Coitus kommen durch masturbatorische Akte, durch Fremdkörper von oft unglaublicher Form und Größe gelegentlich Scheidenverletzungen, die sich selbst ins Bindegewebe fortsetzen, zur Beobachtung.

Recht komplizierte und durch Verletzung wie Infektion des Bindegewebes neben Verletzung der Blase, des Darms, prognostisch vielfach sehr ungünstige Riß-, Quetsch- und Stichwunden der Scheide, kommen durch Pfählung (Sturz auf die Spitze eines Eisen- oder Staketenzaunes, Stoß durch das Horn eines Rindes, Heugabelstiche u. dergl.) zustande.

In allen diesen komplizierten Fällen ist schon wegen der oft recht schwierigen Feststellung der Ausdehnung der Verletzung und evtl. Behandlung von Nebenverletzungen schleunige Überführung in eine Klinik geboten.

Fall 16.

28jährige Frau, die dreimal geboren hat, kommt mit der Klage über seit längerer Zeit bestehenden, zuletzt stärker gewordenen Ausfluß. Sonstige Anamnese o. B.

Sie finden einen tiefen alten Dammriß, klaffende Vulva und eine teils mehr diffus, teils fleckig gerötete Scheidenwand. Die Portio zeigt einen Erosionssaum. Im übrigen nichts Abnormes.

Diagnose: **Kolpitis (catarrhalis).**

Die Ätiologie bleibt, wie so oft, unklar. Irgendeine Infektion, die ja unter den ätiologischen Faktoren der Kolpitis an erster Stelle steht, wird wohl im Spiele sein. Der tiefe alte Dammriß, der zum Klaffen der Vulva führt, wirkt zweifellos begünstigend. Vielleicht sind Darmkeime — nach der Defäkation in die Vulva verschmiert — hier in Frage zu ziehen; vielleicht sind beim Coitus Außenkeime von höherer Virulenz in die Scheide importiert worden.

In anderen Fällen kommen masturbatorische Akte und die zu diesem oder antikonzeptionellem Zweck eingeführten Fremdkörper als Keimüberträger in Frage. Keime sind ja in der Scheide immer reichlich vorhanden, Keime, die normaliter zwar harmlose Parasiten darstellen, jedoch bei Veränderung des Nährbodens und seiner Reaktion wie bei Änderung in der Zusammensetzung der ganzen Flora auch eine Virulenzsteigerung erfahren können. So wirken z. B. die genannten Schädlichkeiten nicht allein durch den Import von oft virulenten Fremdkeimen, sondern vielfach auch dadurch, daß durch diese die normaliter saure Reaktion des Scheidensekretes gestört und damit ganz andere Lebensbedingungen geschaffen werden. Ähnlich wirkt das herabfließende Sekret eines Cervix- oder Corpuscarcinoms, ein Fistelharn. Virulenzsteigerung und Änderung der Reaktion kommen in Frage, wenn durch ein Okklusivpessar eine Sekretstauung stattfindet. Fremdkörper (Pessare aller Art) vermögen aber nicht allein durch Druck (mechanisch bedingte lokale Ernährungsstörung), sondern als solche einen schädlichen Reiz auszuüben.

Weitaus die größte Rolle in der Ätiologie der Kolpitis spielt die Gonorrhoe. Freilich erzeugt der Gonococcus selbst nur selten eine Kolpitis. Das ist z. B. bei Kindern (Fall 5) oder noch jungen, bisher virginellen Personen der Fall, wenn die Infektion sehr reichlich und vielleicht gerade im Stadium prämenstrueller Hyperämie erfolgt (Fall 4). In solchen Fällen ist auch die ganze Schleimhaut der Scheide hochrot, samtartig glänzend, geschwollen, bei Berührung leicht blutend. Im geschlechtsreifen Alter aber schützen das derbe Epithel und die saure Reaktion die Scheidenwand vor dem Eindringen der Go. (Ausnahmen kommen vor!). Meist ist der Hergang der, daß die Go. eine Endometritis oder Urethritis erzeugen und erst durch das herabfließende ätzende Sekret die Scheidenschleimhaut so aufgelockert, stellenweise oberflächlich maceriert wird, daß jetzt die Go. selbst eindringen können (seltener) oder für die Keime einer Mischinfektion (Staphylo-, seltener Streptokokken) der Boden vorbereitet ist. Das ist sicher das häufigere, und die meisten bei Go. zu findenden Kolpitiden werden durch solche Keime erzeugt und unterhalten, zumal bekanntermaßen auch bei chronischer Go. des Mannes Mischinfektionen sehr häufig sind. Fortgesetzter Coitus verhindert dann das spontane Erlöschen der Erkrankung.

Relativ häufig findet man bei mit starkem, oft schaumigen, bald mehr weiß, bald mehr gelblich gefärbtem Ausfluß einhergehender, dagegen nur mäßige Rötung und selten Schwellung der Schleimhaut aufweisender Kolpitis in dem Sekret massenhaft Trichomonaden. Die Trichomonas vaginalis ist ein zu den Flagellaten gehöriges Infusorium. Im mit einem Tropfen Kochsalz versetzten Nativpräparat ist es an dem lebhaften Schlagen der Geißelfäden leicht erkennbar. Ausgezeichnet ist diese an sich harmlose Trichomonas-Kolpitis durch ihre Hartnäckigkeit und die Erfolglosigkeit der sonst bei Kolpitis wirksamen Therapie (vgl. S. 72).

Symptome. Subjektiv tritt bei der reinen Kolpitis nur die Klage über Ausfluß hervor. Objektiv gesellt sich dazu in frischen Fällen die starke Rötung und Schwellung, die bei jugendlich zarter Schleimhaut am deutlichsten in Erscheinung tritt. Diese akuten Erscheinungen klingen bei den gewöhnlichen Formen rasch ab, dann tritt die Schwellung zurück, die Rötung wird weniger gleichmäßig. Bei älteren Frauen ist auch im akuten Stadium meist nur fleckige Rötung zu finden. Auch bei jüngeren Frauen beschränken sich die entzündlichen Erscheinungen in chronischen Fällen bald auf einzelne Gruppen von Papillen der Schleimhaut (daher die fleckige Rötung). Wo diese Papillen stärker geschwellt sind, was vorwiegend in der Schwangerschaft in Erscheinung tritt, fühlt sich dann die Schleimhaut körnig, „reibeisenartig" an (Kolpitis granularis).

Recht selten und fast nur bei Schwangeren findet man in der Scheide über Ausfluß klagender Frauen weißliche, kaum linsengroße Bläschen, bei deren Anstechen Gas entweicht (Kolpitis emphysematosa), erzeugt durch gasbildende Bakterien. Dagegen macht der Soorpilz ausgesprochen weiße fleckige Beläge, nach deren Abwischen die Schleimhaut zuweilen etwas blutet.

Schwere Formen von Kolpitis entwickeln sich zuweilen auch bei Kindern im Verlaufe von Infektionskrankheiten (besonders Typhus, Diphtherie, Scharlach usw.). Hier bilden sich auf der entzündeten Schleimhaut fibrinöse Beläge, nach deren Abstoßung Geschwüre zurückbleiben, die oft weitergreifen und nach ihrer Abheilung Stenosen wie Atresien des Scheidenrohres hinterlassen können. Auch echte Scheidendiphtherie wurde schon beobachtet.

Tiefgreifende ulceröse Prozesse werden in der Scheide durch dauernden Druck zu großer oder zu lange liegengebliebener Pessare erzeugt. Zuweilen erstrecken sich solche infizierten Drucknekrosen weit ins unterliegende Gewebe, und es werden unter reichlichem fötiden Ausfluß größere Gewebsfetzen ausgestoßen (Kolpitis dissecans). Luische Geschwüre und Kondylome sind in der Scheide seltener als an der Vulva und Portio.

Therapie: Da Befund und Anamnese in unserem Falle keinerlei Anhaltspunkt für eine ätiologische Behandlung gewähren, müssen Sie rein symptomatisch vorgehen. Dabei mag der praktische Arzt ganz schematisch folgendes Verfahren anwenden:

1. Tag: Scheidenätzbad nach Menge mit 2%iger Argentum nitr.-Lösung. Dieses Ätzbad muß nur korrekt ausgeführt werden: Entfalten der Scheide mit einem genügend großen Milchglasspeculum. Auswischen vorhandenen Sekretes mit Stieltupfer. Dann werden drei reichlich in frischer 2%iger Argentum nitricum-Lösung getränkte Gazetupfer in die Scheide eingeführt. Nun wird unter langsamem Zurückziehen des Milchglasspeculums der zuletzt eingeführte Tupfer mit der Kornzange gefaßt und damit jeder Abschnitt der Scheidenwand ausgiebig betupft. Ist man am Introitus angekommen, dann wird das Milchglasspeculum wieder vorgeschoben, der zweite Tupfer gefaßt und unter allmählichem Zurückziehen des Speculums genau gleich verfahren; ebenso mit dem dritten Tupfer. Die genügende Wirkung ist daran erkenntlich, daß die Scheide einen leicht grauen Schimmer als Folge der oberflächlichen Ätzung aufweist.

2., 3., 4. Tag: dreimal täglich Spülungen mit 1/2% Milchsäure;

5. Tag: Wiederholung des Scheidenätzbades;

6. u. 7. Tag: Spülungen mit 1/2% Milchsäure;

8. Tag: Eingießen von 5 ccm konzentrierter Normolactollösung in die Scheide in einem Röhrenspeculum, nach 5 Minuten Ablaufenlassen der Flüssigkeit;

9. Tag: gar keine Lokalbehandlung;

10. Tag: Wiederholung der Normolactoleingießung;

11. Tag: keine Lokalbehandlung;

Vom 12. Tage ab soll Patientin zunächst eine Woche lang jeden zweiten Tag, dann nur noch zweimal in der Woche am Abend vor dem Schlafengehen eine Normolactoltablette oder 1—2 Styli Spuman c. acid. lact. in die Scheide einführen und nach etwa 4 Wochen nach Beginn der Behandlung überhaupt jede Lokalbehandlung abbrechen. Im weiteren Verlauf soll sie dann nur 1—3 Tage nach Aufhören der Menstruationsblutung wieder 2mal täglich Scheidenspülungen mit Milchsäure machen und nach Bedarf noch gelegentlich eine Normolactoltablette oder Styli Spuman einführen.

Wenn der Fluor nicht zu reichlich ist, dann kann man sich eines noch einfacheren Verfahrens bedienen:

1. Tag: Scheidenätzbad nach Menge,

2., 4., 6. u. 8. Tag abends Einführen eines Ichthoestren-Vaginal-Zäpfchens möglichst tief in die Scheide[1]).

Am 10. Tag wird die Patientin kontrolliert und gegebenenfalls das Argentum-Scheidenbad wiederholt. Dann soll die Patientin wieder am 12. und 14. Tag je ein Ichthoestren-Zäpfchen einführen, womit die Behandlung abgeschlossen ist. Im Anschluß an die Menstruation sollen dann wieder zwei Zäpfchen eingeführt werden.

In allen ätiologisch klaren Fällen ist natürlich für Wegschaffung der Ursache zu sorgen. So ist bei Go. ein Haupterfordernis zur Heilung strenges Coitusverbot, bei echter Scheidendiphtherie ist die Antitoxinbehandlung angezeigt, bei Lues Salvarsan, bei einer durch einen Pessar unterhaltenen Kolpitis die Entfernung dieses usw.

Bei Trichomonas-Kolpitis sind Auswischungen der Scheide mit 1 ‰ Sublimat und nachfolgendes sorgfältiges Bestreichen der im Spiegel entfalteten Scheidenschleimhaut mit 10% Sodaglyzerin von Erfolg. Ganz besonders bewährt haben sich bei der Trichomonas-Kolpitis die in die Scheide 2—3mal täglich einzuführenden Devegan-Tabletten[2]) und das oben erwähnte Ichthoestren.

Besondere Aufmerksamkeit erfordern Kolpitiden bei den genannten schweren Infektionskrankheiten. Neben Spülungen mit H_2O_2 ist hier durch kräftiges Betupfen aller geschwürigen Stellen mit Tinct. jod. für eine möglichst rasche Überhäutung der Ulcera zu sorgen und durch Einstäuben von Marfanil-Prontalbinpuder wie Einlegen von dünnen Vioformgazestreifen eine Verlötung zu verhüten.

Neubildungen der Scheide.

Fall 17.

62jährige Frau kommt mit der Klage, seit einigen Tagen Stuhl durch die Scheide zu verlieren, wie überhaupt schon lange an starkem Ausfluß zu leiden. Übrige Anamnese belanglos.

---

[1]) Ichthoestren ist ein Bitumen-Sulfonat aus Ichthyolschiefer, der gleichzeitig oestrogene Substanzen enthält, die durch Beimengung von Harnstoff und Milchsäure in eine wirkungsgünstige Form gebracht wurden.

[2]) Hersteller: „Bayer-Meister-Lucius“, Leverkusen a. Rh.

Sie finden neben einem tiefen alten Dammriß und Vorwölbung der hinteren Scheidenwand ins Vestibulum eine Beschmutzung des Introitus und dessen Umgebung mit breiigem Kot und reichlichem, entsetzlich stinkenden Ausfluß. Nach Abwischen desselben erscheint die Vulvaschleimhaut blaß, mit verstreuten flammigen, tiefroten Flecken. Beim Einsetzen des Speculums entdecken Sie etwa $1^1/_2$ cm hinter dem Harnröhrenwulst eine über kirschgroße, blaß bläulich durchschimmernde, prall elastisch sich anfühlende Geschwulst; dicht dahinter treffen Sie auf ein Hindernis, das eine weitere Einführung des Speculums in die senil enge, da und dort fleckig gerötete Scheide unmöglich macht. Sie fühlen nun etwa 4 bis 5 cm oberhalb des Introitus die Scheide von vorn und hinten wallartig aufgeworfen; zentral besteht noch eine kleine Lücke, die eben den Finger passieren läßt und aus der Stuhl hervorquillt. An der hinteren Circumferenz tasten Sie noch einen scharfrandigen Körper. Auf wiederholte Frage gibt die Frau endlich Auskunft, daß sie seit 15 Jahren einen Ring trägt, „der gut sitzt und keine Beschwerden macht".

Bei der Rectaluntersuchung ergibt sich, daß im Rectum der äußere Rand eines Schalenpessars tastbar wird.

Diagnose: **Scheidencyste der Vorderwand; eingewachsenes, ins Rectum durchgebrochenes Pessar; konsekutive Rectum-Scheidenfistel, Vulvovaginitis.**

Der Fall zeigt eine Blütenlese seltener Vorkommnisse. Die Diagnose ist, wie Sie sehen, bei systematischer Untersuchung leicht zu stellen.

Bleiben wir einen Augenblick bei der Scheidencyste. Solche Cysten sind nicht gerade häufig und sitzen dann gewöhnlich seitlich oder vorn, wie auch hier, und machen keine Symptome. Selten werden sie über hühnereigroß. Die Diagnose der stets gutartigen Cysten ist leicht. Die Therapie besteht in Ausschälung oder Abkappen unter Vernähung der Ränder des Balgrestes mit der umgebenden Schleimhaut.

Auch Fibrome oder Myome der Scheide sind recht seltene Neubildungen. Sie sind an ihrer harten, gewöhnlich ganz glatten, von unveränderter Schleimhaut überzogenen Oberfläche leicht kenntlich, zuweilen, namentlich wenn sie größer werden, zu polypösen Formen ausgezogen.

Die Kolpitis und Vulvitis unseres Falles ist ätiologisch klar (s. S. 69) und zeigt Ihnen das charakteristische Bild der Entzündung einer senilen Scheide und Vulva in fleckiger Form. Die wallartige Aufwerfung der Scheidenwand zu einer speckig harten Mauer um das in die Tiefe dringende Pessar zeigt die Reaktion des Gewebes in der Umgebung der vom Pessarrand erzeugten Drucknekrose. Die Vernachlässigung der Reinlichkeit und dadurch unterhaltene Kolpitis schädigt ihrerseits die Widerstandskraft des Gewebes, überdies aber kommen die senilen Veränderungen in Frage; wie auch die senile Involution Ursache dafür sein kann, daß das ursprünglich passende Pessar zu groß wurde und einen schädlichen Druck ausübte.

Solche eingewachsenen Pessare sieht man heute glücklicherweise nicht mehr so häufig wie früher, noch seltener in einem Stadium völliger Umwallung und bereits vollendeten Durchbruchs.

Als sonstige Fremdkörper in der Scheide, abgesehen von Pessaren aller Art, findet man zuweilen alle möglichen und unmöglichen Gegenstände, die größtenteils zu masturbatorischen Zwecken eingeführt wurden (Bleistifte, Häkelnadeln, Pomadenbüchsen, Pfeifenköpfe, Trinkgläser u. a.). Ich fand einmal einen frischen rotbackigen Apfel, den die von weither zugereiste Frau recht zweckmäßig zur Reposition eines großen Prolapses verwendet hatte.

Therapie: Teilweise eingewachsene Pessare lassen sich zuweilen durch einfachen Zug entfernen. Andernfalls muß man mit einer Drahtsäge ein Stück heraussägen oder mit einer Zange das Pessar zerbrechen und stückweise entfernen. In unserem Falle würde das Vorgehen komplizierter sein, und es ist schon wegen der Fistel eine Überweisung in klinische Behandlung erforderlich.

Fall 18.

37jährige Frau, die viermal geboren hat, sucht Ihren Rat, weil sie seit einigen Wochen an starkem, übelriechendem, oft blutig verfärbtem Ausfluß leidet. Auch im Anschluß an die Kohabitation tritt immer Blutung auf, die vor drei Tagen recht heftig gewesen sei. Schmerzen bestehen nicht, doch „beißt" der Ausfluß. Menstruationsanamnese und sonstige Angaben o. B.

Sie finden bei der wohlgenährten kräftigen Frau an der Vulva einen leichten Reizkatarrh und übelriechendes, wenig blutig tingiertes Sekret. Bei der Spiegeluntersuchung entdecken Sie im obersten Drittel der Scheidenwand bis hinauf in das Scheidengewölbe und hinter der lacerierten, sonst glatten Portio einen etwa zweimarkgroßen graugelben Tumor, der, gegen die umliegende Schleimhaut deutlich abgehoben, wie der flache Kopf eines Pilzes vorspringt und eine schmierig belegte, ganz fein zerklüftete, bei der Berührung mit dem Spiegel lebhaft blutende Oberfläche hat.

Diagnose: **Carcinoma vaginae.**

Daran ist schon nach der Besichtigung nicht zu zweifeln. Bei der digitalen (am besten recto-vaginalen Untersuchung) stellen Sie nun weiter fest, daß der Tumor unverschieblich ist und hinter ihm eine starre, etwa talergroße Platte bis ans Rectum heranreicht. Die Rectumschleimhaut ist dagegen gut verschieblich, und der übrige Tatbefund ist ganz normal. Danach müssen wir, wie leider fast in jedem zur Beobachtung kommenden Fall dieser Art, die Diagnose ergänzen: **progrediens in septum recto-vaginale.**

Dieses primäre Carcinom der Vagina ist zum Glück recht selten (etwa 1/2 bis 1% aller Genitalcarcinome).

Therapie: Der Fall ist operabel[1]). Trotzdem darf man die Prognose nicht günstig stellen. Denn trotz radikalster Operation

---

[1]) Näheres über Carcinomtherapie S. 121 f.

gehen fast alle Kranken mit Scheidencarcinomen an Metastasen oder Rezidiven zugrunde. Durch die moderne Strahlentherapie in Form der mit dem Körperhöhlenrohr ausgeführten intravaginalen fraktionierten Kleinraumbestrahlung (Martius) ist die Prognose gerade dieser Fälle wesentlich gebessert worden.

Fall 19.

56jährige Frau, seit 7 Jahren in der Menopause, sucht Ihren Rat, weil sie seit ein paar Wochen an zunehmenden Kreuzschmerzen leidet und häufig ein Gefühl von Drang nach unten hat. Auch etwas Ausfluß ist vorhanden. Überdies besteht seit ein paar Tagen häufigerer Stuhldrang.

Sie denken nach der Anamnese natürlich an einen Descensus vaginae und sind erstaunt, außer einem alten, gar nicht tiefen Dammriß an der Vulva nichts zu finden. Kaum daß bei starkem Pressen die vordere Scheidenwand ein wenig sich vorwölbt. Die Einführung eines der Weite des Introitus entsprechenden Speculums bereitet der Frau bald Schmerzen, und man fühlt auch Widerstand. Digital finden Sie 3 cm oberhalb der Hymenalreste die Scheide von li. und unten her so eingeengt, daß gerade der Finger bequem weiter kann. In Höhe der Portio erweitert sich das Rohr wieder etwas. Ursache der Stenosierung ist ein flaches, unregelmäßig begrenztes, ganz starres Infiltrat, das nahe seinem unteren Ende eine knotige Verdickung aufweist. Die Schleimhaut der Scheide ist glatt, gespannt, ganz unverschieblich mit der Unterlage verbunden. Li. sind die Leistendrüsen zum Teil vergrößert.

Rectaluntersuchung: Das untere Ende des Infiltrates reicht bis ans Rectum heran, dessen Wand ihm hier unverschieblich aufsitzt, weiter oben ist die Mastdarmwand verschieblich. Der kleine Uterus liegt in Retroversion, Adnexe frei.

Differentialdiagnostische Erwägungen: **Entzündliches Infiltrat des Parakolpium? Infiltrierendes Carcinom der Vagina? Aktinomykose des Beckenbindegewebes?**

Da keine Temperaturerhöhung besteht, Darmkatarrh und andere entzündliche Erkrankungen nach Erinnerung der Pat. nie bestanden haben, weder früher noch jetzt irgendwelche auf den Genitalapparat oder Darm hindeutenden Symptome bemerkt sind, Kohabitation seit 2 Jahren nicht mehr ausgeführt wurde — kurz alle Hinweise auf eine entzündliche Genese fehlen, muß Ihr Verdacht sich mehr auf die zweite Möglichkeit hinlenken. Für die dritte Möglichkeit bestehen bei der stets in der Großstadt lebenden Pat. erst recht keine weiteren Anhaltspunkte.

Für Ca. spricht die schleichende Entstehung der Erkrankung. die Unverschieblichkeit des Rectums über dem unteren Abschnitt des Infiltrates wie die absolute Starre der Scheide über dem Infiltrationsgebiet, ebenso der Sitz des Infiltrates, da eine derartige circumscripte Lokalisation eines rein entzündlichen Infiltrates außer im Anschluß an eine Verletzung unwahrscheinlich ist. Zur Richtigstellung der Diagnose würde die mikroskopische Untersuchung eines kleinen excidierten Gewebekeiles notwendig sein.

Ein Sarkom der Scheide ist bei dem Alter der Frau — Scheidensarkome betreffen fast nur Kinder und jugendliche Personen — und der enormen Seltenheit desselben nicht in Betracht zu ziehen. Das bei Kindern beobachtete Scheidensarkom zeichnet sich außerdem meist durch lappigen Bau aus, so daß die traubigen Geschwulstmassen aus der Vulva hervorquellen. Hinsichtlich Prognose und Therapie gilt dasselbe wie von Fall 18, doch sind die Aussichten auf Erfolg hier noch geringer.

Fall 20.

Seit 4 Wochen verheiratetes Ehepaar sucht Ihren Rat. Sie erfahren von dem Manne, daß nach wiederholten (seiner Meinung nach „wegen zu engem Bau" seiner Frau) erfolglosen Kohabitationsversuchen sich bei der jungen Frau eine derartige „Empfindlichkeit" herausgebildet habe, daß jeder Kohabitationsversuch unmöglich werde; ja manchmal seien infolge der starken Schmerzhaftigkeit richtige Krämpfe aufgetreten. Sie sollen das vermeintliche Hindernis beseitigen.

Als Sie daran gehen wollen, die Labien zu entfalten, klappen — noch ehe Sie dieselben überhaupt berührt haben — mit einem Ruck die Oberschenkel zusammen, und die Frau schnellt ihren Unterkörper vom Rande des Untersuchungstisches zurück.

Schon wollen Sie Ihre Diagnose auf Hysterie stellen, als die inzwischen beruhigte Frau Ihnen erklärt, sie hätte, als Ihre Finger sie berührten (was tatsächlich gar nicht der Fall war) genau denselben schmerzhaften Krampf in der Scheide und den Oberschenkeln bekommen wie beim Annäherungsversuch ihres Mannes. Damit wird die Sachlage klar, Sie diagnostizieren richtig: **Vaginismus.**

Wenn Sie jetzt der Frau ganz ruhig auseinandersetzen, daß Ihre Finger sie gar nicht berührt haben, begegnen Sie zunächst ungläubigem Staunen. Sie erklären aber der Frau den Zusammenhang und fragen, ob nicht erst nach mehreren vergeblichen Kohabitationsversuchen die Empfindlichkeit sich eingestellt habe. Nun erfahren Sie, daß die ersten Versuche ganz erfolglos waren, dann aber bald Schmerz sich eingestellt hätte, so daß sie schließlich trotz größter Zuneigung zu ihrem Manne jeder Annäherung nur mit größter Angst entgegensehe. Schließlich hätte sich bei jedem Annäherungsversuch „alles in ihr zusammengekrampft".

Es handelt sich also gar nicht um eine durch einen subcorticalen Reflex ausgelöste Bewegungskombination, sondern (Walthard) um einen psychischen Reflex: Vorstellungen, Erinnerungsbilder von Schmerz und Unlustgefühl, Furcht und Angst vor diesen sind es, welche den ganzen motorischen Abwehrmechanismus (Krampf des Constrictor cunni, der Adduktoren des Oberschenkels, ja selbst weiterer Muskelgruppen des Beckengürtels und Stammes) auslösen. Das geht klar daraus hervor, daß derselbe auftrat, ehe Sie überhaupt durch Berührung einen sensiblen Reiz hätten erzeugen können.

Fälle, in denen infolge einer Vulvovaginitis oder Urethritis go., eines sehr derben Hymen eine richtige Hyperästhesie der Schleimhaut des Introitus auftritt, werden besser als Pseudovaginismus bezeichnet. Pseudo- und echter Vaginismus können sich freilich kombinieren, so in unserem Falle.

Als Sie nach der vorangegangenen Aufklärung der Frau auseinandersetzen, Sie müßten jetzt an die Untersuchung gehen und sie möge überzeugt sein, daß diese weder Schmerz noch Krampf verursachen werden, können Sie tatsächlich zunächst die großen Labien von außen betasten, ja sogar entfalten, ohne daß der Krampf eintritt. Die Frau gewinnt Zutrauen. Auch die Entfaltung der kleinen Labien gelingt anstandslos, und die Frau gibt selbst an, daß sie keinerlei Schmerz verspüre. Der freigelegte Hymen erweist sich als sehr eng, augenscheinlich derb, nicht defloriert. Sie machen darauf aufmerksam, daß dessen Berührung vielleicht schmerzhaft sein könne. Tatsächlich zuckt die Frau etwas zusammen, bekommt aber keinen Krampf. Da die Hymenalöffnung zu eng ist, um den Finger passieren zu lassen, sehen Sie von weiterer Untersuchung ab.

Therapie. Den Vaginismus selbst haben Sie durch die vernünftige Aufklärung der Frau im wesentlichen schon geheilt. Da aber am Hymenalsaum zweifellos eine gewisse Hyperästhesie besteht und eine Erzwingung der Fingerpassage Schmerzen auslösen muß, wäre es verkehrt, dadurch neuerlich Krampfanfälle zu erregen und durch die Erinnerung an diesen Schmerz neuerlich die psychische Voraussetzung für den Vaginismus zu schaffen. Vielmehr ist in diesem Falle angezeigt, in Narkose den Hymen ordentlich zu zerreißen und den Introitus langsam auf Zweifingerdurchgängigkeit zu dehnen. Nach zweiwöchiger Abstinenz mag dann der Coitus erlaubt sein, der — genügende Potenz des Mannes vorausgesetzt — jetzt anstandslos gelingt.

Fall 21.

Ein ganz reiner Fall von Vaginismus ist folgender: Eine Frau, die eine komplizierte Geburt vor zwei Jahren durchgemacht hat, übt bei sehr lebhafter sexueller Begier seit einem Jahre mit ihrem Manne den Coitus interruptus. Sie wie ihr Mann wurden dabei hochgradig nervös. Sie kam zu mir mit der Klage über Kreuzschmerzen und etwas Ausfluß. Eine Untersuchung erwies sich zunächst als unmöglich, da die bloße Annäherung des Fingers die Krämpfe mit Zurückschnellen des Körpers auslöste. Nach entsprechender Aufklärung ließ sich die Frau willig und ohne jede Schmerzäußerung untersuchen, wobei sich ein völlig normaler Genitalbefund herausstellte. Der Vaginismus war nach dieser Untersuchung und Abstellung des Coitus interruptus vollständig geheilt.

III. Erkrankungen des Uterus.

Entwicklungsfehler[1])

Fall 22.

22jährige, bisher stets gesunde Frau sucht Ihren Rat, weil sie noch nicht menstruiert ist, jedoch in unregelmäßigen Abständen von 6 bis 8 bis 12 Wochen Anfälle von krampfartigen Schmerzen in beiden Unterbauchseiten hat. Ein vorgestern aufgetretener, mit Erbrechen einhergehender Anfall dieser Art ist unmittelbare Veranlassung für die Einholung ärztlichen Rates. Gleichzeitig will die seit ½ Jahr verheiratete Frau wissen, ob sie vielleicht schwanger sei.

Äußerlich ganz wohlentwickelte Frau. Der niedrige Muldendamm geht ohne scharfe Grenze in die Fossa navicularis über. Hymen defloriert. Der Spiegel, ebenso der danach eingeführte Finger stößt bereits nach 2½ bis 3 cm oberhalb des Introitus auf ein unüberwindbares Hindernis. Sie denken in Erinnerung an Fall 14 an einen vielleicht während einer der Frau nicht mehr erinnerlichen Kinderkrankheit erworbenen Scheidenverschluß mit Hämatokolpos, finden aber zu Ihrem Erstaunen bei der Rectaluntersuchung nichts von einem derartigen Retentionstumor, sondern nur einen von der Scheidennarbe (?) ein Stück nach oben verfolgbaren, etwa bleistiftdicken platten Strang. Uterus und Ovarien sind nirgends auszumachen. Vorläufig vermögen Sie also nur festzustellen, daß eine Mißbildung vorliegt. Um zu entscheiden, welcher Art diese ist, bleibt nichts übrig, als bei gut entleertem Darm in Narkose zu untersuchen.

Da finden Sie nun, daß der getastete Strang nach oben ein wenig anschwillt, dann aber augenscheinlich in zwei dünnere, der Beckenwand zustrebende Stränge sich teilt. Li. tasten Sie unterhalb der Linea innominata die großen pulsierenden Gefäße; dabei gleitet Ihnen ein walzenförmiger harter Körper zwischen den Fingern weg, den Sie nach seinem Verhalten als Ovarium von vielleicht etwas unternormaler Größe ansprechen möchten. Re. kommen Sie zu keiner sicheren Entscheidung, ob Sie das Ovarium getastet haben oder nicht (vgl. Abb. 15). Wir haben also positiv festgestellt:

1. annähernd normales äußeres Genitale;
2. Verkürzung der Scheide zu einem 1½ Fingerglied langen Blindsack;
3. darüber einen bleistiftdicken, platten, nach oben spindelförmig anschwellenden, dann aber bald sich spaltenden Strang;
4. das linke Ovarium.

Negativ:

1. Fehlen des größten Teils der Scheide;
2. Fehlen eines ohne weiteres als Uterus erkennbaren Gebildes;
3. Fehlen des re. Ovariums (? ?).

Anamnese, Befund und Erinnerung an die entwicklungsgeschichtlichen Tatsachen führen zur

[1]) Nur die praktisch wichtigsten werden hier behandelt.

D i a g n o s e: **Uterus bipartitus (s. Uterus bicornis rudimentarius solidus cum vag. sol.).**

Dieser Fall zeigt Ihnen die weitgehendste Uterusmißbildung, welche bei sonst wohlgebildeten Frauen vorkommt; die spindelförmige Anschwellung des getasteten platten Stranges entspricht dem verschmolzenen Stück des Uterushalses, darunter liegt die solide Scheide; die gabelförmig auseinanderweichenden Stränge entsprechen den nichtvereinigten Uterushörnern.

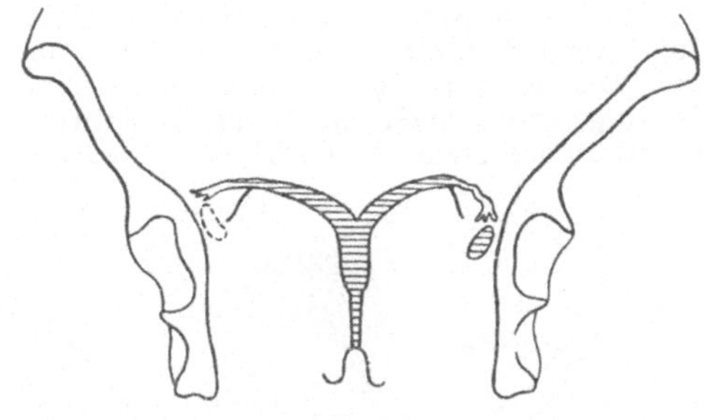

Abb. 15.

Ein vollständiger Mangel des Uterus (A p l a s i a u t e r i) ist nur bei lebensunfähigen, meist auch sonst schwer mißbildeten Früchten beobachtet. Sonst findet man immer, wenn auch nicht vielleicht an der Lebenden tastbar, ein Rudiment des Uterus in Form eines längs oder quer bzw. bogenförmig verlaufenden flachen Stranges zwischen Blase und Rectum oder in der hier geschilderten Form. Die Scheide fehlt ganz oder ist nur als rudimentärer Blindsack vorhanden, die O v a r i e n k ö n n e n e b e n f a l l s f e h l e n, was als der günstigere Fall anzusehen ist. Denn wie auch unser Fall zeigt, führt das Vorhandensein ovulierender Eierstöcke t r o t z des F e h l e n s d e r M e n s t r u a t i o n o f t z u h e f t i g e n M o l i m i n a m e n s t r u a l i a. Unser Fall zeigt gleichzeitig, daß solche Frauen im übrigen körperlich wohl entwickelt und mit allen Attributen der Weiblichkeit ausgestattet sein können und nicht selten glücklich verheiratet sind, ja — wenn keine Kohabitationsstörung oder Molimina oder ausbleibender Kindersegen zu ärztlicher Beanspruchung führen — bleiben unter Umständen beide Ehegatten zeitlebens in Unkenntnis des Zustandes. Auch die Kohabitation geht vielfach klaglos vonstatten, indem entweder das vorhandene Scheidenrudiment (= Sinus urogenitalis) allmählich so vertieft wird, daß das Fehlen einer völligen Immissio penis nicht bewußt wird oder selbst die Harnröhre allmählich die Funktion der Scheide bei der Kohabitation übernimmt. Die T h e r a p i e ist natürlich gegen die Uterusmißbildung machtlos. Im Einzelfalle könnte eine Vertiefung des Scheidenrudiments, bei unerträglichen Molimina menstrualia die Entfernung der Ovarien in Frage kommen.

Fall 23.

19jähriges Mädchen wird eingeliefert mit heftigen krampfartigen Schmerzen im Unterleib, die schon seit Jahren anfallsweise auftraten, dann aber spontan sich wieder besserten und als Darmkoliken gedeutet und behandelt wurden. Vor 3 Tagen erneuter Anfall von größter Heftigkeit und mit Erbrechen, Stuhlverhaltung und starker Spannung des ganzen überaus schmerzhaften Abdomens einhergehend. Es wurde an einen stielgedrehten Ovarialtumor gedacht, da bei der Rectaluntersuchung sich deutlich ein cystischer Tumor tasten ließ.

Das mit solcher Anamnese überwiesene Mädchen erklärte auf unsere Frage nach der Menstruation, daß sie noch nie „unwohl" gewesen sei. Der Arzt hatte sie darüber getröstet und das Ausbleiben als Folge einer nach einem mit 13 Jahren durchgemachten Typhus zurückgebliebenen Entwicklungsschwäche erklärt.

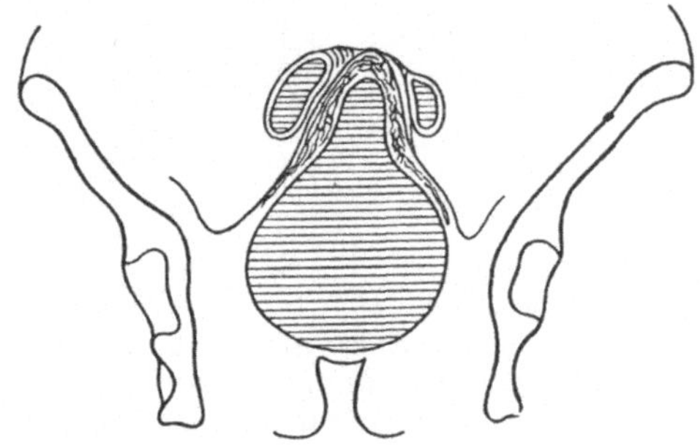

Abb. 16.

Befund: Temperatur 37,1°, Puls 100. Brüste und Crines pubis, äußeres Genitale gut entwickelt. Virgo, Hymen läßt jedoch einen Finger bequem passieren, so daß vaginal untersucht werden kann.

Dabei ergibt sich daß nirgends eine Portio oder ein Muttermund vorhanden, wenn auch eine leichte Eindellung nachweisbar ist. Die Scheide heftet sich vielmehr, nach oben weiter werdend, an der unteren Wand eines kindskopfgroßen, derb cystischen, teilweise mehr teigig sich anfühlenden Tumors an, der das ganze kleine Becken bis herab zur Spinalebene ausfüllt und dessen oberer etwas verjüngter Pol oberhalb der Symphyse tastbar ist. Dadurch erhält der ganze Tumor etwa die Form eines Eies. Nahe dem oberen spitzen Pol, dessen Wand sich auch derber anfühlt, tastet man undeutlich eine hinten seitlich aufsitzende, kaum verschiebliche cystische Resistenz von anscheinend dünnerer Wand, die re. etwa gänseeigroß, li. kaum hühnereigroß ist und bei der starken Spannung nicht näher gegen den Haupttumor abgegrenzt werden kann. (Abb. 16).

Von den Ovarien ist nichts zu tasten, Beckenbindegewebe und Sacrouterinligg. frei.

Die Fehldiagnose („stielgedrehter Ovarialtumor") ist ohne genauere Kenntnis der Menstruationsanamnese durchaus erklärlich und bei bloßer Rectaluntersuchung nicht leicht vermeidbar.

Entscheidend für die Diagnose ist hier der vaginale Befund: Mangel einer Portio und eines deutlichen Muttermundes in Zusammenhang mit der Angabe, daß noch keine Menses, dagegen in nicht genauer beachteten Intervallen Schmerzanfälle aufgetreten seien, die an Schwere immer mehr zunehmen. Da auch sonst im Becken nirgends ein Uterus nachgewiesen werden kann, ergibt sich als richtige

Diagnose: **Haematometra et Haematosalpinx bilat. ex Atresia orificii externi.**

Wahrscheinlich ist eine während des schweren Typhus entstandene pseudodiphtherische Entzündung der Cervicalschleimhaut oder überhaupt des Endometrium Ursache der Verwachsung des Muttermundes geworden, die allmählich so fest wurde, daß das Menstrualblut sie nicht zu sprengen vermochte, sondern im Cavum uteri sich anstaute, schließlich den ganzen Uterus in einen blutgefüllten cystischen Tumor verwandelte und wohl auch schon zur Blutanstauung in den Tuben geführt hat. Für die Beteiligung letzterer spricht der Befund von dünnwandigen cystischen Auswüchsen in der Umgebung des oberen Pols des Haupttumors.

Zur Entstehung der Hämatosalpinx ist natürlich notwendig, daß die abdominalen Tubenostien vorher verschlossen sind; vielleicht hat während des Typhus auch eine Tubenentzündung bestanden, die diesen Verschluß herbeiführte. Der Inhalt solcher Tubensäcke ist sehr häufig infektiös (wahrscheinlich durch Einwanderung von Darmbakterien aus verklebten benachbarten Darmschlingen) und ein Platzen daher sehr gefährlich, da rasch tödliche Peritonitis sich anschließt. Wenn das auch nicht ausnahmslos gilt, so kann man doch die Keimfreiheit oder Keimhaltigkeit des Inhaltes vorher nicht erkennen, und es ist deshalb bei jeder Hämatometra eine brüske Untersuchung zu vermeiden und die Frage ob Hämatosalpingen schon vorhanden sind oder nicht, lieber unentschieden zu lassen, als durch eine genaue Betastung die Gefahr eines Platzens der Tubensäcke heraufzubeschwören.

Hauptsächlich wegen dieser Gefahr, die auch bei operativer Behandlung besteht, ist die Prognose in allen Fällen, in denen neben der Hämatometra Hämatosalpingen bestehen, ernst. Die Therapie besteht in operativer Entleerung der Hämatometra und gehört durchaus in eine Klinik, zumal bei komplizierenden Hämatosalpingen vielfach auch eine Laparotomie notwendig ist.

Schwieriger ist die richtige Diagnose oft bei teilweiser oder völliger Verdoppelung des Genitalkanals, wenn einseitig ein Verschluß mit Bildung eines Hämatokolpos oder einer Hämatometra bzw. Hämatosalpinx auftritt. Besonders schwierig zu deuten sind Fälle von Uterus unicornis mit einem verschlossenen aber menstruierenden Nebenhorn. Fehldiagnosen gehören dabei zur Regel. Immerhin sind das relativ so seltene Fälle, daß wir nicht weiter darauf eingehen wollen.

Die Raumbeschränkung zwingt uns auch dazu, die Mißbildungen des Uterus hier nur mit ein paar Sätzen abzuhandeln. Fehlt der zum Uterus werdende Teil des Müllerschen Ganges auf der einen Seite, so entwickelt sich ein Uterus unicornis, der, abgesehen von seiner Kleinheit und mehr walzenförmigen Gestalt, am besten an der seitlichen Abbiegung erkennbar ist. Die Portio ist meist klein, die Vagina eng. Die dabei beobachteten Funktionsstörungen bestehen häufig in Dysmenorrhoe; bei eintretender Schwangerschaft wird öfters Abort, unter der Geburt Wehenschwäche beobachtet. Auch die Atonie- und Rupturgefahr ist größer.

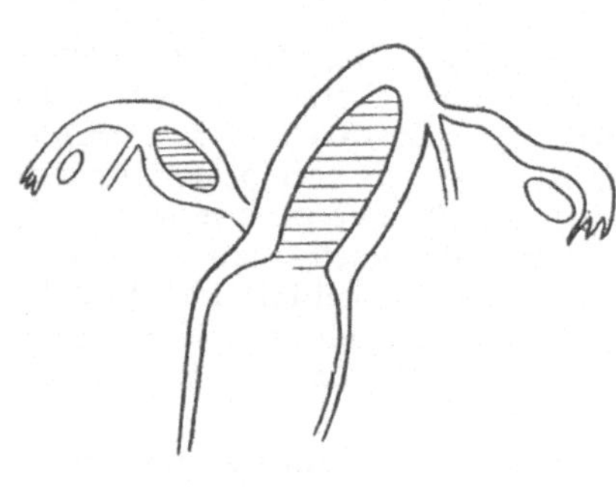

Abb. 17.

Häufig ist auf der anderen Seite der Müllersche Gang nur schlecht entwickelt, aber bei genauerer Untersuchung in Narkose als kleiner spindelförmiger Strang von vielleicht $2^1/_2$ bis $3^1/_2$ cm Länge nachweisbar (Abb. 17). Dieses rudimentäre Nebenhorn ist meist solid; ist es als Hohlorgan angelegt, dann kann bei funktionierenden Ovarien eine einseitige Hämatometra, durch äußere Überwanderung eines befruchteten Eies Gravidität eintreten.

Sind beide Müllerschen Gänge zwar gut angelegt, aber nur unvollkommen oder gar nicht zur Vereinigung gelangt, dann spricht man von **Uterus duplex.**

Bei vollständig ausgebliebener Vereinigung entsteht der Uterus didelphis (= duplex separatus); die Scheide kann dabei einfach oder ganz oder teilweise doppelt vorhanden sein. Zuweilen ist eine Hälfte verschlossen, und es kommt in ihr zur Ausbildung einer Hämatometra.

Viel häufiger sind Entwicklungshemmungen derart, daß nur die oberen Abschnitte des Uterus äußerlich getrennt bleiben. Man spricht dann von einem Uterus bicornis, der meist ein gemeinsames Collum hat (= Uterus bicornis unicollis), seltener auch eine innerlich getrennte und nur äußerlich verschmolzene Cervix (also doppelten Muttermund) aufweist (Uterus bicornis bicollis).

In anderen Fällen ist die Verschmelzung der beiden Uterushälften äußerlich eine vollkommene, die Scheidewand zwischen den beiden Müllerschen Gängen aber bestehen geblieben (= Uterus septus).

Schließlich findet man nicht selten den Uterus mit einem flachen, wohl ein wenig eingebuchteten Fundus (= Uterus planifundalis bzw. arcuatus) als letzte Andeutung der ursprünglichen Trennung.

Solche Hemmungsbildungen werden gewöhnlich zufällig entdeckt, so z. B. ein Uterus arcuatus nach der Geburt, ein Uterus bicornis gelegentlich eines Abortus aus dem einen Horn. Doch kommen bei dem Uterus bicornis ganz normale Schwangerschaften bald in dem einen, bald in dem anderen Horn nicht selten zur Beobachtung.

Recht häufig findet man bei Mädchen, die wegen Dysmenorrhoe ärztlichen Rat aufsuchen, eine Form des Uterus, die auf mangelhafter Entwicklung im extrauterinen Leben beruht. Der Uterus weist ein langes, oft sehr derbes Collum und ein ganz kleines weiches Corpus auf (Uterus infantilis). Gewöhnlich finden sich dann auch andere Zeichen von Infantilismus, am Damm, Thorax, Brüsten, Gaumen, äußeren Genitale.

Als angeborene Atrophie wird eine abnorme Kleinheit des im übrigen normal geformten, meist spitzwinklig anteflektierten Uterus bezeichnet.

Hinsichtlich Therapie vgl. S. 37.

Lage- und Gestaltveränderungen des Uterus (und der Scheide).

Die normale Anteversio-flexio des Uterus unterliegt Schwankungen, insofern Füllungszustand von Blase und Rectum, individuelle Abarten in der Verteilung des intraabdominellen Druckes, die sich aus dem verschiedenen Körper- und Beckenbau ergeben, sie bald mehr, bald weniger, gewöhnlich allerdings nur vorübergehend verändern.

So drängt die volle Blase das Corpus uteri nach oben und hinten in sog. Mittelstellung, in der der Flexionswinkel ausgeglichen wird. Geht diese Drehung um eine frontale Achse weiter, rückt der Uterushals in toto etwas nach vorn, der Uteruskörper noch weiter nach rückwärts, so entsteht die Retroversio uteri. Kippt dabei das Corpus uteri nach hinten über, so daß jetzt ein nach hinten offener Flexionswinkel entsteht, so spricht man von Retroflexio.

Drehungen um eine sagittale Achse (Lateriversionen) werden meist durch Tumorbildung am Uterus selbst oder an den Adnexen hervorgerufen und als Dextro- bzw. Sinistroversio bezeichnet, je nachdem das Corpus nach re. oder li. sich überneigt.

Ebenso führen Tumoren gelegentlich zu einer Drehung um eine vertikale Achse (Torsion). Schrumpfende Narbenzüge im Bindegewebe können den Uterus in toto nach der kranken Seite ziehen, größere Tumoren ihn nach der gesunden Seite verschieben. Danach unterscheidet man Antepositio und Retropositio, Sinistro- und Dextropositio.

Steht der Uterus in toto höher im Becken als normal, so spricht man von Elevatio, bei Tiefstand von Descensus, der in den Prolapsus uteri übergeht, sobald Teile des Uterus vor der Vulva erscheinen.

Die Verlängerung des Uterus wird als Elongatio, die Drehung des Corpus allein um eine vertikale Achse als Achsendrehung, die Umstülpung des Uterus als Inversio bezeichnet.

Eine isolierte Bedeutung kommt den meisten Lage- und Gestaltsveränderungen des Uterus erst zu, wenn sie höhere Grade erreichen und zu einem Dauerzustand sich entwickelt haben. Die meisten treten hinter der veranlassenden Ursache ganz zurück und stellen mehr einen Nebenbefund dar. Darauf brauchen wir hier nicht weiter einzugehen. Die in Klammer beigefügten Fälle werden die Richtigkeit dieser Meinung erweisen (vgl. Fall 24, 26, 38).

Einige selbständige Bedeutung hat vielleicht eine Hyperanteflexio (spitzwinklige Anteflexion), die man häufig bei über Dysmenorrhoe klagenden chlorotischen Mädchen oder sterilen jungen Frauen findet. Der Uterus selbst ist in diesen Fällen im ganzen klein, zeigt aber nicht die charakteristische infantile Form, im Gegenteil ist hier das Collum ganz kurz und starr. Auffallend ist die Enge des inneren Muttermundes, der selbst dünne Sonden kaum passieren läßt.

Die Therapie kann nur in Hebung des Allgemeinzustandes bestehen, da die allgemeine konstitutionelle Minderwertigkeit immer die Hauptursache der Beschwerden ist. Immerhin ist bei heftiger Dysmenorrhoe wie Sterilität die Discision des Muttermundes und Dilatation des Cervicalkanals oft von Erfolg begleitet.

Fall 24.

24jährige blühend aussehende Frau kommt mit der Klage, seit einigen Tagen an häufigem Harndrang und Brennen beim Wasserlassen zu leiden. Bis dahin völliges Wohlbefinden. Menses o. B.

Sie finden bei der Untersuchung der Frau eine leichte Rötung der Vestibularschleimhaut und entdecken bei weiterer Untersuchung eine go. Urethritis. Die digitale Untersuchung ergibt: Portio sieht gegen den Introitus, Uterus entsprechend groß, frei beweglich. Adnexe frei. Das Corpus uteri ist hinter der Symphyse nicht zu finden, dagegen tastet man vom hinteren Scheidengewölbe aus einen platt birnförmigen Körper, der nach seiner Größe, Konsistenz, der winkeligen beweglichen Verbindung mit der Cervix unzweifelhaft dem Corpus uteri entspricht. Die Adnexe sind an gehöriger Stelle, für die Betastung vollkommen normal. Danach ist die

Diagnose: **Retroflexio uteri mobilis** leicht zu stellen. Dieselbe stellt hier, wie die Anamnese schon zeigt, einen völlig belanglosen Nebenbefund dar, den man bei etwa 20% aller Frauen erheben kann. Die Hauptdiagnose hat hier zu lauten:

Urethritis gonorrhoica.

Diese wird nach den Seite 100 gegebenen Regeln behandelt. Die Retroflexio macht hier keine Beschwerden, stellt gewissermaßen nur eine individuelle physiologische Lagevariation dar und bedarf als solche keinerlei Behandlung. Nichts wäre verkehrter, als wenn Sie in einem solchen Falle der Frau die Diagnose der Gebärmutterknickung an den Kopf werfen, einen ganz überflüssigen Aufrichtungsversuch machen oder gar ein Pessar einlegen würden. Dadurch würden Sie die Frau nur mit dem Bewußtsein einer Genitalanomalie und Ihr eigenes Gewissen mit der Verantwortung dafür belasten, daß die Frau vielleicht künftig alle vorübergehenden gleichgültigen Beschwerden in die Genitalsphäre projiziert und so erst krank wird. Man mache es sich zum Gesetz: **die unkomplizierte bewegliche Retroflexio macht im allgemeinen keine Beschwerden und bedarf keinerlei Behandlung,** selbst die Mitteilung des zufällig entdeckten Zustandes an die Frau, die davon keine Ahnung hat, ist zu verwerfen.

Fall 25.

26jährige Frau kommt zu Ihnen mit der Klage über fast dauernde Kreuzschmerzen, die namentlich vor und während der Menstruation sehr belästigend würden und in dieser Zeit immer mit einem Gefühl dauernder Schwere und Hitze im Becken einhergingen. Auch die Defäkation sei prämenstruell oft erschwert, zudem bestehe die Neigung zu Obstipation; die früher ganz normale und beschwerdefreie Menstruation sei seit einem 1/2 Jahr viel stärker und dauere 2 Tage länger. Alle diese Beschwerden bestünden erst seit der zweiten, vor einem Jahre erfolgte Geburt, die an sich wie die erste Geburt vor 4 Jahren ganz normal verlaufen sei. Im Wochenbett allerdings hätte nach der zweiten Geburt in den ersten 6 Tagen Harnverhaltung bestanden.

Befund: Mittelgroße Frau von gutem Kräfte- und Ernährungszustand, mit geringfügiger Rectusdiastase und ein wenig erschlafften Bauchdecken.

Introitus einer Mp., Damm intakt. Portio steht vor der Interspinallinie, Muttermund sieht mehr nach der vorderen Scheidenwand. Vom vorderen Scheidengewölbe aus ist das Corpus uteri nicht zu finden, dagegen tastet man es vom hinteren Scheidengewölbe aus sofort. Es ist wesentlich größer, vor allem deutlich weicher als der Zahl von zwei Geburten entspricht, im re. Winkel mit der Cervix verbunden, frei beweglich. Das li. Ovarium steht tiefer als gewöhnlich dicht neben der li. Uteruskante, das re. annähernd an normaler Stelle.

Diagnose: **Retroflexio uteri mobilis.**

Die Lageveränderung ist hier ganz anders zu bewerten, denn 1. bestehen Beschwerden, die erfahrungsgemäß durch eine Retroflexio ausgelöst werden können, 2. spricht der Befund eines zu großen weichen Uterus und die Anamnese dafür, daß tatsächlich dieser kausale Zusammenhang zwischen Retroflexio und Beschwerden besteht.

Nicht selten beobachtet man, daß im Wochenbett erstmals ein bis dahin anteflektierter Uterus in Retroflexion sich umlegt. In unserem Falle macht die Harnverhaltung im 2. Wochenbett auch die Art der Entstehung der Retroflexio recht wahrscheinlich: bei der liegenden Frau mag zu allererst die überfüllte Wöchnerinnenblase das Corpus nach hinten gedrängt haben, was bei der Schlaffheit des Isthmus uteri im Wochenbett erleichtert ist, die

Blasenentleerung mit dem Katheter zusammen mit der puerperalen Erschlaffung der Bauchdecken konnte dann Gelegenheit für das Eindringen von Därmen in die Excavatio vesico-uterina schaffen und eine folgende Steigerung des intraabdominellen Druckes die Retroflexio zu einem Dauerzustand werden lassen. In solchen früh im Puerperium entstandenen Fällen kommt es dann leicht infolge der tiefen Retroflexio zu einer Abflußbehinderung in den uterinen Venen. Die dadurch bedingte Stauung verhindert ihrerseits eine entsprechende Rückbildung des Uterus (er bleibt dauernd zu groß wie auch in unserem Falle) und ist auch für die Verstärkung der Menstruationsblutung verantwortlich zu machen. Man kann wohl verstehen — das scheint mir trotz mancher gegenteiligen Behauptung erwiesen —, daß ein derart großer gestauter Uterus, der tief in der Kreuzbeinhöhlung auf dem Mastdarm aufliegt, die in der Anamnese geschilderten Beschwerden auslöst und ebenso, daß die prämenstruelle Hyperämie diese Beschwerden steigert.

Der beste Beweis für die Richtigkeit dieser Auffassung liegt darin, daß eine Aufrichtung des Uterus oft im Verlaufe weniger Wochen zu einer Verkleinerung auf das normale Maß führt und damit die Beschwerden verschwinden. Ja ich kenne sogar Fälle, in denen, wenn nach Eintritt dieser Rückbildung der Uterus neuerlich nach hinten fiel, keine oder nur unwesentliche Beschwerden eintraten, während im Anschluß an eine neue Geburt wieder stärkere Beschwerden sich einstellten.

In solchem Falle ist daher eine Therapie der Retroflexio wohl angezeigt. Sie besteht in der Aufrichtung des Uterus und Erhaltung der Normallage.

Technik der Aufrichtung. Nach Entleerung von Blase und Darm drücken vom hinteren Scheidengewölbe aus zwei Finger den Fundus uteri aus dem kleinen Becken heraus. Sobald er über die Beckeneingangsebene herausgehoben ist, empfängt ihn hier die von außen in der Richtung auf das Promontorium eingedrückte Hand und drückt ihn vollends in die Anteflexionsstellung herum. (Vgl. Abb. 18.) Manchmal — namentlich wenn das Scheidengewölbe kurz oder straff ist — gelingt diese Aufrichtung besser, wenn man mit dem Mittelfinger vom Rectum her das Corpus uteri hebt und mit dem Zeigefinger gleichzeitig vom vorderen Scheidengewölbe aus die Portio nach hinten drängt.

Sehr empfehlenswert für den weniger Geübten — denn das Gelingen der Reposition hängt zum guten Teil von der Übung ab — ist das Verfahren von Küstner; man hakt die Portio an eine Kugelzange und zieht sie stark nach vorn unten. So gelingt es oft leichter, vom hinteren Scheidengewölbe oder Rectum aus den Fundus uteri genügend zu heben, was nun weiter dadurch unterstützt wird, daß man die angehakte Portio im Bogen nach hinten und oben drückt.

Die früher viel geübte Aufrichtung mit der Sonde ist wegen der Gefahr der Perforation dem praktischen Arzt unbedingt zu widerraten.

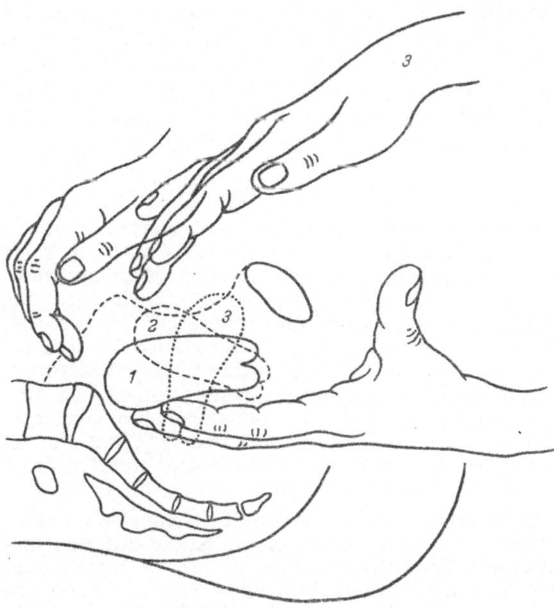

Abb. 18. Aufrichtung des Uterus (kombiniert nach Küstner).

Die Erhaltung der Lage geschieht durch ein Scheidenpessar, wozu im allgemeinen zwei Modelle, das von Hodge (Abb. 19) und das von Thomas (Abb. 20), vollständig ausreichen. Das Pessar wird, um die empfindliche Urethralgegend zu vermeiden, schräg, und zwar derart eingeführt, daß der breite Bügel nach oben, der schmale nach abwärts sieht. Der hintere Bügel muß beim Einführen zunächst etwas gegen das Rectum gedrückt werden, damit die Portio über ihn weggleitet und er dann richtig im hinteren Scheidengewölbe liegt.

Abb. 19. Abb. 20.

Das richtige Pessar ist das kleinste, welches eben noch die Funktion der Lageerhaltung erfüllt, indem es die hintere Scheidenwand so weit streckt, daß damit auch die Portio im hinteren Beckenhalbring fixiert wird. Das gut gewählte Pessar darf der Frau keinerlei unangenehme Empfindungen verursachen, anderseits auch nicht so klein sein, daß es bei der Defäkation aus der Scheide herausgepreßt wird.

Im allgemeinen ist das Hodgepessar vorzuziehen, das Thomaspessar ist bei sehr schlaffer Scheide und bei langer Cervix uteri zu wählen. Nach 6 bis 8 Monaten ist jedenfalls das Pessar probeweise zu entfernen, da nach dieser Zeit zu erwarten ist, daß der Uterus mit seinen Ligamenten an die neue Lage sich angepaßt hat und von selbst hält.

Fall. 26.

28jährige Frau, seit 4 Jahren steril verheiratet, kommt mit einer Fülle von Klagen: Kreuzschmerzen, Druck und Völle im Leib, Obstipation, Druck in der Magengegend, zuweilen Übelkeit, allgemeine Mattigkeit, die auch ihre ganze Stimmung herabdrücke, und ziehende Schmerzen in den Beinen nach geringer körperlicher Arbeit, wie sie der Haushalt einer wohlsituierten Frau mit sich bringt, Herzklopfen, Kopfschmerz, Schlaflosigkeit. Alle diese Beschwerden seien namentlich um die Zeit der Menses und unmittelbar nach denselben am ausgesprochensten. Die Menstruation selbst kommt alle 26 Tage in Dauer von 5 bis 6 Tagen, sei von jeher sehr stark und mit Krämpfen, besonders am 1. und 2. Tage, verbunden.

Die übrigen Beschwerden bestünden schon seit etwa 2 Jahren. Dagegen seien im Anschluß an einen Sturz auf das Gesäß (Ausgleiten auf einem Teppich) zum ersten Male heftige Kreuzschmerzen aufgetreten. Der sie damals behandelnde Arzt habe eine Gebärmutterknickung gefunden und dieselbe auch als Ursache ihrer starken Menses und Dysmenorrhoe wie Kinderlosigkeit bezeichnet.

Die Kreuzschmerzen hätten sich zunächst bei Bettruhe bald gebessert, nach dem Aufstehen seien dieselben wieder schlimmer geworden. Als der Arzt einen Ring eingelegt habe, hätte sich erst eine wesentliche Besserung eingestellt, doch habe sie den Ring nicht lange vertragen können. Derselbe wurde deshalb vor einem Jahre entfernt, doch seien daraufhin die Beschwerden wieder so heftig geworden wie oben geschildert, daß sie doch wissen wolle, ob vielleicht die Knickung sich verschlimmert habe.

Befund: Sie haben vor sich eine blasse grazile Frau von mittlerem Ernährungszustand, deren ganzes Wesen einen fahrigen Eindruck macht, was Sie veranlaßt, der eigentlichen Genitaluntersuchung eine allgemeine Körperuntersuchung voranzuschicken. Dabei ergibt sich, um nur das Wichtigste zu erwähnen: Pulsbeschleunigung, Dermographismus, fehlender Rachenreflex, sehr gesteigerte Patellarreflexe, Druckschmerzhaftigkeit in der Gegend der Herzspitze, ausgesprochene Hyperästhesie im Bereich der Lendenwirbelsäule — kurz, es finden sich auch allgemeine Zeichen einer Hystero-Neurasthenie, die nach der ganzen Anamnese schon wahrscheinlich gemacht ist.

Genital ergibt sich: Introitus einer Np. ohne entzündliche Erscheinungen. Portio sieht gegen den Introitus, Corpus wird nicht vorn hinter der Symphyse, sondern vom hinteren Scheidengewölbe aus als platt birnförmiger, mit der Cervix ganz beweglich verbundener Tumor getastet. Die Ovarien stehen beiderseits an normaler Stelle, sind frei beweglich. Das Beckenbindegewebe ist frei.

Diagnose: **Retroflexo mobilis.**

Auch dieser Fall verlangt trotz der gleichlautenden Diagnose über den Genitalbefund eine gesonderte Besprechung und Behandlung.

Der Genitalbefund ist genau gleich dem Fall 24, und doch welcher Unterschied! Dort überhaupt keine darauf bezüglichen Klagen, selbst in Fall 25 mit dem großen schweren Uterus relativ geringfügige Symptome, und hier bei kleinem, frei beweglichem Uterus diese erdrückende Fülle von Beschwerden, die von der Patientin mehr oder minder alle mit der Retroflexio in Beziehung gesetzt werden.

Aber wer könnte nach der ganzen Erzählung der Patientin, nach dem Ausfall der allgemeinen Körperuntersuchung noch den geringsten Zweifel hegen, daß hier wie in Fall 24 die Retroflexio nur einen an sich belanglosen Nebenbefund darstellt und die eigentliche Krankheit in einer Neurose (Hystero-Neurasthenie) besteht.

Beweis: Die Patientin hat sicherlich genau wie die erste Frau ihre Retroflexio als angeborene Lagevariation und hatte ja trotzdem bis vor etwa 3 Jahren keinerlei Beschwerden. Denn selbst eine etwas stärkere Menstruation mit leichter Dysmenorrhoe kommt so häufig ohne Retroflexio vor, daß es gezwungen wäre, letztere dafür verantwortlich zu machen. Es handelt sich doch offenbar um eine Frau von minderwertiger Konstitution, die schon ihren Haushaltpflichten nicht ohne Anstrengung gewachsen ist, eine Frau, deren Psyche durch die Kinderlosigkeit offensichtlich bereits nach einjähriger Ehe bedrückt ist; nie aber dachte sie selbst an ihren Genitalapparat als die mögliche Quelle der Beschwerden.

Und nun gibt ein Zufall, der sicher harmlose Sturz auf das Gesäß, Veranlassung zu Kreuzschmerzen, die wieder den Arzt veranlassen, eine Genitaluntersuchung vorzunehmen. Dadurch erst erhält die Frau Kenntnis von der Lageabweichung. Der Arzt erklärt dieselbe gleichzeitig als Ursache ihrer Sterilität — ob mit Recht oder Unrecht ist eine Frage für sich — wie der starken Menstruation und Dysmenorrhoe, und siehe da — von diesem Zeitpunkt ab häufen sich die Beschwerden, lokale und Fernsymptome, bis der Arzt die Lage korrigiert. Das Pessar, vielleicht zu groß gewählt, macht der sensiblen Frau Beschwerden, es wird, trotzdem es vorübergehende Besserung gebracht hat, entfernt — die Beschwerden verschlimmern sich neuerlich, das ganze Vorstellungsleben der Frau klammert sich immer wieder an die Genitalanomalie als Ursache ihres unbefriedigten Lebens wie ihrer zahllosen Beschwerden.

Der Fall ist so lehrreich und gerade darum von mir ausgewählt, weil er als Schulbeispiel zeigt, daß der an sich ganz gleichgültige Zustand die heftigsten Beschwerden macht, sobald infolge falscher Einstellung von Vorstellungsinhalten die zahlreichen, aus der gesteigerten und gleichzeitig abwegigen Reaktion des asthenischen Gesamtorganismus resultierenden Beschwerden irrtümlich in den Genitalapparat projiziert werden.

Die Therapie solcher Fälle von Retroflexio besteht in erster Linie in dem Zustand des Nervensystems angepaßten allgemein roborierenden Maßnahmen (milde Hydrotherapie, klimatische Kuren, Eisen-Arsen) und vor allem in einer Aufklärung der Patientin nach eingehender Aussprache mit derselben (Psychotherapie) sowie in einer Regelung der gesamten Lebensweise.

Nur dort, wo man infolge mangelnder Intelligenz der Patientin oder der zu tief gewurzelten Idee, daß die Retroflexio doch für alle Beschwerden verantwortlich sei, auf dem genannten Weg nicht zum Ziele kommt, empfiehlt sich die Aufrichtung und Pessarbehandlung als unterstützende, gewissermaßen suggestive Maßnahme. Dazu wird man sich besonders dann gerne entschließen, unter Umständen von vornherein, wenn eine Sterilität besteht, für die sonst bei Mann und Frau keine Ursache nachweisbar ist, oder infolge der Retroflexio trotz wiederholter Schwängerung immer wieder im 3. bis 4. Monat der Abort eintritt. Eventuell kommt statt dessen auch die operative Lagekorrektur in Frage.

Fall 27.

32jährige Frau hat seit ¾ Jahren über fast dauernde Kreuzschmerzen, ziehende, zuweilen brennende Schmerzen in beiden Unterbauchseiten, die öfters in die Beine ausstrahlen, Obstipation, manchmal auch Durchfall, Schmerzen vor Absetzung harter Stuhlmassen, gegen früher verstärkte und schmerzhaftere Menses, mäßigen weißen Fluor zu klagen. Alle diese Beschwerden seien erst aufgetreten einige Monate nach der dritten Geburt (vor einem Jahre). Bei dieser sei die Nachgeburt gelöst worden, im Wochenbett hätte sie mehrere Tage Fieber und Schmerzen in beiden Unterbauchseiten wie im Kreuz gehabt. Ein Arzt habe sie mit Tropfen und Umschlägen 14 Tage lang behandelt.

Befund: Introitus einer Mp. o. B. Portio sieht gegen den Scheideneingang. Der Uterus ist stumpfwinklig retroflektiert, entsprechend groß bei Bewegungsversuch schmerzhaft. Die Adnexe beiderseits etwas dicker und schwerer beweglich, beide Ovarien weit nach hinten verzogen und bei Bewegung ebenfalls sehr schmerzhaft. Ileocoecalgegend und Gegend der Flexur auf Tiefendruck ausgesprochen schmerzhaft.

Beim Versuch, den Uterus aufzurichten, werden nicht allein lebhafte Schmerzen empfunden, sondern man tastet auch, sobald die Hand den Fundus etwas anhebt, daß zwischen ihm und dem Boden des Douglas dünne Stränge sich anspannen.

Diagnose: **Retroflexio uteri fixata.**

Hier ist also der Uterus in seiner Lage fixiert durch Adhäsionsstränge. Die herabgesetzte Beweglichkeit der Ovarien, die Druckschmerzhaftigkeit in der Ileocoecal- und Flexurgegend sprechen aber, wie vielfältige Autopsie in viva gelehrt hat, dafür, daß auch zwischen Uterus und Adnexen, diesen und den benachbarten

Darmabschnitten solche abnorme, die normale Beweglichkeit herabsetzende Adhäsionen bestehen. Es handelt sich also offenbar um die Residuen einer Pelviperitonitis[1]).

Wahrscheinlich ist in unserem Fall wie in hundert anderen der Zusammenhang der, daß die Frau ihre Retroflexio schon früher besessen hat, im 3. Wochenbett aber im Anschluß an die Placentarlösung eine Pelviperitonitis bekam; die nach Resorption des Exsudates als dessen Residuen zurückbleibenden und allmählich schrumpfenden Adhäsionen haben dann aus der beweglichen allmählich eine fixierte Retroflexio gemacht.

Daß in solchen Fällen jede bei der Untersuchung oder im täglichen Leben (z. B. bei Anstrengung bei der Defäkation, bei der Kohabitation bewirkte) mit Zerrung der Adhäsionsstränge einhergehende Bewegung des Uterus und seiner Anhänge, ebenso die prämenstruelle Hyperämie Beschwerden der geschilderten Art verursacht, ist leicht einzusehen.

Natürlich braucht nicht gerade eine puerperale Perimetritis die Ursache einer solch nachträglichen Fixation einer Retroversioflexio zu sein. Ebenso kann dieselbe im Anschluß an Go., an Perityphlitis, bei Genitaltuberkulose entstehen. Die restierenden Adhäsionen können wie in unserem Falle deutliche Stränge bilden, sie können auch nur dünne, nicht tastbare Schleier darstellen oder umgekehrt zu einer breiten flächenhaften Verwachsung des Uterus mit dem Mastdarm führen. Die Einzelheiten des Bildes sind sehr wechselvoll, lassen sich aber erst bei der Autopsie in viva genau feststellen.

Die fixierte, Beschwerden verursachende Retroflexio bedarf zweifellos der Behandlung. Die Aufrichtung wird meist nicht gelingen; vor forcierter, in Narkose vorgenommener Aufrichtung möchte ich den praktischen Arzt warnen, da dabei unkontrollierbare Zerreißungen und Blutungen entstehen können.

Will man eine fixierte Retroflexio konservativ behandeln, dann kommen dafür in erster Linie resorptionsbefördernde Prozeduren in Frage. Manchmal erzielt man damit nach längerer Behandlungsdauer ganz gute Erfolge. Im allgemeinen aber ist sicherlich bei jeder fixierten Retroflexio die operative Lagekorrektur das raschere und sicher zum Ziele führende Verfahren, das bei der guten Prognose derartiger Operationen unbedenklich auch von vornherein empfohlen werden kann. Bei der Operation werden nicht allein alle fixierenden Stränge gelöst, sondern danach die Aufrichtung vorgenommen und durch irgendeine Methode Vorsorge getroffen. daß der Uterus in der Normallage erhalten bleibt.

Fall 28.

44jährige Frau, die fünf normale Geburten, die erste mit 30 Jahren, durchgemacht hat, kommt mit folgenden Klagen: sie leide bereits seit der ersten Geburt an intermittierenden Kreuz-

[1]) Vgl. S. 164 f.

schmerzen, einem Gefühl von Drängen nach unten, das ebenso wie die Kreuzschmerzen nach längerem Gehen und Stehen sich bemerkbar mache. In den letzten Jahren hätten diese Beschwerden sich verstärkt. Außerdem hätte sie das Gefühl, als ob etwas aus der Scheide herausfallen wolle, und glaube auch, daß bei stärkerer körperlicher Anstrengung, wie Heben eines Waschkorbes oder bei der Feldarbeit, tatsächlich etwas aus der Scheide heraustrete. Seit dem letzten Sommer, in welchem sie viel mehr als sonst mit schwerer Feldarbeit zu tun gehabt habe, verspüre sie außerdem häufigen Harndrang, könne dann aber nur wenig Harn und diesen nur nach längerem Pressen entleeren. Auch bei der Defäkation habe sie in den letzten Jahren zunehmende Schwierigkeiten; sie verspüre starken Stuhldrang, habe dabei aber das Gefühl, wie wenn der Stuhl nicht heraus könnte. Menstruations- und sonstige Verhältnisse ganz normal.

Befund: Vulva fingerbreit klaffend. Tiefer alter Dammriß. In die Vulva wölbt sich die vordere und hintere Scheidenwand vor. Beim Pressen wird die Portio in der Vulva sichtbar, vor ihr bildet sich unter der vorderen Scheidenwand ein hühnereigroßer cystischer Tumor, und auch die hintere Scheidenwand bildet beim Pressen einen etwa taubeneigroßen Tumor. Uterus ist retrovertiert, Uterushals fast ebenso lang als das Corpus. Ovarien beiderseits deszendiert, frei beweglich. Beim Einführen des Katheters muß man, um in die Blase zu gelangen, den Katheter heben. Nach Entleerung der Blase ist der cyst. Tumor unter der vorderen Scheidenwand verschwunden, d. h. also, dieser cyst. Tumor war nichts anderes als die gefüllte Blase. Bei der Rectaluntersuchung kommt der Finger alsbald über dem Sphincter ani in eine Ausbuchtung der Vorderwand, die der Vorwölbung der hinteren Scheidenwand entspricht. (Vgl. Abb. 21.)

Diagnose: **Descensus uteri** (cum elongatione colli) **et vaginae** (Kolpo-Cystocele, Rectocele).

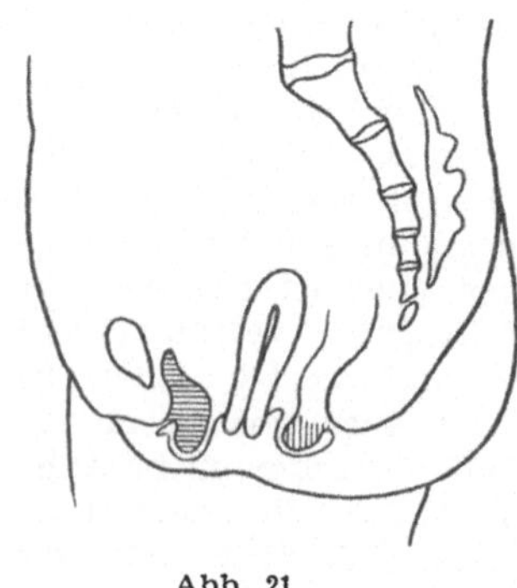

Abb. 21.

Die Diagnose macht, wie Sie sehen, gar keine Schwierigkeiten, und selbst die Feststellung, ob eine Cysto- oder Rectocele besteht, ist leicht, wenn man den Katheter und die Betastung per rectum zu Hilfe nimmt.

Ätiologie. Wie entsteht solch ein Prolaps?

Schon Seite 7 f. wurde erwähnt, daß die sogenannten Suspensionsmittel des Uterus, sofern sie intakt sind, wohl stärkere Abweichungen von der Mittellage bis zu einem gewissen Grade zu hemmen vermögen und dadurch mittelbar zur Erhaltung der Normallage des Uterus beitragen. Die Hauptrolle bei der Lageerhaltung des Uterus im Becken spielt aber der muskuläre Stützapparat mit seinen Fascien und dem alle Teile untereinander verkittenden Bindegewebe. Selbst der Hiatus genitalis ist durch das Trigonum urogenitale noch weiter so eingeengt, daß der Uterus auch bei starkem Pressen nicht nach unten durchtreten kann, zumal bei Anstrengungen der Bauchpresse gleichzeitig der Levator sich kontrahiert und der Hiatus genitalis selbst enger wird.

Man prüft die Weite des Hiatus genitalis, indem man nach Einführen von zwei Fingern in die Scheide die Frau auffordert, das Becken anzuheben und ihre Muskel anzuspannen, wie wenn sie drängenden Stuhl zurückhalten wollte. Dabei kontrahiert sich der Levator. Man kann nicht allein die Weite des Hiatus, sondern auch die Ansatzverhältnisse, Stärke und Kontraktionsfähigkeit der vorderen Levatorschenkel sowie eventuelle Defekte an ihnen leicht feststellen. Einige Übung ist dazu natürlich erforderlich.

Wird freilich der Levator durch wiederholte Überdehnung bei Geburten erschlafft oder durch Verletzungen, wie sie bei Geburten nicht allein das Diaphragma urogenitale, sondern — gewöhnlich auf Seite des Hinterhauptes — auch die vorderen Levatorschenkel treffen und selbst zu vollständiger Absprengung derselben von ihrer Insertion am horizontalen Schambeinast führen können, der Hiatus genitalis stark erweitert, zudem der Zusammenhang der einzelnen Teile des muskulären Beckenbodens untereinander und mit der Scheide gelockert, dann fehlt für Uterus, Blase und den supradiaphragmalen Teil der Scheide das bisherige feste Widerlager. Plötzliche starke oder wiederholte geringere Steigerung des intraabdominellen Druckes treibt jetzt den Uterus (ebenso die Blase) in der Richtung des geringsten Widerstandes, gegen den Levatorspalt, herab. Wohl könnten jetzt die Bandapparate des Uterus als Bremsapparat in Tätigkeit treten und das Herabtreten über eine gewisse Grenze hinaus hemmen. Aber einmal sind diese Bandapparate zu schwach, um einer derartigen Belastung auf die Dauer gewachsen zu sein, weiterhin sind sie gewöhnlich infolge wiederholter, namentlich rasch aufeinanderfolgender Geburten selbst so überdehnt, daß sie eine wirksame Hemmung nicht oder nicht lange auszuüben vermögen.

Besonders ungünstig liegen die Verhältnisse, wenn etwa gleichzeitig der Uterus retrovertiert oder -flektiert ist; denn dann steht die Längsachse des Uterus senkrecht zum Levatorspalt, so daß der auf dem Fundus lastende Druck in der Richtung des Levatorspaltes zur Wirkung kommt und den Uterus herabdrängt. Weiter aber wird bei dieser Lage des Uterus die Blase vom Eingeweidedruck und jeder Steigerung des intraabdominellen Druckes direkt und stärker belastet, so daß auch sie nach unten auszuweichen strebt. Die Blase treibt natürlich die vordere Scheidenwand vor sich her, es entsteht das Bild der **Kolpo-Cystocele.**

Der herabtretende Uterus nimmt bei höheren Graden von Descensus oder Prolapsus natürlich seinerseits die Scheidengewölbe mit, so daß es schließlich zu einer vollständigen Umstülpung (Inversio vaginae) kommen kann.

Die **Rectocele** hat an sich mit dem Descensus uteri und dem intraabdominellen Druck nichts zu tun, sondern entsteht dadurch, daß bei Zerreißungen im Septum recto-vag. (Dammrissen) die andringenden Skybala die dünne Rectalwand (evtl. unter Auseinanderdrängen der Darmmuskulatur selbst) und mit ihr die Scheide vorwölben, da jetzt auch hier das muskuläre Widerlager fehlt.

Die Verlängerung des Collums beruht auf einer Schröpfkopfwirkung auf die längere Zeit unterhalb des Levatorspaltes gelegenen und dadurch unter geringerem Gewebsdruck stehenden Partien des Uterus. Sie ist in Analogie zu setzen mit der Entstehung der Geburtsgeschwulst. Besteht sie nicht schon zu lange, so kann man durch einfache Reposition des prolabierten Uterus die Rückbildung der Elongation bewirken.

Prognose und Therapie siehe Seite 95 f.

Fall 29.

58jährige, seit 9 Jahren in der Menopause befindliche Frau, die sechsmal geboren hat, kommt zu Ihnen mit der Angabe, daß sie seit vielen Jahren einen Vorfall habe, der aber in letzter Zeit, da sie wieder mehr habe arbeiten müssen, sich so verschlimmert habe, daß jetzt „die Mutter ganz heraushängt". Längeres Gehen sei ihr ganz unmöglich, da die Geschwulst an den Kleidern sich aufscheuere. Wasserlassen sei nur möglich, wenn sie vorher erst den Vorfall zurückdrücke.

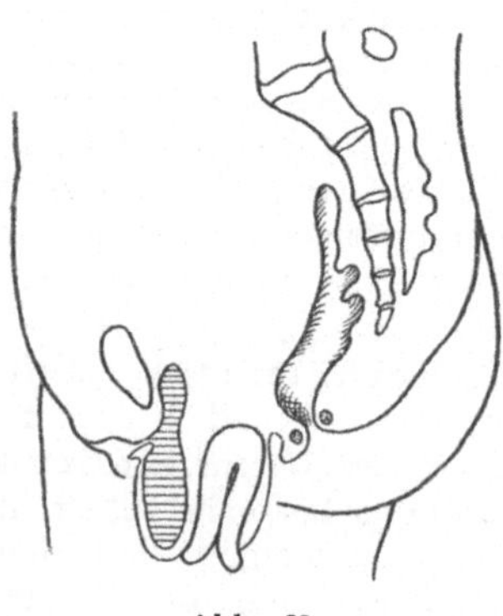

Abb. 22.

Hier stehen also die Gehbeschwerden und Dysurie so im Vordergrunde, daß in der Anamnese die übrigen Senkungsbeschwerden gar nicht auftauchen.

Befund: Zwischen den Schenkeln der Frau findet sich aus der Vulva herausragend eine plumpe, etwa faustgroße Geschwulst, die überzogen ist von der blassen, wie weißgrau angelaufen aussehenden sehr derben Scheidenschleimhaut. An ihrem freien Pol zeigt diese Geschwulst einen nach unten gerichteten queren Spalt, der unschwer als Muttermund zu erkennen ist. Rings um diesen ist die ganze Oberfläche der Muttermundslippen von Schleimhaut entblößt; ein ebensolcher unregelmäßig rhombischer Defekt findet sich an der dem re. Oberschenkel zugekehrten Fläche, der bei Berührung etwas blutet. Wie die weitere Untersuchung lehrt, ist die vordere Scheidenwand völlig, die hintere nahezu völlig nach außen umgestülpt, invertiert, die Harnröhre nach unten abgeknickt; der eingeführte Katheter gleitet ohne Widerstand bis zum unteren Pol des Tumors vor. Der Uterus liegt — senil involviert und retrovertiert — vollständig unterhalb des muskulären Beckenbodens. (Vgl. Abb. 22.)

Nach Reposition des Tumors, die ohne Schwierigkeiten gelingt, zeigt sich noch, daß ein tiefer alter Dammriß besteht und die Levatorschenkel beiderseits völlig vom Schambein abgesprengt sind.

Diagnose: **Totalprolaps.**

Die Diagnose ist auch in diesem Falle leicht. Das gilt für den Prolaps ganz allgemein; bei systematischer Untersuchung kann man auch sonstige für die Therapie bedeutsame Einzelheiten (die Reponierbarkeit, die Lage des Uterus und Größe des Vorfalls usw.) feststellen. Von einem Totalprolaps spricht man erst dann, wenn der gesamte Uterus außerhalb des Beckens bzw. unterhalb des Levatorspaltes steht. Eine Inversion der Scheidenwände und Cystocelenbildung ist damit ja notwendig verbunden, die Rectocele fehlt vielfach, wie auch hier.

Die große Bedeutung des Defektes im Levator tritt auch in unserem Falle hervor.

Bemerkenswert sind die beschriebenen Substanzverluste (Geschwüre). Davon ist das an den Muttermundslippen auf einfaches Platzen der an der Prolapskuppe maximal gespannten Schleimhaut zurückzuführen (Dehnungsgeschwüre), während das seitliche mechanischen Insulten beim Gehen, Reiben an der Wäsche usw. seine Entstehung verdankt (Decubitalgeschwür). Übrigens sind auch die seitlich zu findenden Geschwüre vielfach nur Dehnungsgeschwüre. Weiter ist interessant, daß auf dem Boden solcher Geschwüre sich so gut wie niemals Carcinome entwickeln.

Entsteht ein größerer oder Totalprolaps plötzlich im Anschluß an eine maximale Anstrengung der Bauchpresse, dann treten zuweilen starke reflektorische Erscheinungen, wie Ohnmacht und Erbrechen, Pulsschwäche, Blässe, Kälte der Haut und Schleimhäute auf. War der Levatorspalt so weit intakt, daß nur eine große plötzliche Steigerung den Uterus durchtreiben konnte. so kommt es in seltenen Fällen zu einer Einklemmung mit bald folgender Gangrän. Differentialdiagnostisch sichert das Vorhandensein des Muttermundes gegen die Verwechslung mit einer Inversion des Uterus, mit einem größeren Scheidentumor, mit einem in spontaner Ausstoßung begriffenen Myom oder Fibrom.

Prognose. Von diesen seltenen Ereignissen abgesehen, ist ein Prolaps niemals ein das Leben gefährdendes Leiden. Anderseits ist selbst bei kleineren Prolapsen kaum je auf Spontanheilung, vielmehr nur auf weitere Vergrößerung zu rechnen.

Die Therapie jedes Prolapses soll in der Regel eine operative sein, da nur sie die völlige Heilung gewährleistet, anderseits ihre Gefahr eine geringe ist.

Die operative Therapie besteht in einer Wiederherstellung der normalen Uteruslage, in einer Verengerung des Levatorspaltes und der Scheide, Wiederaufbau des Dammkeils im Septum rectovag. sowie Reposition und evtl. Verkleinerung einer Cysto- und Rectocele. Das kann auf sehr verschiedenen Wegen erreicht werden. Die Operation erfordert durchaus eine entsprechende Ausbildung in der operativen Gynäkologie.

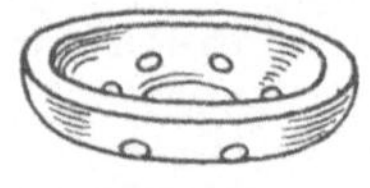

Abb. 23.

Nur dort, wo höheres Alter, irgendwelche Erkrankungen innerer Organe die Operation kontraindiziert erscheinen lassen oder dieselbe verweigert wird, kommt eine **palliative Behandlung mit Stützapparaten** in Frage.

Bei geringfügigem Descensus uteri und der Scheide genügt meist ein die Scheide streckendes und den Uterus in Anteflexion haltendes Hodgepessar. Bei allen höheren Graden von Descensus und Prolapsus uteri reichen aber diese Maßnahmen nicht aus, sondern man muß den erweiterten Hiatus genitalis durch eine oberhalb des Muskels eingelegte Platte absperren. Dazu bewährt sich am meisten das Schalenpessar (Abb. 23). Dasselbe ist so groß zu wählen, daß es seitlich die Levatorränder überragt, anderseits darf es nicht so groß sein, daß ein schädlicher, zu Decubitus, Fistelbildung usw. führender Druck auf die Scheidenwand ausgeübt wird. Bei sehr defektem Beckenboden kann es oft schwer sein, beiden Anforderungen gerecht zu werden; dann vermeide man lieber den zu großen Ring.

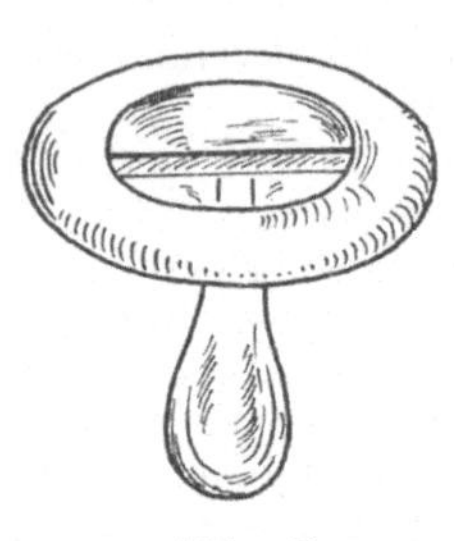

Abb. 24.

Manchmal versagt bei großen Scheidenvorfällen mit tiefem Dammriß das Schalenpessar deshalb, weil es sich auf die Kante stellt und dann bei der Defäkation in der Längsrichtung des Levatorspaltes herausgepreßt wird. In solchen Fällen nimmt man besser ein Keulenpessar nach Menge (Abb. 24) oder ein Bügelpessar nach Löhlein, dessen Keule bzw. Bügel die Kantenstellung verhindert.

Bei großen Totalprolapsen mit ganz schlechtem Beckenboden kann freilich auch dieses versagen. Dann bleibt als Ultimum refugium ein Hysterophor.

Inversio uteri.

Nichtpuerperale totale Uterusinversionen sind noch seltener als die puerperalen und werden am ehesten durch am Fundus inserierende submuköse Tumoren, welche bei der spontanen Austreibung die Funduswand hinter sich herziehen, erzeugt.

Die Diagnose ist bei genauer systematischer Untersuchung nicht schwer. Der in die Scheide geborene oder vor der Vulva gelegene birnförmige Tumor läßt an seinem unteren Pol nirgends einen Muttermund erkennen, der vielmehr erst an der oberen verjüngten Partie wie eine Halskrause sitzt. Die meist hellrote, bei Berührung leicht blutende, zuweilen stark mißfarbig belegte Oberfläche des Tumors (Uterusschleimhaut), bei genauerem Zusehen auch die feinen Tubenmündungen, die allerdings durch Belag verdeckt sein können, geben weitere Hinweise für die richtige Diagnose. Gesichert wird diese durch den Nachweis des Inversionstrichters an Stelle des nirgends zu findenden Fundus uteri.

Bei partieller Inversion ist die Diagnose lediglich auf Grund der Eindellung an Stelle des Fundus möglich, wobei Verwechslungen mit einem Uterus bicornis vermieden werden müssen.

Die Therapie gehört immer in die Hand eines erfahrenen Spezialisten und soll daher hier nicht näher besprochen werden.

Entzündungen der Gebärmutter.

Fall 30.

21jährige, seit 4 Wochen verheiratete Frau erkrankt mit leichtem Fieber, einem Gefühl von Völle und Hitze im Unterleib, das sich bei Bewegung zu einem klopfenden Schmerz im Becken steigert. Außerdem besteht seit etwa 14 Tagen Ausfluß, welcher nach der vor 5 Tagen beendeten, 2 Tage länger als sonst dauernden und etwas stärkeren Menstruation sich beträchtlich verstärkte. Seit 5 bis 6 Tagen auch schmerzhafter Harndrang, Stuhl i. O. Bis zur Verheiratung war Pat. stets völlig gesund. Menses normal.

Befund: Starker Ausfluß. Schleimhaut des Vestibulums und der Scheide diffus gerötet, bei Berührung etwas empfindlich. Aus der geschwellten Urethralmündung kommt auf Druck eitriges Sekret.

Spiegelbefund: In der Scheide reichlich eitriges grüngelbes, mit dickem Schleim vermengtes Sekret, das aus dem äußeren Muttermund kommt. Um denselben an der hinteren Muttermundslippe ein sichelförmiger, etwa 2 bis 3 mm breiter hochroter Saum. Die Portio deutlich geschwellt (d. h. für eine Np. zu groß).

Nachdem mit Platinöse aus Urethra und Cervix etwas Sekret entnommen ist, finden Sie digital einen stumpf anteflektierten, für eine Np. vielleicht ein wenig derben und auf Druck empfindlichen Uterus. Tubenbündel und Ovarien sind frei, nicht wesentlich empfindlich.

Schon die Anamnese macht wahrscheinlich, daß es sich hier um eine Infektion per coitum handelt. Die ersten Symptome scheinen im prämenstruellen Stadium aufgetreten zu sein. Unmittelbar ante und post menstruationem fortgesetzte Kohabitationen mögen für die akute Steigerung des Prozesses verantwortlich sein. Die Symptome deuten darauf hin, daß eine bereits bestehende Erkrankung der unteren Genitalabschnitte post menstr. auf den Uterus übergegriffen hat. Die Anamnese läßt auch Schlüsse auf die Art der Infektion zu. Ihr Verdacht auf akute Go. wird durch den Nachweis der Erreger sowohl im Urethral- wie im Cervixsekret bestätigt.

Sie finden im Ausstrich massenhaft hauptsächlich intracelluläre, in den reichlichen Eiterzellen liegende Diplokokken von charakteristischer Semmelform. Die Form wie die Lagerung der Kokken sind so typisch, daß in diesem Fall schon die einfache Färbung durch kurzes Übergießen mit Löfflers Methylenblau keinen Zweifel läßt, daß es sich um Go. handelt. In subakuten oder mehr chronischen Fällen, in denen die Go. nicht allein spärlich sind, sondern auch häufig weniger charakteristisch aussehen und oft noch zahlreiche andere Bakterien sich finden, ist es notwendig, zur Sicherung der Diagnose nach Gram zu färben[1]). **Go. werden nach Gram entfärbt** und nehmen dann durch Nachfärben mit Fuchsin gleich den Kernen der Eiterzellen den roten Ton dieses Farbstoffes an, während die übrigen Bakterien (Strepto-, Staphylokokken usw.) den blauvioletten Ton der Vorfärbung mit Gentianaviolett behalten.

Danach besteht gar kein Zweifel an der

Diagnose: **Akute gonorrhoische** (Urethritis, Vulvitis. Kolpitis) **Endometritis cervicis** (et corporis?) **Erosio portionis.**

Die Cervicalerkrankung ist durch den Go.-Befund unmittelbar erwiesen, die Corpus-Endometritis aus der Druckempfindlichkeit und Schwellung des Corpus sowie der Temperaturerhöhung zu erschließen.

Der Fall ist ein typisches Beispiel für die Infektion auf der Hochzeitsreise durch den mit einer nicht ganz ausgeheilten Go. behafteten Mann. Wahrscheinlich waren die Go. nicht mehr sehr virulent und zahlreich, so daß erst im Stadium der prämenstruellen Schwellung dieselben im Genitalschlauch der Frau zur Entwicklung kamen. Die verstärkte Menstruation deutet vielleicht darauf hin, daß zu dieser Zeit die Go. schon den Uterus erreicht hatten, wie die akute Verschlimmerung im Anschluß an die Menstruation bei fortgesetzter Kohabitation die vielfältige Erfahrung neu bestätigt, daß die Menstruation auch latente Prozesse häufig zum Aufflackern bringt.

Daß es sich hier um eine chronische Go. des Mannes gehandelt hat, darf man auch aus dem eigenartigen zeitlichen Auftreten der Symptome bei der Frau schließen. Hier ist offenbar durch das go.-haltige Ejaculat zuerst direkt die Cervixschleimhaut und erst sekundär durch das herabfließende Sekret Scheide, Vestibulum und Urethra infiziert worden[2]).

Der Go. ist ein exquisiter Schleimhautparasit. Ein Eindringen in tiefere Gewebsschichten und eine Verschleppung durch Lymph- und Blutbahnen in entferntere Gegenden (monoartikuläre Arthritis, Go.-Sepsis) ist bei der Frau relativ sehr selten (etwa ½% aller Go.), während die Go.-Genitalerkrankung sehr häufig ist (15 bis 20% aller Frauen). Die Go. nisten besonders im oberflächlichen Deckepithel der Cervicalschleimhaut

[1]) 1. Färben ½ bis 1 Minute lang mit konzentrierter frischer Anilinwasser-Gentianaviolettlösung. 2. ½ bis 1 Minute lang in Jodjodkalilösung (1 : 2 : 300). 3. Entfärben mit absolutem Alkohol, bis das Präparat makroskopisch farblos erscheint. 4. Abspülen mit H_2O. 5. Nachfärben mit verdünntem Fuchsin, bis das Präparat leicht rosa bis braun erscheint.

[2]) Vgl. dagegen Fall 4, wo zuerst Urethra und Vulva infiziert wurden durch Verkehr mit einem akut gonorrhoischen Mann.

und den Drüsenausführungsgängen und widerstehen hier oft lange allen Mitteln. Zuweilen passiert es dann, daß eine von ihrem sich geheilt glaubenden Manne infizierte Frau ihrerseits wieder den Mann mit massenhaften virulenten Go. infiziert, und es kommt dann vor, daß der Mann die Treue seiner Frau ungerechterweise verdächtigt.

Auch im Corpus uteri findet sich bei der akuten Endometritis der Go. nur in den oberflächlichen Schichten. Die Schleimhaut zeigt das Bild der interstitiellen Entzündung mit reichlichen herd- und streifenförmigen Infiltraten kleiner entzündlicher Rundzellen.

Nach 1 bis 2 Wochen klingen in günstigen Fällen die akuten Erscheinungen ab, die Endometritis interstitialis bleibt aber oft jahrelang bestehen; zuweilen gesellt sich dazu eine Vermehrung der Drüsen (glanduläre Hyperplasie) und herdweise kleinzellige Infiltrate des Bindegewebes im Myometrium (chron. Metro-Endometritis). Die Go. finden sich dann gewöhnlich nur mehr an einzelnen Stellen des Oberflächenepithels und in einzelnen Drüsenausführungsgängen.

Die Prognose quoad vitam ist nicht bedenklich; dagegen besteht bei akuter go. Corpus-Endometritis immer die Gefahr eines Weiterschreitens des Prozesses auf die Tuben[1]). Auch davon abgesehen besteht die Gefahr, daß in einzelnen Schlupfwinkel Go. sich erhalten[2]) und bei irgendeiner günstigen Gelegenheit, z. B. im Wochenbett, nach einer Geburt oder Fehlgeburt, sich wieder vermehren und zu einer neuerlichen akuten Erkrankung Veranlassung geben. Anderseits ist sicherlich auch eine vollkommene spontane Ausheilung möglich.

Die Therapie der akuten go. Cervix- und Corpus-Endometritis besteht vor allem in absoluter Bettruhe. Empfehlenswert ist das stundenweise Auflegen einer Eisblase. Nächstdem ist die Behandlung mit Sulfonamiden durchzuführen, die einen der größten Fortschritte in der Gonorrhoebehandlung darstellt. Es kommen besonders Albucid, Cibazol und Eleudron in Frage. Die Behandlung soll stoßweise durchgeführt werden in der Weise, daß man z. B. am 1. Tag der Behandlung 5mal 3 Tabletten, am 2. Tag 4mal 3 Tabletten, am 3. Tag 3mal 3 Tabletten, am 4. Tag 2mal 3 Tabletten, am 5. Tag 3 Tabletten nehmen läßt. Stellt sich heraus, daß es sich um einen sulfonamidresistenten Go.-Stamm handelt — das ist heute nicht selten —, dann muß eine Penicillinbehandlung durchgeführt werden (5mal 20000 O.E.). **Jede Lokalbehandlung ist im akuten Stadium zu verwerfen.** In unserem Falle würde man auch die übrigen Erscheinungen zunächst ganz unberücksichtigt

---

[1]) Vgl. S. 125.

[2]) In solchen chronischen Fällen kann auch bei wiederholter Untersuchung der Go.-Nachweis, der zur Diagnose natürlich erforderlich ist, mißlingen. Am ehesten hat man jedoch kurz ante und unmittelbar nach Aufhören der Menstruation Aussicht, Go. zu finden.

lassen, höchstens bei Steigerung der Blasenbeschwerden Suppositorien mit Extr. Belladonn. 0,03, Codein 0,03 verordnen. Erst nachdem mehrere Tage die Temperatur ganz normal geblieben ist, die Schmerzen im Becken sich beruhigt haben, würde sich empfehlen, die Behandlung etwas aktiver zu gestalten.

Gegen die akute Urethritis empfiehlt sich für den praktischen Arzt am besten Behandlung mit Urethralstäbchen, z. B. Protargol 2,0, Glyc. 2,0, Aqu. 2,0, Acid. boric. 13,5, Tragacanth 0,75 für 10 Stäbchen von 4 cm Länge oder Gonostyli Ichthargan 5% oder die von den Luitpoldwerken hergestellten Styli Spuman à 0,5 mit Zusatz von arg. nitr. oder Protargol. (Vgl. S. 52.) Solche Stäbchen werden jeden 2. Tag eingeführt; an den Zwischentagen wird am besten mit 0,25% Kali permang. oder 0,25% Arg. nitr. oder 0,25% Choleval gespült.

Ist die Blase miterkrankt, dann empfehlen wir besonders Instillationen mit 100 ccm 1 bis 2‰igen Arg. nitr.-Lösung, die möglichst lange zurückgehalten werden sollen und nach 4 bis 5 Tagen wiederholt werden können. Um dieselbe Zeit kann auch die Behandlung der Vulvitis und Kolpitis in Angriff genommen werden. Dazu empfehlen sich unter ganz schwachem Druck ausgeführte Scheidenspülungen mit 0,25% Choleval, 0,3 bis 1% Arg. nitr., 2% Alsol, 1% Zinc. sulf., die vor allem auch den Zweck verfolgen, durch Wegschaffung und Vernichtung der Go. in dem abfließenden Cervixsekret eine stets neue Infektion von Scheide, Vulva und Urethra zu verhüten. Sehr empfehlenswert sind auch Spülungen mit 0,25% Kali permang. mit folgendem Einlegen eines in 1%iger Cholevallösung oder Alumnol-Kampfer-Glyc. (vgl. S. 52) getränkten Tampons. Ebenso sei die Spuman-Therapie wegen ihrer Einfachheit und der guten Erfolge dem praktischen Arzt besonders empfohlen.

Auch bei chronischer Uterus-Go. möchte ich dem praktischen Arzt durchaus jede Lokalbehandlung widerraten, da die Gefahren derselben größer sind als ihr eventueller Nutzen. Selbstverständlich wird während der ganzen Zeit strenges **Kohabitationsverbot** gegeben, das für die Ausheilung einer der wichtigsten Faktoren ist.

Wir haben hier die akute (und chron.), durch Go. bedingte Metro-Endometritis als Beispiel für die Entzündung der Gebärmutter überhaupt gewählt, weil sie praktisch die wichtigste Form darstellt.

Andere Erreger, wie Tuberkelbacillen, Spirochäten, Diphtheriebacillen, Staphylo- und Streptokokken, spielen demgegenüber im nichtpuerperalen Zustande eine viel geringere Rolle. Das liegt vor allem daran, daß das Scheidensekret imstande ist, die meisten Bakterien bald zu vernichten (= Selbstreinigung der Scheide) und auch der cervicale Schleimpfropf für alle Bakterien mit Ausnahme der Go. und Tuberkelbacillen für gewöhnlich ein unüberwindliches Hindernis darstellt. Nur während der Menstruation dürfte dieser Selbstschutz aufgehoben oder stark geschwächt sein.

Hinsichtlich Tbc. vgl. S. 133f.

Eine echt luische Endometritis ist gar nicht bekannt. Wo eine Gebärmutterentzündung bei Lues sich findet, dürfte sie auf Mischinfektion beruhen; die chronische luische Erkrankung des Uterus besteht in einer syphilitischen Gefäßerkrankung und Bindegewebsvermehrung im Myometrium und führt zu oft schweren Metrorrhagien. Von akuten Erscheinungen der Lues am Uterus sind nur der Primäraffekt der Portio, die seltenen Papeln und in chronischen Fällen die ebenfalls seltenen Gummata zu erwähnen, die sich namentlich auf dem Boden einer Erosion oder eines Lacerationssektropiums zu entwickeln scheinen. Ihre Diagnose ist bei Abwesenheit anderer syphilitischer Herde stets eine zweifelhafte und kann nur durch den Nachweis der Spirochäten in abgekratzten Schabseln, durch eine positive Wassermannsche Reaktion wahrscheinlich gemacht werden[1]).

Metro-Endometritiden[2]) durch die eigentlichen Wundinfektionserreger entstehen am ehesten im Gefolge unsauberer intrauteriner Eingriffe (Sondierung, Dilatation, Abrasio), besonders kurz nach oder während der Menstruation. Dabei dringen die Erreger oft tief in die Schleimhaut und darüber hinaus in das Myometrium vor, wo sie besonders in den Lymphspalten sich massenhaft ansammeln und von hier aus zur Erkrankung des Beckenbindegewebes führen können, seltener auch in die Blutbahnen eindringen und zu Allgemeininfektion führen.

Während des akuten Stadiums ist die Schleimhaut vielfach nekrotisch zerfallen, durch einen dichten Leukocytenwall gegen die tieferen, noch gesunden Partien abgegrenzt. Im chronischen Stadium findet man wieder das Bild der Endometritis interstitialis ohne, seltener mit Drüsenhyperplasie, noch häufig heilt dieselbe aus, ohne Spuren zu hinterlassen.

Die Symptome der akuten Metro-Endometritis septica bestehen in Fieber, schmutzig bräunlichem, dünnerem oder dickerem eitrigen, zuweilen übelriechendem Ausfluß, Druckschmerzhaftigkeit des Uterus, seiner Kanten, ziehenden Schmerzen im Kreuz und Unterleib, allgemeiner Mattigkeit.

Die Therapie verlangt auch hier absolute Bettruhe, Eisbeutel, Prießnitzumschläge, einen Sulfonamidstoß mit Supronal (vgl. S. 166), im übrigen Vermeidung jeder Lokalbehandlung außer vielleicht vorsichtiger Scheidenspülungen mit $\frac{1}{2}$%iger Milchsäure. Bezüglich Behandlung der Komplikationen (vgl. S. 158).

---

[1]) Näheres vgl. Lehrbücher der Syphilidologie.

[2]) Wir gebrauchen hier immer den Namen Metro-Endometritis, da feststeht, daß bei den meisten Endometritiden auch die übrige Uteruswand mehr oder minder miterkrankt ist; genau wie bei der Endokarditis auch das Myokard miterkrankt und eigentlich eine Karditis besteht.

Störungen der Rückbildung des Uterus nach Aborten und Geburten.

Fall 31.

36jährige Frau, die fünfmal geboren hat, kommt mit der Angabe, vor 3½ Wochen nach 10wöchentlicher Amenorrhoe eine Fehlgeburt gehabt zu haben. Nach Angabe der ihr beistehenden Hebamme sei das ganze Ei fortgegangen. Nachdem in den ersten Tagen die Blutung bald nachgelassen habe, sei sie am 8. Tage wieder stärker aufgetreten. Seitdem bestünde fast dauernd Blutung, die manchmal stärker, im allgemeinen mäßig sei, aber nie länger als ½ Tag ganz aufgehört hätte.

Befund: Mp. Uterus anteflektiert, kaum größer als der Geburtenzahl entspricht, nur etwas weicher. Portio fast fingergliedlang, Muttermund und Cervicalkanal geschlossen. Adnexe und Parametrien frei.

Nach Anamnese und Befund ist es berechtigt zu stellen die Diagnose: **Endometritis post abortum.**

Es handelt sich dabei eigentlich weniger um eine echte Entzündung, als vielmehr um mangelhafte Rückbildung der Decidua. Man findet im mikroskopischen Bilde Inseln von mehr oder weniger deutlich erhaltener Decidua, häufig auch in hyaliner Umwandlung begriffene Reste von Zotten, daneben nekrotische oder fibrinöse Massen, zwischen denen Rundzelleninfiltrate eingesprengt sein können.

Sind — was namentlich nach künstlicher Ausräumung des Eies und Fehlgeburten des 3. oder 4. Schwangerschaftsmonates öfters beobachtet wird — da oder dort größere Reste des Eies zurückgeblieben, dann schlagen sich an ihnen oft Blutgerinnsel nieder, die später fibrinös sich umwandeln und zusammen mit dem Grundstock, zurückgebliebenen Zotten, kleine, in die Uterushöhle vorspringende Polypen (sog. Placentarpolypen) bilden, die ebenfalls die Rückbildung des Uterus verhindern und dauernde, zuweilen recht bedenklich stark werdende Blutungen unterhalten. Vermuten kann man solche Placentarpolypen dann, wenn die Cervix nicht ganz geschlossen ist.

Prognose im allgemeinen gut.

Die Therapie besteht in der Zerstörung der mangelhaft zurückgebildeten Decidua. Oft genügt dazu eine Ätzung mit Jodtinktur oder Formalin vermittels Playfair- oder Mengescher Sonden. Wo das nicht ausreicht. muß eine Abrasio vorgenommen werden.

Handelt es sich um einen Placentarpolypen, dann genügt das freilich nicht, sondern man muß die Eireste aus dem Uterus entfernen. Wo Verdacht besteht, daß ein größerer Placentarpolyp sich gebildet hat (deutliche Vergrößerung des Uterus, Offenstehen der Cervix), da muß man die Cervix uteri bis auf Fingerdurchgängigkeit dilatieren, dann den Polypen mit dem Finger ablösen, darauf am besten mit einer stumpfen Curette die übrige Decidua abschaben. Man denke daran, daß solche Uteri vielleicht weich und brüchig sind, deshalb Vorsicht! Perforationsgefahr!! Solche Eingriffe sind auch nur erlaubt, wenn die Adnexe frei sind und kein Fieber besteht. Derartige Fälle sind am besten klinischer Behandlung zuzuführen. Nur eine sehr bedrohliche Blutung bei einer durch die lange Dauer des Blutverlustes sehr anämischen Frau würde auch bei Fieber die Abrasio rechtfertigen.

Fall 32.

38jährige Frau, die fünfmal geboren hat, kommt mit der Klage über gegen früher verstärkte, länger dauernde Menstruation, die auch unregelmäßig geworden sei und jetzt in Pausen von 2½ bis 3 bis 4 Wochen auftrete. Im Anschluß daran bestehe dünner weißer Ausfluß, der nach 6 bis 10 Tagen wieder nachlasse oder verschwinde. Den Beginn der Erkrankung verlegt die Frau 2 Jahre zurück und bringt sie in einen gewissen Zusammenhang mit der letzten, vor 2½ Jahren erfolgten Geburt, nach der sie sich nicht recht habe schonen und erholen können. — Sonst klagt die Frau über allgemeine Mattigkeit, leichte Ermüdbarkeit häufig deprimierte Stimmung und über namentlich zwischen zwei Perioden auftretendes Gefühl von Druck und Völle im Unterleib.

Befund: Etwas blasse, unterernährte Frau mit schlaffen Bauchdecken, altem, verheiltem Dammriß, lacerierter Portio, anteflektiertem, kleinfaustgroßem, hartem Uterus, der frei beweglich, aber bei der Betastung in toto etwas empfindlich ist. Adnexe und Bindegewebe normal.

Spiegelbefund: Außer dünnflüssigem, eitrigem, geruchlosem Sekret ohne Schleimbeimengung nichts Besonderes. Durch einen über Nacht vor die Portio gelegten, mit einem gekreuzten Faden armierten Wattetampon (Schultzescher Probetampon), der am Morgen an der dem Muttermund gegenüberliegenden Partie von Sekret bedeckt, im übrigen nahezu trocken ist, läßt sich weiter feststellen, daß das Sekret dem Uterus entstammt, und aus der fehlenden Schleimbeimengung entnehmen, daß es sich wesentlich um Corpussekret handelt.

Diagnose: **Metro-Endometritis chronica** (Metropathia haemorrhagica).

Die Diagnose stützt sich in erster Linie auf die gleichmäßige Vergrößerung des empfindlich gewordenen Uterus, die hauptsächlich auf einer diffusen Bindegewebshyperplasie beruht und hier wesentlich nur das Corpus betrifft, in anderen Fällen auch das Collum einbezieht. In wieder anderen Fällen ist das Collum allein betroffen (Metritis colli). Wir haben eine solche schon bei der Elongatio colli kennengelernt (vgl. Fall 28).

Ätiologisch wird hauptsächlich eine mangelhafte Rückbildung des puerperalen Uterus infolge ungenügender Schonung im Wochenbett, zu früher Wiederaufnahme des Geschlechtsverkehrs, chronischer Blutfülle bei Obstipation, Enteroptose, puerperaler Retroflexio angeschuldigt. Im einzelnen Falle ist die Ätiologie vielfach nicht mehr nachweisbar.

Unter den für die Diagnose Metritis chronica verwertbaren Symptomen sind Kreuzschmerzen, das Gefühl von Druck und Schwere im Becken — Beschwerden, die zur Zeit der prämenstruellen und postmenstruellen Hyperämie sich steigern —, schließlich Menorrhagien oder Metrorrhagien zu nennen. Dazu gesellt sich in vielen Fällen ein ganzes Heer von anderen Beschwerden nebst Zeichen allgemeiner Neurasthenie. Das Mißverhältnis zwischen Geringfügigkeit des objektiven Befundes und Schwere der Klagen ist geradezu charakteristisch. Es gibt kaum eine mögliche Beschwerde, über die nicht gelegentlich von solchen Frauen mit „metritischem" Uterus geklagt wird, anderseits Fälle, in denen die Beschwerden sehr geringfügig sind und nur Blutungen Anlaß geben, ärztlichen Rat zu suchen.

Differentialdiagnostisch ist bei hartem Uterus, namentlich wenn die Dickenzunahme mehr auffällt, die Unterscheidung von einem intramuralen oder submukösen Myom sehr schwierig, ja ohne Sondierung oder Austastung oftmals unmöglich. Manchmal gibt die Anamnese Anhaltspunkte (vgl. Fall 35). Ist der Uterus weicher, dann ist er von einem frühgraviden Uterus oft nur mit Hilfe der Anamnese zu unterscheiden. Im Zweifelsfalle oder bei Verdacht auf Täuschungsversuche der Patientin muß man die Diagnose zunächst in suspenso lassen.

Die Diagnose der chron. Endometritis stützt sich auf das Symptom des Ausflusses; daß das Sekret aus dem Uterus stammt, ist durch den Probetampon erwiesen (vgl. oben). Aus der Cervix stammender Ausfluß ist bei aller Verschiedenheit im einzelnen stets deutlich schleimig und auch bei gemeinsamer Erkrankung von Corpus- und Cervix-Schleimhaut ist die Schleimbeimengung stets erkennbar.

Schmerzen fehlen bei der reinen Endometritis meist oder sind geringfügig. Dagegen wird als sehr charakteristisch angegeben, daß bei der Sondierung das Passieren des inneren Muttermundes wie namentlich die Berührung des Fundus oft sehr heftige Schmerzen auslöst. Ich rate allerdings dem praktischen Arzt, auf diese Feststellung lieber zu verzichten. Recht häufig findet man bei der Endometritis verschiedenster Form Dysmenorrhoe.

Die erkrankte Uterusschleimhaut neigt auch sehr zu Blutungen, die sowohl als Meno- wie als Metrorrhagien auftreten. Blutungen stellen eins der konstantesten Symptome der Endometritis dar. Ja manchmal stehen sie so im Vordergrunde des Bildes, daß die Klage über Ausfluß zurücktritt und man besser von einer **Metropathia haemorrhagica** spricht, ebenso wie bei Vorwiegen des Ausflusses eine Endometritis catarrhalis, bei Vorwiegen von Schmerzen, die sich zu heftigen Koliken steigern können, eine Endometritis dolorosa diagnostiziert wird. Zuweilen werden bei letzterer Form unter heftigen Schmerzparoxysmen während der Menstruation (gewöhnlich am 2. bis 4. Tag) größere oder kleinere, aus Fibrin und Zelltrümmern, zuweilen auch noch aus deutlich erkennbarer Uterusschleimhaut bestehende membranöse Fetzen ausgestoßen (Endometritis exfoliativa s. Dysmenorrhoea membranacea).

Die Symptome der chronischen Metritis und Endometritis überdecken sich oft teilweise. Wie bei der Metritis finden sich auch bei an Endometritis chron. leidenden Frauen häufig sog. Fernsymptome, Kopfschmerz, Übelkeit, Erbrechen, psychische Depression, nervöse Dyspepsie, Anämie.

Das anatomische Bild der erkrankten Schleimhaut ist ein sehr mannigfaltiges, ohne daß es möglich wäre, von bestimmten anatomischen Bildern bestimmte Symptome abzuleiten. Jedenfalls ist es vielfach recht zweifelhaft, ob echte Entzündung oder auch nur Folgezustände einer solchen vorliegen, was in dem Namen Metro-Endometritis idiopathica wenigstens hinsichtlich der unklaren Ätiologie schon zum Ausdruck kommt. Denn genau wie bei der chronischen Metritis ist man auch bei der Endometritis hinsichtlich der Ursache meist auf Vermutungen angewiesen; fest steht nur, daß Keime im allgemeinen als Erreger nicht in Frage kommen. Bei der Metropathia haemorrhagica findet man öfters eine glandulär-cystische Hyperplasie der Uterusschleimhaut (Folge von Follikelperistenz), daneben nicht selten herdförmige oder diffuse Endometritis.

Die Prognose der chron. Metro-Endometritis ist insofern eine zweifelhafte, als in vielen Fällen eine dauernde Beseitigung der lästigen Symptome nicht gelingt und die Frau durch das stete Krankheitsbewußtsein in ihrem Lebensgenuß sehr beschränkt wird.

Therapeutisch stehen allgemein hygienische und diätetische, neurotonisierende Maßnahmen im Vordergrunde. Vor allem zur Bekämpfung des Ausflusses ist mit diesen Methoden oft mehr zu erreichen als mit jeder Lokaltherapie.

Die Lokalbehandlung hat bei einem großen metritischen Uterus eine Verkleinerung zu erstreben. Dazu eignen sich bei nicht anämischen Frauen und schon bei der Spiegeluntersuchung als hyperämisch imponierendem Uterus oft ganz vorzüglich Skarifikationen der Portio (strenge Asepsis!). Durch Glycerintampons, evtl. 10% Ichthyol- oder Jodglycerin, sorgt man weiterhin für eine seröse Transsudation und erreicht in nicht zu alten Fällen damit tatsächlich eine recht gute Verkleinerung des Uterus. Auch heiße Scheidenduschen und Solsitzbäder sind empfehlenswert.

Bei wohlsituierten Frauen empfehlen sich Badekuren in Reichenhall, Pyrmont, Kreuznach, Münster am Stein, bei robusten Frauen auch wohl Moorbäder (Salzschlirf, Franzensbad), bei zu Obstipation neigenden Frauen mit Trinkkuren verbunden — wobei vor allem auch der günstige Einfluß der Entfernung aus dem

Haushalt und das angenehme gesellschaftliche Leben in diesen Bädern von nicht zu unterschätzendem Einfluß sind[1]).

Für die Behandlung der Endometritis kommen dieselben allgemeinen Grundsätze in Betracht. Lokal empfiehlt sich bei allen mit starken Meno- und Metrorrhagien einhergehenden Formen die Abrasio mucosae. Abgesehen davon, daß man damit die Schleimhaut zur Untersuchung erhält, kann man am ehesten durch eine Neubildung der Schleimhaut hoffen, eine Heilung oder langdauernde Besserung zu erreichen. Mindestens gelingt es in sehr vielen Fällen, damit die Blutungen zu beseitigen oder zu beschränken, während der Ausfluß oft nach kürzerer oder längerer Pause wiederkommt. In solchen Fällen, wie bei hauptsächlich von Ausfluß geplagten Frauen von vornherein, empfiehlt sich eine Ätzung der Uterusschleimhaut, entweder mit in Jodtinktur getauchter, watteumwickelter Playfairsonde oder mit Formalin vermittels der Mengeschen Stäbchen. Alle anderen intrauterinen Manipulationen möchte ich dem praktischen Arzt widerraten.

Fall 33.

28jährige Frau, die zweimal geboren hat, klagt, seit der letzten, in Steißlage erfolgten Geburt an dauernd starkem Ausfluß zu leiden. Dieser sei besonders vor und nach der Menstruation sehr arg. Sie habe an Gewicht verloren, leide an Schlaflosigkeit und namentlich vor der Menstruation an Kreuzschmerzen. Im Anschluß an die Kohabitation träten oft brennende Schmerzen im Becken auf, vereinzelt sei danach auch ein wenig Blut gekommen.

Befund: Eine wenig nervöse Dame von mittlerem Kräfte- und Ernährungszustand.

Keine entzündlichen Erscheinungen am Introitus, auch von Ausfluß kaum etwas zu sehen (die Frau hat vor Aufsuchen der Sprechstunde sich frisch gewaschen und gekleidet), nur im Hemd ein markgroßer Sekretfleck, an dem ein wenig Schleim erkennbar ist.

Spiegelbefund: Scheide o. B. Portio plump, zeigt re. und li. tiefe Lacerationen, so daß man nach Abwischen des reichlichen, zähglasigen Schleims, der die ganze Umgebung des Muttermundes überzieht, die verdickte hochrote Cervicalschleimhaut in weiter Ausdehnung übersehen kann. Die Muttermundslippen, namentlich die vordere, sind verdickt und zeigen mehrfach blaßgelblich schimmernde, hanfkorn- bis erbsengroße, zum Teil die Oberfläche blasenartig vorwölbende Stellen.

Tastbefund bis auf die Lacerationen und eine Vergrößerung des harten Collums normal.

Diagnose: **Cervicalkatarrh (Endometritis cervicis mit follikulärer Erosin und Lacerationssektropium).**

In diesem Fall ergibt sich die Diagnose schon aus der Besichtigung. Die Art des Sekretes ist jedenfalls charakteristisch für ein Produkt der Cervixdrüsen. Dieser schleimige, in typischen Fällen

[1]) Ein weiteres Eingehen auf die verschiedenen Bäder und ihre spezielle Indikation muß ich mir aus Raumgründen versagen.

zähglasige, in anderen Fällen durch Beimengung von Eiterkörperchen getrübte und dünner werdende Fluor ist das Hauptsymptom jeder Form von Cervicalkatarrh.

Dic in unserem Fall antemenstruell bestehenden Kreuzschmerzen wie der geschilderte geringe Blutabgang gchören nicht ohne weiteres zum Bilde des reinen Cervicalkatarrhs, finden sich aber nicht selten infolge dcr (auch hier) vorliegenden Komplikation mit follikulärer Erosion und Lacerationsektropium.

Die tiefen Lacerationen der Cervix sind natürlich Folgen vorausgegangener Geburten; durch sie wird die Cervicalschleimhaut mechanischen, chemischen Schädigungen wie Infektionserregern leicht zugänglich und insofern begünstigen tiefe, besonders doppelseitige Lacerationen geradezu die Entstehung eines Cervicalkatarrhs. Dieser führt nicht allein zu Wucherungen der Schleimhaut mit Umwandlung des Cylinder- in Plattenepithel, sondern die gewucherte Schleimhaut reagiert ihrerseits wieder stärker auf mechanische und andere Schädlichkeiten und wulstet sich dann geradezu vor (Ektropium).

Zuweilen entstehen im Gefolge eines Cervicalkatarrhs mit oder ohne Lacerationsektropium mehr circumscripte polypöse, gewöhnlich kleine, zuweilen aber ziemlich lang werdende und dann wie ein leerer Handschuhfinger in die Scheide ragende Polypen (Schleimpolypen), die nicht allein zu starkem Ausfluß, sondern häufig auch zu recht lebhaften Blutungen Veranlassung geben. Derartige Polypen müssen entfernt werden, indem man mit einer Kornzange ihren dünnen Stiel faßt und abdreht.

Einer besonderen Besprechung bedarf die Entstehung der Erosion. Häufig wird durch den Reiz des Sekretes bei länger bestehendem Cervicalkatarrh (bei Go. aber oft schon im subakuten Stadium) eine Wucherung des Cylinderepithels angeregt, das dann auch an der Portio, in der Umgebung des äußeren Muttermundes in größerer oder geringerer Ausdehnung das Plattenepithel verdrängt und sich in Form eines hochroten Saumes oder Hofes um diesen darstellt (Erosio simplex)[1]. Manchmal bilden sich auch in der Umgebung des Muttermundes drüsige, weit in die Tiefe reichende Einsenkungen, die, wenn sie sehr dicht nebeneinander stehen, der Oberfläche ein feinkörniges Aussehen verleihen (Erosio papillaris). In älteren Fällen kann eine solche Erosion makroskopisch von einem beginnenden Carcinom nicht zu unterscheiden sein. In Zweifelsfällen Probeexcision!

Wenn nun durch sekundäre Verklebungen der Oberfläche in diesen Drüsenschläuchen das Sekret sich anstaut, dann entsteht das Bild der Erosio follicularis s. cystica, das unser Fall zeigt: Bläschen von Erbsengröße (zuweilen auch viel größer), die weißgelblich an der Oberfläche durchschimmern und beim Anstechen das

---

[1]) Auf Einzelheiten der Erosionsentstehung wird hier nicht eingegangen.

zähe gelatinöse Sekret entleeren. Sicherlich sind diese in erster Linie Quelle des Spannungsgefühls im Becken, das besonders zur Zeit der prämenstruellen Kongestion lästig werden kann.

Zuweilen reichen diese Cystchen weit in die Wand und sind so zahlreich, daß sie die Portio zu einem als Tumor imponierenden Teil umwandeln (= follikuläre Hypertrophie der Portio). Man findet dann auch in den tieferen Schichten Zeichen allgemeiner Stauung, bei längerer Dauer Zeichen von Bindegewebshyperplasie und als weitere Folge eine allgemeine Vergrößerung und Verhärtung des Collum uteri (=Metritis colli). Tiefe Lacerationen mit Ektropium (zuweilen auch Cervicalkatarrh als solcher) können Quelle der Sterilität der Frau sein.

Die Prognose ist in nicht zu veralteten Fällen meist gut.

Therapie. 1. Ruhigstellung durch Kohabitationsverbot, Vermeiden starker körperlicher Anstrengung (Sport), Stuhlregelung. 2. Allgemeinbehandlung wie oben. 3. Entleerung der Retentionscysten der follikulären Erosion durch Anstechen oder mit dem Paquelin. Für die Behandlung der einfachen Erosion sind kurzdauernde Portiobäder in Holzessig, der im Milchglasspeculum eingegossen wird, oder Paquelinisierung zu empfehlen. 4. Skarifikation, Glycerintampon wie oben. 5. Zur Behandlung der ektropionierten erkrankten Cervicalschleimhaut sind empfehlenswert leichte Ätzmittel und Adstringentien, wie Holzessig, Tinct. Jodi, 10% $AgNO_3$, die mit Wattepinsel auf die Schleimhaut aufgetragen werden. Doch muß man, um die Mittel wirksam verwenden zu können, die Schleimhaut vorher sorgfältig von dem bedeckenden Schleim befreien, wozu am besten in 3% Sodalösung getauchte Wattebäusche genommen werden. 6. Bestehen so tiefe Lacerationen wie in unserem Fall, dann bringen die bisher genannten Maßnahmen meist keine Dauerheilung. Es empfiehlt sich da vielmehr, die Lacerationen operativ zu beseitigen, womit man evtl. die teilweise Excision der hypertrophischen ektropionierten Schleimhaut verbinden kann[1]).

Wir haben hier absichtlich zwei Fälle von Metro-Endometritis idiopathica ausgewählt, bei denen das klinische und zum Teil auch das anatomische Bild gut aufeinanderpassen und auch der chronische entzündliche Charakter ziemlich deutlich hervortritt. Man unterschied und unterscheidet zum Teil noch heute eine glanduläre und eine interstitielle Form der Endometritis (neben Mischformen), sprach von einer Endometritis fungosa oder polyposa, wenn man eine wulstige, mächtige verdickte, zu Blutungen geneigte Schleimhaut fand — aber das klinische Symptomenbild bleibt immer dasselbe: Blutungen und Ausfluß, mannigfache sonstige Beschwerden. Höchstens kann man bei der Endometritis exfoliativa zwischen anatomischem

[1]) So einfach diese sog. Emmetsche Operation an sich ist, so erfordert doch ihre zweckentsprechende Anlage eine gewisse Erfahrung, die sie mir für den praktischen Arzt ungeeignet erscheinen läßt.

Bild und der besonderen Schmerzhaftigkeit der Erkrankung einen kausalen Zusammenhang zwanglos herstellen. Im übrigen aber tauchten begründete Zweifel auf, ob viele der beschriebenen Endometritisformen, namentlich solche glandulärer Natur, überhaupt etwas mit einer Entzündung zu tun haben.

Viel wichtiger ist die Erfahrung, daß die klinischen Symptome der Metritis nicht allein bei großen Uteri mit hyperplastischem Bindegewebe, sondern auch bei anatomisch ganz normalem Uterus sich fanden, umgekehrt trotz starker sog. metritischer Veränderungen, trotz verschiedener Gefäßveränderungen (Sklerose), die für die Blutungen verantwortlich gemacht wurden, und herdweiser oder vollständiger Verdrängung der Muskulatur durch Bindegewebe alle Symptome der chronischen Metritis fehlten. Heute steht die Frage so, daß wir überhaupt nicht wissen, von welchen Veränderungen im Uterus die geschilderten Symptome — man wählt deshalb statt Metro-Endometritis lieber den nichts präjudizierenden Namen Metropathia (Aschoff-Pankow) — sich ableiten, ja wir haben Grund zu glauben, daß genau wie die normale Sekretion und Menstruation vom Ovarium abhängig sind, auch bei pathologischem Verhalten dieser Vorgänge **Veränderungen der Ovarialtätigkeit die Hauptrolle spielen.** Nur für die als Metropathia hämorrhagica bezeichnete Form von ganz unregelmäßigen Dauerblutungen kennen wir in der Follikelpersistenz das zugehörige Korrelat im Ovarium mit Sicherheit. In den meisten übrigen Fällen fehlen eindeutige anatomische Befunde am Ovarium. Da aber die innere Sekretion der Ovarien kein isolierter Vorgang ist, sondern ihrerseits vielfach mit anderen innersekretorischen Drüsen verknüpft erscheint, so nehmen wir heute an, daß funktionelle oder anatomische Veränderungen in den verschiedensten endokrinen Drüsen für die abnorme Ovarialtätigkeit und damit für die abnorme Uterusfunktion verantwortlich sein können. Im einzelnen ist der Zusammenhang freilich noch so wenig geklärt, daß eine Darstellung von apodiktischer Kürze nicht möglich ist. Es kam mir nur darauf an, den Kollegen der allgemeinen Praxis wenigstens kurz die Fragestellung zu zeigen und sie anzuregen, in den auf Seite 21 genannten Werken evtl. weitere Einzelheiten über den gegenwärtigen Stand der Forschung und der therapeutischen Möglichkeiten nachzulesen.

Fall 34.

Als Gegenbeispiel zur metritischen Vergrößerung sei hier noch ein Fall von Atrophia uteri beschrieben.

28jährige Frau kommt mit der Klage, daß seit der vor 1½ Jahren erfolgten ersten Geburt die Menstruation nicht wieder eingetreten sei. Sie fühle sich häufig matt und elend, weiß aber nicht, ob sie gravid sei. Ihr Kind habe sie 10 Monate gestillt.

Befund: Blasse, unterernährte Frau von asthenischem Habitus. Am Genitale nichts Abnormes außer einer ganz auffallenden Kleinheit des schlaffen, dünnwandigen, anteflektierten Uterus, der kaum die Größe eines virginellen Uterus aufweist. Danach besteht kein Zweifel an der Diagnose. Nach der Anamnese ist auch die genaue Kennzeichnung als

Lactationsatrophie des Uterus erlaubt.

Solche Atrophien im Gefolge lang fortgesetzter Lactation kommen besonders bei schwächlichen Frauen vor. Gewöhnlich kehrt kürzere oder längere Zeit nach dem Abstillen die Menstruation doch von selbst wieder. Unterstützt wird ihr Eintreten durch kräftige Ernährung, roborierende Allgemeinbehandlung, heiße Duschen, Diathermie, überhaupt hyperämisierende Verfahren, unter denen Moorbadekuren ein überragender Platz zukommt. Noch mehr leistet die Reizabrasio des Uterus mit nachfolgender Verabreichung von Menformon-Dragées (je 1000 Mäuse-Einheiten), wovon man 1—2 Monate lang dreimal täglich 1 Stück nehmen läßt. In schweren Fällen mit schon länger bestehender Amenorrhoe raten wir, eine kombinierte Preloban- und Ovarialhormonkur durchzuführen, die aber wegen der Notwendigkeit fortgesetzter Kontrolle durch Tierversuche einer Spezialklinik zu überlassen ist.

Eine puerperale Atrophie des Uterus findet sich gelegentlich auch nach schweren septischen Prozessen, nach mit Zerstörung der Ovarien einhergehender septischer oder gonorrhoischer Adnexentzündung, zuweilen im Anschluß an eine zu energisch vorgenommene Abrasio oder eine Ätzung besonders mit Chlorzink, wonach es zur teilweisen oder völligen Verödung des Uteruscavums kommen kann. In letzterem Falle ist Heilung unmöglich.

Es sei endlich noch erwähnt die Atrophie des Uterus nach erschöpfenden Krankheiten, z. B. Typhus, bei Kachexie Tuberkulöser. Krebskranker, bei Morphinismus und einigen anderen chronischen Vergiftungen.

Normaliter tritt eine Atrophie ein im Klimakterium infolge Erlöschens der Ovarialfunktion; ähnlich wirkt die Kastration.

Geschwülste des Uterus.

A. Gutartige Geschwülste.

Fall 35.

38jährige Frau, die zweimal, zuletzt vor 8 Jahren, geboren hat. sucht Ihren Rat wegen der seit fast einem Jahr immer stärker werdenden und länger dauernden Menstruation, die sie körperlich ganz herunterbringe.

Menstruation: Früher vierwöchentlich, 3 bis 4 Tage, normal stark, ohne wesentliche Beschwerden. Seit einem Jahre fast von Monat zu Monat stärker geworden, 5 bis 6, zuweilen sogar 7 bis 8 Tage dauernd, wobei häufig geronnenes Blut abgeht. Seit ¼ Jahr ist die Frau „fast dauernd unwohl“. Die Blutung begann zwar immer ziemlich genau am Tage der erwarteten Periode, war aber so heftig, daß die Frau fast dauernd liegen mußte. Dabei gingen Blutklumpen bis zu Faustgröße ab. Nachdem die Blutung fast unverändert 10 bis 14 bis 18 Tage, zuletzt sogar 3 Wochen gedauert habe, sei Pat. in den 8 bis 10 blutungsfreien Tagen überhaupt nicht mehr imstande, sich recht zu erholen, und fühle sich dauernd müde und elend. Letzte Blutung hat gestern aufgehört. Schmerzen bestehen nicht; dagegen hätte sie seit ¼ Jahr heftiges Herzklopfen, das bei der geringsten Anstrengung oder Aufregung sich einstelle, zuweilen auch Atemnot.

Diese Anamnese einer intelligenten Dame ist so typisch, daß sie zusammen mit einem Blick auf das blaßgelbe (wächserne) Hautkolorit der sonst gut genährten Frau fast ohne Untersuchung die Diagnose ermöglicht.

Es handelt sich um so ausgesprochene, allmählich einsetzende, dann immer stärker und stärker werdende, zu beträchtlicher Anämie und durch diese sekundär zu Herzstörungen führende reine Menorrhagien, wie sie typisch, ja fast pathognomonisch sind für einen Uterus myomatosus, und zwar speziell wieder für eine besondere Form, nämlich das interstitielle Myom.

Einteilung der Myome. Es werden unterschieden nach dem Sitz A. Corpus- und B. Cervixmyome (viel seltener; zirka 8% aller Myome); ferner nach dem Lageverhältnis zur Uteruswand:

1. Subseröse Myome, kugelig oder mehr birnförmig gestaltete Tumoren, die mit ihrem größeren Anteil über das Niveau der mit Serosa bekleideten Uteruswand vorragen. Sie imponieren als knollige Vorsprünge, können aber so weit vortreten, daß sie nur noch mit einem dünneren oder dickeren Stiel mit dem Uterus zusammenhängen. Selbst vollständige Abtrennung kommt vor. Unterarten sind:
   a) Intraligamentäre, d. h. an der Seitenkante aus dem Uterus in das Lig. lat. hineinwachsende Myome;
   b) subperitoneale, d. h. an der Vorder- oder Hinterwand des Uterus unterhalb der Anheftungsstelle des Bauchfells vorwachsende, das Blasen- oder Douglasperitoneum emporhebende Myome.

2. Interstitielle (intramurale) Myome, noch in der Uteruswand sitzende, allseitig von einem Mantel von Uterusmuskulatur umgebene Tumoren, die in der Ein- oder Mehrzahl in verschiedenster Größe vorkommen.

3. Submuköse Myome, d. h. mindestens mit der Hälfte ihres Volumens gegen die Uterushöhle vorgebuchtete, hier wesentlich nur von der hyperplastischen Schleimhaut überzogene Tumoren. Sie lösen häufig Uteruskontraktionen aus, die einesteils Schmerzen erzeugen, anderseits die Tumoren aus der Uteruswand auszulösen streben, so daß schließlich der Tumor oft nur durch einen dickeren oder dünneren Stiel noch mit der übrigen Wand zusammenhängt und als „Polyp" imponiert. Reißt der immer mehr ausgezogene Stiel schließlich ab, dann kann das Myom spontan ausgestoßen (geboren) werden. Ist der Stiel zu breit oder fest verankert, dann können solche submukösen Myome die Uteruswand hinter sich herziehen und zu teilweiser oder selbst völliger Umstülpung (Inversion) des Uterus führen.

Der **Befund** bestätigt obige Annahme.

Kleiner alter Dammriß, Schleimhaut des Introitus und der Scheide blaß, Portio an normaler Stelle, Uterus anteflektiert. kindskopfgroß, nach allen Seiten gleichmäßig vergrößert, von teigiger Konsistenz. Ovarien nicht erreichbar (Abb. 25).

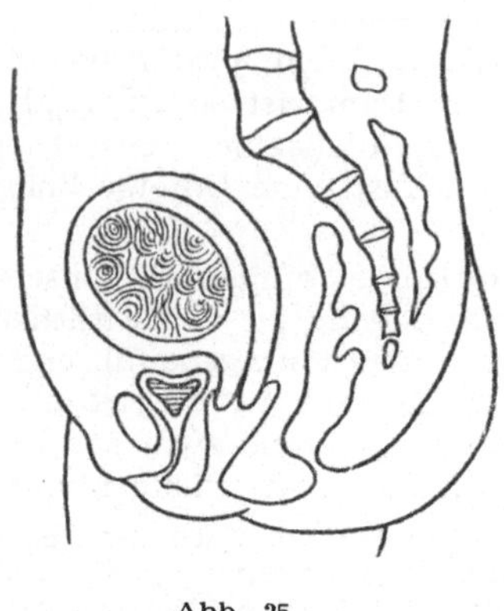

Abb. 25.

Diagnose: **Interstitielles Myom des Corpus uteri.**

Differentialdiagnose: Der Größe, Form und Konsistenz nach könnte der Uterus auch einer Gravidität vom 4. Monat entsprechen. Die Menstruationsanamnese gestattet aber die Ausschließung dieser Möglichkeit. In unserem Falle ist die Differentialdiagnose leicht. Recht schwierig kann sie aber dann werden, wenn eine Patientin den Arzt absichtlich in die Irre führen will und die Amenorrhoe bei Gravidität verschweigt. Nur die gewöhnlich weichere Konstistenz des Uterus in der Schwangerschaft, vor ein deutlich nachweisbarer Konsistenzwechsel, kann vor Täuschungen bewahren. In Zweifelsfällen lasse man die Aschheim-Zondeksche Reaktion anstellen (vgl. Leitf. d. Geburtshilfe).

Noch schwieriger werden die Verhältnisse, wenn es sich um ein abgestorbenes Ei handelt (Blutmole) und dann die Blutungsanamnese in die Irre führen kann, zumal auch die Konsistenz des Uterus für die Differentialdiagnose nicht verwertbar ist. Nur die Feststellung einer vorhergegangenen Amenorrhoe sichert hier die Entscheidung; ebenso kann eine Gravidität neben Myom bestehen. Bei einem bis über den Nabel reichenden Tumor ergibt sich die Differentialdiagnose gegen Gravidität evtl. aus dem Nachweis kindlicher Teile oder Herztöne, doch können hier bei der Komplikation mit Blasenmole zuweilen Schwierigkeiten entstehen. Die Entscheidung in solchen Fällen erfordert große Erfahrung, gute Untersuchungstechnik, oftmals auch längere Beobachtung.

Um den Sitz des Myoms (Vorder- oder Hinterwand?) festzustellen, müßte man die Sonde zu Hilfe nehmen, falls nicht der Abgang der Ligg. rot. an der Vorderwand des Uterus tastbar ist und dadurch klar wird, daß die Auftreibung, mithin das Myom, der Hinterwand angehören muß. Eine Sondierung zu solch diagnostischen Zwecken ist dem praktischen Arzt zu widerraten.

Prognose und Therapie siehe S. 116f.

Fall 36.

36jährige Frau, die dreimal, zuletzt vor 4 Jahren, geboren, seitdem zweimal im 3. Schwangerschaftsmonat abortiert hat, kommt mit der Klage über verstärkte, unregelmäßige und schmerzhafte Menstruation. Letzte Menstruation: vor zwei Tagen zu Ende. Die Frau ist sichtlich ausgeblutet.

Auf genaueres Befragen hören Sie: Menstruation bis zum 32. Jahre regelmäßig vierwöchentlich, 3 bis 4 Tage, von normaler Stärke, ohne besondere Beschwerden. Seit 4 Jahren schon ist die Menstruation etwas stärker gewesen, hätte 4 bis 5, in den letzten beiden Jahren sogar 6 Tage gedauert. Schon vor einem Jahre trat jedoch eine auffallende weitere Verstärkung und Verlängerung der Blutung auf, die zuletzt 7 bis 8 Tage anhielt und mit Abgang von kleineren und größeren Blutklumpen verbunden war. Zuweilen kam nach einer Pause von 2 bis 3 Tagen eine neuerliche, wenn auch schwächere Blutung, die 3 bis 4 Tage, aber auch eine Woche und noch länger in wechselnder Stärke anhielt. Im letzten halben Jahre dauerte die Regel oft nahezu 3 Wochen, wenn auch nach der 1. Woche die Blutung wesentlich geringer war als eine normale Menstruationsblutung. Selten sei die Regel schon vorzeitig aufgetreten. Seit über einem Monat blutet sie nun dauernd in bald abnehmender, bald zunehmender Stärke und sei dadurch so heruntergekommen, daß sie sich oft kaum auf den Beinen halten könne. An den blutungsfreien Tagen besteht seit ½ Jahr starker Ausfluß. Vor 2 Jahren trat schon einmal wehenartiger Schmerz während der Menstruation auf, der sich seitdem öfters wiederholte und namentlich bei den letzten drei Blutungen höheren Grad erreicht hätte.

Auffallend in der Anamnese ist zunächst, daß die Frau die 3mal normal geboren hat, in den folgenden 4 Jahren zwar 2mal konzipiert, aber jedesmal im 3. Monat schon abortiert hat. Diese Tatsache gewinnt erhöhte Bedeutung durch das in der gleichen Zeit beobachtete Auftreten von immer stärkeren Menorrhagien, zu denen sich seit 1 Jahr auch Metrorrhagien gesellten. Gerade dieser Sachverhalt und die früher nicht bestehende Schmerzhaftigkeit der Menstruation macht die Anamnese charakteristisch.

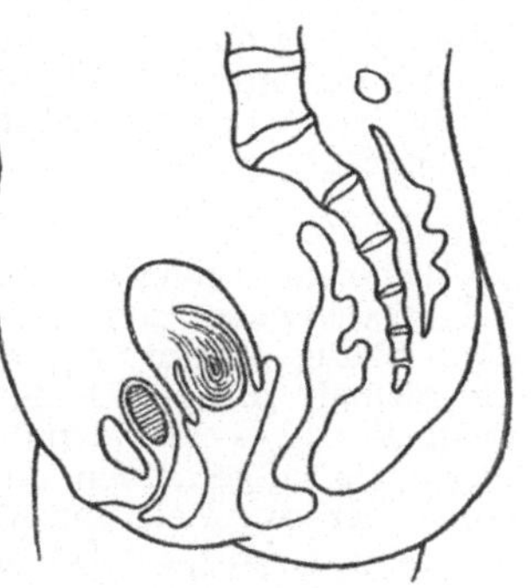

Abb. 26.

Befund: Mp. Alter Dammriß, blasse Schleimhaut, Scheide fingerlang, Portio breit, kurz, Muttermund dicksaumig, etwa dreimarkstückgroß; dicht oberhalb desselben im Cervicalkanal die untere Hälfte eines etwa mandarinengroßen, harten Tumors von glatter Oberfläche tastbar, der das Collum uteri ballonartig auftreibt. An der vorderen Circumferenz kann der Finger nur bis etwa zum Äquator des Tumors gelangen, hinten läßt sich dieser noch etwas höher umgreifen. Uterus anteflektiert, Corpus gänseeigroß, im Dickendurchmesser etwa auf das Doppelte der Norm vergrößert (siehe Abb. 26). Adnexe normal.

Diagnose: **Submuköses Myom** mit beginnenden Austreibungserscheinungen.

In unserem Falle ist die Diagnose leicht. In anderen Fällen, in denen das Myom nicht direkt tastbar ist, kann man ein solches höchstens vermuten, wenn die Cervix in toto aufgetrieben ist. Höher oben in der Corpushöhle sitzende Myome sind durch die Palpation von intramuralen nicht zu unterscheiden. Doch spricht dann die anamnestische Erhebung von früher nicht bestehender Dysmenorrhoe und Metrorrhagien für ein submuköses Myom. Nicht submuköse Cervicalmyome bedingen fast regelmäßig eine mehr einseitige Volumzunahme des Uterushalses.

Die Erweiterung des Muttermundes in unserem Falle zeigt bereits in Gang befindliche Austreibungsbestrebungen. Abgesehen von den schon oben genannten Möglichkeiten, besteht in jedem solchen Falle bei Verzögerung der Austreibung die Gefahr einer Infektion mit folgender Verjauchung des Myoms (stinkender kopiöser Ausfluß evtl. Fieber, bei weiterer Vernachlässigung Allgemeininfektion).

Differentialdiagnostisch ist bei kleinen submukösen Tumoren evtl. ein Cervicalabort in Frage zu ziehen. Die Anamnese (kürzere oder längere Amenorrhoe vor Eintritt von Blutungen) und die andersartige Konsistenz des Eies ermöglichen die richtige Diagnose. Schwieriger kann die Entscheidung gegenüber Blutmolen sein. Von Schleimhautpolypen unterscheiden sich auch diese gestielten und lang ausgezogenen submukösen Myome (= fibröse Polypen) durch ihre Härte wie die glatte Oberfläche, während Schleimhautpolypen meist gelappt erscheinen.

Therapie siehe S. 116.

Fall 37.

41jährige kinderlose Frau sucht Ihre Hilfe wegen seit langer Zeit bestehender, seit ½ Jahr stärker gewordener Blasenbeschwerden: häufig Harndrang, dabei Schwierigkeit der Harnentleerung, die oftmals nur in kleinen Portionen und unter starkem Pressen möglich ist. — Menstruation: regelmäßig vierwöchentlich, 6 Tage, stark, im allgemeinen ohne wesentliche Beschwerden. Blasenbeschwerden zur Zeit der Menstruation stärker.

Sie untersuchen der Miktionsbeschwerden wegen zuerst den Harn. Beim Katheterisieren mit einem gewöhnlichen Glaskatheder stoßen Sie aber bald auf Widerstand, der so groß ist, daß es Ihnen nicht ratsam erscheint, weiter vorzudringen. Erst mit einem stark gebogenen Metallkatheter gelingt es unter starkem Senken des in Ihren Fingern befindlichen Endes über das Hindernis hinwegzukommen und 50 ccm klaren Harns zu entleeren, der bei der mikroskopischen und chemischen Untersuchung sich als normal erweist.

Spiegelbefund: Ergibt nichts Besonderes.

Tastbefund: Portio nach hinten verlagert, geht nach oben in einen fast faustgroßen, das Becken bis zur Symphyse ausfüllenden harten Tumor über, der dicht oberhalb der Symphyse in breitem Zusammenhang mit dem Uteruskörper steht. Der Fundus ist deutlich abgrenzbar, der obere Corpusabschnitt erscheint für ein Np. wesentlich zu dick; dicht hinter dem Fundus eine walnußgroße und zwei kleinere Vorteibungen tastbar, nach re. hin ein ovoider, über gänseeigroßer harter Tumor, der durch einen dicken Stiel mit dem re. Uterushorn verbunden erscheint (s. Abb. 27). Adnexe frei.

Diagnose: **Uterus myomatosus.** Vorwiegend subseröse, wahrscheinlich auch ein oder mehrere intramurale Knoten.

Auch in diesem Falle ist die Diagnose leicht. Die deutliche Zugehörigkeit der Tumoren zum Uterus läßt zusammen mit ihrer Härte gar keine andere Diagnose zu. Sie sehen auch, daß subseröse Myome gar keine besonderen Symptome machen: nur der eine Tumor, der infolge seines Wachstums gegen die Symphyse die Harnröhre bzw. den Blasenhals komprimiert, hat zu charakteristischen Beschwerden (sog. Verdrängungserscheinungen) geführt.

Die in mäßigen Grenzen sich haltenden Menorrhagien sind wahrscheinlich auf das gleichzeitige Vorhandensein intramuraler Knoten zurückzuführen.

Differentialdiagnose: Schwierig kann gelegentlich die Unterscheidung eines nur durch einen dünnen Stiel noch mit dem Tubenwinkel des Uterus zusammenhängenden subserösen Myoms von einem Ovarialtumor sein. Die harte Konsistenz spricht für Myom, besonders aber die Härte der Stielverbindung. Denn selbst bei soliden Ovarialtumoren ist die Stielverbindung weich, dünn, die Beweglichkeit des Tumors meist größer.

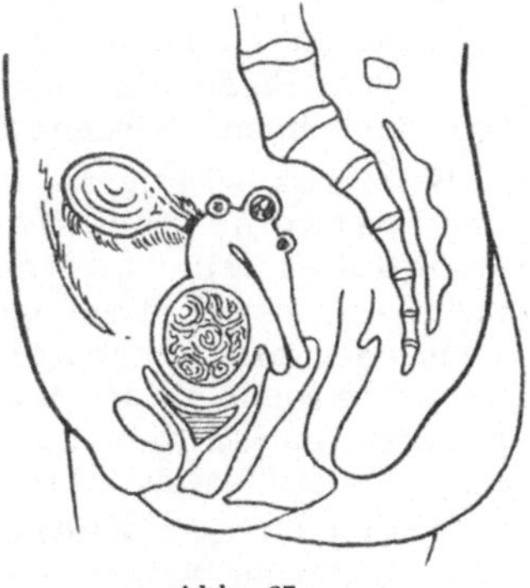

Abb. 27.

Retrouterin entwickelte subperitoneale Myome können von andersartigen Tumoren oder Exsudaten bzw. einer Haemotocele retrouterina, abgesehen von der Anamnese, durch die deutliche Verbindung mit dem Uterus und andersartige Konsistenz wie das Verhalten der Sacrouterinligg. unterschieden werden (vgl. die betreffenden Kapitel).

Die Diagnose auf intraligamentäre Entwicklung eines Myoms wird gestellt aus der Verbindung mit der Seitenkante des Uterus. Gewöhnlich ist der Fundus uteri deutlich median von dem Tumor abgrenzbar und der Uterus in toto nach der gegenüberliegenden Seite des Beckens verdrängt.

Da es mir auf dem zur Verfügung stehenden Raum unmöglich ist, alle Komplikationen der Myome an Hand klinischer Beispiele zu behandeln, muß einiges Wichtigere anhangsweise angefügt werden.

Wie schon unsere drei Fälle zeigen, führen Myome am häufigsten im 4. bis 5. Lebensjahrzehnt zu Erscheinungen, die ärztliche Hilfe erheischen.

Die gegenüber der normalen Uteruswand meist harte Konsistenz der Myome kann durch prämenstruelle Auflockerung, durch Ödem, myxomatöse Erweichung, ausnahmsweise durch kavernöse oder teleangiektatische Gefäßwucherung, durch starke Verfettung ganz oder teilweise herabgesetzt, durch besonderes Hervortreten des Bindegewebes, durch ausgedehnte hyaline Umwandlung der Muskelzellen, durch Verkalkung noch gesteigert werden.

Im Anschluß an Geburten oder Fehlgeburten kommt es nicht selten zur Nekrose eines Myoms mit mehr oder minder weitgehender Erweichung, an die bei Infektionsgelegenheit die Verjauchung und Vereiterung sich anschließen kann — klinisch vor allem an Temperatursteigerung, Schmerzhaftigkeit der früher schmerzlosen Tumoren erkennbar. Besonders kann auch im Anschluß an eine Abrasio die Vereiterung von Myomen eintreten, während bei submukösen Tumoren eine solche auch spontan eintritt, wenn bei teilweiser Eröffnung des Muttermundes zum Eindringen von Scheidenkeimen Gelegenheit gegeben ist.

Besonders wichtig ist die Tatsache, daß bei 2% aller Myome eine sarkomatöse Umwandlung (Myosarkom) eintritt; vermutbar aus auftretender Schmerzhaftigkeit und raschem Wachstum bis dahin ziemlich unverändert gebliebener oder doch nur langsam sich vergrößernder Tumoren; besonders wenn dieses Wachstum erst im Klimakterium sich bemerkbar macht, während gewöhnliche Myome in dieser Lebensperiode meist etwas schrumpfen.

Therapie der Myome. Myome, die keinerlei Symptome machen, bedürfen keiner Behandlung, jedoch in Hinsicht auf die Möglichkeit der genannten Komplikationen einer zeitweisen Kontrolle.

Sicher nur durch Myom veranlaßte, nicht zu heftige und zu lang dauernde Menorrhagien können zunächst symptomatisch mit Stypticis behandelt werden. Als solche können versucht werden: Secacornin 3mal tgl. 20 gtt. oder Neo-Gynergen 3mal tgl. 8 gtt., Tinct. haemostyptica 3mal 1 bis 2 Teelöffel, Erystypticum „Roche" flüssig, 3mal 20 bis 30 gtt., Stypticin- oder Styptol-Tabletten 3mal tgl. 0,05. Alle diese Mittel sind schon 8 Tage vor Eintritt der Menses und während derselben zu nehmen. Wo sie versagen — und das ist ja nicht selten der Fall —, versucht man evtl. die vaginale Einführung von Tampospumantabletten, die sich gelegentlich sehr gut bewähren. Versagen auch diese, dann bleibt nichts übrig, als eine momentane starke Blutung durch eine feste, die ganze Scheide anfüllende Tamponade mit sterilen Wattekugeln oder eine Kußmaulsche Staffeltamponade, die 16 bis 24 Stunden liegenbleibt, zu beherrschen.

Die Jahr für Jahr wiederholten Badekuren in Tölz, Münster a. St., Kreuznach, Franzensbad haben zuweilen einen günstigen Einfluß auf durch ungünstig sitzende Myome ausgelöste, namentlich dysmenorrhoische Beschwerden, bewirken ab und zu vielleicht auch eine Einschränkung des Wachstums; am regelmäßigsten ist der günstige Einfluß auf den körperlichen Allgemeinzustand.

Alles das sind aber heute nur mehr Verfahren, die bei nicht zu großen, lange Zeit unverändert bleibenden Myomen mit nicht zu lange dauernden Menorrhagien, von denen die Patientin nach längstens 8 Tagen sich wieder völlig erholt, dann versucht werden können, wenn aus irgendwelchen Gründen eine andere Therapie fürs erste nicht durchführbar erschien. Sobald sich die Menorrhagien so verstärken oder verlängern, daß eine Anämie sich zu entwickeln droht (also bei intramuralen und sehr frühzeitig oft selbst bei kleinen submukösen Myomen), ferner in allen Fällen, in denen rasches Wachstum des Uterus abnorme Schmerzhaftigkeit oder Fieber Verdacht auf Malignität oder Degeneration erwecken müssen, endlich in allen Fällen, in denen Verdrängungserscheinungen Abhilfe verlangen — von seltenen Vorkommnissen zunächst ganz abgesehen —, ist für den praktischen Arzt die Notwendigkeit gegeben, die Behandlung in spezialistische Hände überzuleiten. (Vor der noch vielfach geübten Abrasio bei Myomen sei wegen der Gefahr anschließender Nekrose oder Verjauchung ausdrücklich gewarnt.)

In welcher Art die Behandlung der verschiedenen Formen von Myomen dann am besten durchgeführt wird, soll hier nicht ausführlich erörtert werden. Nur das Prinzipielle sei kurz erwähnt.

Im allgemeinen wird in allen Fällen, in denen noch auf Kindersegen gerechnet wird, überhaupt die Möglichkeit einer Wiederherstellung oder Erhaltung der Zeugungsfähigkeit besteht, bei sehr großen subserösen, bei submukösen Myomen, in allen Fällen, in denen Verdrängungserscheinungen bestehen oder Verdacht auf Malignität bzw. andere Komplikationen auftaucht, nur eine operative Behandlung (Enucleation, supravaginale oder Totalexstirpation des Uterus. Abtragung von subserösen oder submukösen Myomen) in Frage kommen. In allen anderen Fällen tritt heute als konkurrierendes und bei guter Technik gleichwertiges Verfahren die Röntgentiefenbestrahlung in ihr Recht. Im einzelnen stellen die verschiedenen Gynäkologen sich noch verschieden zu der Frage der Abgrenzung zwischen operativer und Bestrahlungstherapie. Ich persönlich ziehe bei Frauen unter 45 Jahren bei günstigem Allgemeinzustand die operative Therapie vor, weil sie die Erhaltung der Ovarien ermöglicht und unsere guten Erfolge uns zu dieser Stellungnahme berechtigen.

B. Bösartige Geschwülste.

Fall 38.

38jährige Frau, die sechsmal geboren hat, kommt mit der Klage, seit $^1/_4$ Jahr an Blutungen und Ausfluß zu leiden. Nicht allein dauert die sonst regelmäßige Menstruation statt 4 bis 5 jetzt 6 bis 7 Tage, wenn auch an den beiden letzten Tagen mehr in Form von blutig gefärbtem Ausfluß, sondern es treten auch gelegentlich zwischen den Perioden im Anschluß an den Coitus, nach

Heben eines schweren Waschkorbes, starkem Pressen bei der Defäkation, ja wiederholt selbst nach wegen des Ausflusses vorgenommenen Scheidenspülungen Blutungen auf. Die Blutung sei nie sehr stark, höre auch nach ein paar Stunden wieder auf, doch wäre dann noch 1 bis 2 Tage der Ausfluß blutig verfärbt. Dieser besteht schon über 1/2 Jahr, sei aber in letzter Zeit stärker, dabei dünner und seit etwa 3 bis 4 Wochen stark übelriechend geworden. Anamnese in allen übrigen Punkten o. B.

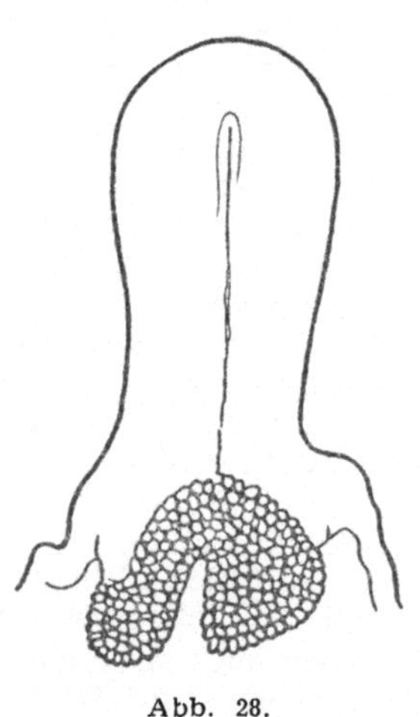

Abb. 28.

Diese Erzählung der Frau ist recht charakteristisch und in solcher Klarheit erst nach eingehendem Befragen zu erhalten.

Befund: Äußeres o. B. Alter Dammriß. Beim Einführen des Fingers stößt man auf einen plump polypös aus der Substanz der Portio hervorragenden Tumor mit rauher, feinwarziger („blumenkohlartiger") Oberfläche, der bei mäßigem Fingerdruck deutlich abbröckelt und blutet (siehe Abb. 28). Spiegelbefund bestätigt den Tasteindruck. Die Oberfläche des Tumors ist grau-weiß, schmierig belegt, an der Stelle, wo der Finger gedrückt hat, kommt frisch blutendes markig aussehendes Gewebe zum Vorschein. Die äußere Oberfläche der Portio ist ganz glatt, der Uterus retrovertiert, nach allen Richtungen frei beweglich, entsprechend groß, die Ovarien beiderseits normal. Bindegewebe überall zart, nicht verändert.

Diagnose: **Carcinoma cervicis.**

In diesem Falle lassen Anamnese, Form und Oberflächenbeschaffenheit des Tumors wie das sehr charakteristische Bröckeln und Bluten bei der Betastung keinen Zweifel an der Diagnose.

Viel schwieriger ist die Entscheidung in Fällen, in denen die Wucherungen noch kaum über die Oberfläche vorspringen und einer grob papillären Erosion ähnlich sehen. Ferner können zuweilen kleine multiple Schleimpolypen der Cervix, follikuläre Hyperthrophie oder die seltenen spitzen Condylome der Portio ein beginnendes Blumenkohl-Ca. vortäuschen. Noch schwieriger sind oft carcinomatöse Ulcera der Portio von anderen Geschwüren (Decubital-, syphilitischen, tuberkulösen Geschwüren, letztere zeigen in seltenen Fällen papilläre Formen) zu unterscheiden. Zur Differentialdiagnose ist in allen derartigen Fällen die Probeexcision mit nachfolgender mikroskopischer Untersuchung erforderlich. Die mikroskopische Diagnose erfordert aber in Anfangsfällen große Erfahrung. Man mache lieber 50 mal umsonst eine Probeexcision als einmal zu wenig.

Prognose und Therapie vergleiche Seite 121.

Fall 39.

51jährige Frau, die fünfmal geboren, dreimal abortiert hat. Bis zum Beginn des 50. Lebensjahres Menses regelmäßig, vierwöchentlich 4 bis 5 Tage, mittelstark, ohne Beschwerden. Dann blieb die Menstruation einmal 2 Monate, darauf über 3 Monate weg, trat dann stärker als vorher ein. Bereits 3 Wochen später kam es zu einer neuerlichen, weniger starken, nach 3 Tagen aufhörenden, weitere 10 Tage später zu einer sehr starken, jedoch nach $1^1/_2$ Tagen wieder behobenen Blutung. Der befragte Arzt beruhigte die Pat. und verschrieb unter Hinweis auf die Wechseljahre Tropfen, die auch augenscheinlich Erfolg hatten, da danach erst nach einer Pause von 7 Wochen wieder eine allerdings starke und 6 Tage anhaltende Blutung auftrat. Seitdem, also seit etwa $^1/_4$ Jahr, litt Pat. auch an Ausfluß, der bald reichlicher, bald spärlicher, häufig blutig verfärbt war. Die starke Blutung hatte zunächst vollständig aufgehört, nur im Anschluß an Kohabitation, Anstrengung der Bauchpresse u. dgl. trat manchmal etwas Blutabgang ein, der aber nach ein paar Stunden gewöhnlich sistierte.

Seit $^3/_4$ Jahren ist der Ausfluß fast stets stark, sieht bald mehr hellgrau, bald mehr fleischwasserartig aus und wurde in den letzten Monaten stark übelriechend. Vor 2 Monaten traten im Anschluß an eine Verkühlung, Blasenbeschwerden, Kreuzschmerz und Schmerzen in der re. Unterbauchseite auf, die als rheumatisch gedeutet, auf mehrtägige Bettruhe, Trinken von Lindenblütentee und auf warme Umschläge sich besserten. Nach kurzer Zeit indes verschlimmerten sich dieselben so, daß Pat. oft kaum gehen kann und auch im Schlaf nicht selten durch ein blitzartiges schmerzhaftes Zucken im Unterleib gestört wird.

Der Schmerz ist die unmittelbare Veranlassung, daß die Pat. Ihren Rat sucht. Nebenbei klagt die Pat. über starke Abmagerung, welche sie auf die durch die heftigen Schmerzen herabgesetzte Appetenz bezieht.

Auch diese Anamese ist in ihrer Gesamtheit verdächtig. Bei der Untersuchung der übrigens indolenten und körperlich vernachlässigten, etwas verfallen aussehenden, sichtlich abgemagerten Patientin stört Sie sofort der höchst üble Geruch eines sanguinolenten dünnen Ausflusses, der die Vulva verschmiert. Vulvaschleimhaut fleckig gerötet, Scheide weit, glatt.

Tastbefund: An der Stelle der Portio findet sich ein zweifingergliedtiefer Krater, vgl. Abb. 29, dessen Wand von leicht bröckelnden, blutenden, zum Teil als schmieriger Brei am Finger haftenden Massen gebildet wird und dessen Ränder die Muttermundslippen bilden, die jedoch kaum vom Scheidungsgrund sich absetzen. Uterus anteflektiert, wenig beweglich. Adnexe nicht erreichbar, da re. und li. vom Uterus eine harte Resistenz die Betastung erschwert.

Recto-vaginal findet man im Anschluß an das Collum uteri li. das ganze Lig. cardinale und sacrouterinum bis an die Beckenwand starr infiltriert, während re. nur die dem Uterus benachbarten Partien des Sacrouterinlig. und Parametriums ein wenig derber erscheinen. Danach besteht kein Zweifel an der

Diagnose: **Carcinoma cervicis, progrediens in parametr. sin.** (et dextr.?), **inoperabile.**

Hier handelt es sich um eine andere Form von Cervix-Ca. die leider die häufigere und tückischere ist. Sie beginnt als carcinomatöse Infiltration der Wand des Uterushalses, läßt häufig zunächst die Oberfläche der Muttermundslippen unverändert und macht im Beginn kaum mehr Symptome als ein wenig Ausfluß. Erst wenn Zerfallserscheinungen und damit stärkerer Ausfluß und Blutungen sich einstellen oder die Oberfläche der Portio mitergriffen wird und nun wie beim Blumenkohl aus verschiedensten Anlässen Blutungen auftreten, der rasch fortschreitende Zerfall zu jauchigem reichlichen Ausfluß führt — erst dann kommen solche Patientinnen zum Arzt. Diese Entwicklung dauert bald kürzer, bald länger. Indolente, unreinliche oder sehr ängstliche und schamhafte Frauen warten aber zuweilen noch dann. In anderen Fällen erlebt man leider auch heute noch, daß einzelne Ärzte ohne innere Untersuchung Spülungen und Tropfen gegen den Ausfluß verordnen und so der Zeitpunkt verpaßt wird, in dem aussichtsreiche Hilfe noch möglich wäre.

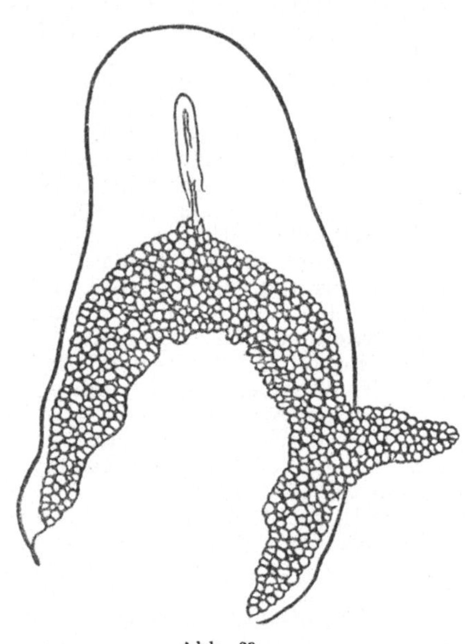

Abb. 29.

Dann passiert es, daß erst die oft recht heftigen Schmerzen, die sich einstellen, wenn das Ca. durch einfaches Fortwuchern das nervenreiche Beckenbindegewebe erreicht, die Frauen neuerlich zum Arzt treiben.

Die Ausbreitung des Ca. erfolgt meist kontinuierlich, entlang den Lymphwegen nach allen Seiten, und kann so auf Scheide, Blase, Rectum (unter Entstehung von Blasen-Scheiden-, Rectum-Scheidenfisteln) übergreifen. Vor allem und am frühesten erkrankt gewöhnlich das parametrane Bindegewebe, wie auch in unserem Fall. Entweder wächst dabei das Ca. durch die ganze Dicke der Cervixwand ins Bindegewebe hinein, oder es bleibt das Bindegewebe zwar frei von Ca. und nur die in ihm und weiter oben in den großen Gefäßen gelegenen regionären Lymphdrüsen erkranken. (Vgl. Abb. 5). Bei Erkrankung des Parametriums selbst sind meistens auch die weiter entfernt liegenden Drüsenstationen in die Erkrankung einbezogen.

Zuweilen ist übrigens die Verdickung des Bindegewebes nur eine entzündliche — das trifft gerade bei den jauchenden, große Zerfallshöhlen bildenden Formen häufig zu. Durch die bloße Betastung kann man Entzündung und Ca.-Infiltration nicht unterscheiden; zuweilen erkennt man erstere aber daran, daß nach einer die Jauchung und den Zerfall beseitigenden Behandlung des vermeintlich inoperablen Ca. die Infiltrate zurückgehen. Handelt es sich dagegen um eine carcinomatöse Erkrankung des Bindegewebes, so nimmt dieselbe immer mehr zu, bis schließlich das ganze Becken wie ausgemauert erscheint und nach Kompression beider Ureteren die Kranken an Urämie zugrunde gehen, sofern nicht schon vorher die fortschreitende Kachexie oder Metastasen in Leber, Lunge usw. oder eine allgemeine Sepsis sie erlöst haben. Je nachdem entwickeln sich vorher infolge von Durchbruch des Ca. in Blase und Mastdarm Fisteln, welche ihrerseits den Zustand der Kranken noch schrecklicher machen.

In diesem letzten Stadium sind die Kranken nicht nur von den fürchterlichsten Schmerzen Tag und Nacht gepeinigt, sondern befinden sich auch noch dadurch in besonders bejammernswerter Lage, daß der oft ganz unerträgliche Geruch, welchen sie weithin verbreiten, selbst die nächsten Verwandten von ihnen fernhält und dadurch ihre Stimmung verelendet.

Die Prognose des Uterus-Ca. ist in jedem Fall eine sehr ernste. Das ist um so schwerwiegender, als die Zahl der Erkrankungen eine recht große ist (in Deutschland 12 000 bis 15 000 im Jahre) und die meisten Fälle Frauen im 5. Lebensjahrzehnt betreffen. Von allen an Uterushals-Ca. leidenden Frauen sind etwa 60—70 % dem Tode verfallen, der durchschnittlich im Laufe von zwei Jahren eintritt. Nur 30—40 % können, so wie die Verhältnisse bis heute lagen, dauernd geheilt werden, während bei etwa ebenso vielen Frauen das Leben wenigstens verlängert werden kann. Zweifellos aber könnte diese Zahl auf mindestens 50 bis 60 %, vielleicht noch mehr erhöht werden, wenn möglichst alle Frauen mit Ca. in einem Stadium zur Behandlung kämen, in welchem die Erkrankung noch auf den Uterus selbst beschränkt ist.

Die Therapie des Collum-Ca. besteht in der radikalsten Operation, die nicht allein den Uterus mit Adnexen und größere Abschnitte der Scheide, sondern auch möglichst vollständig das erkrankte oder erkrankungsverdächtige Beckenbindegewebe und die regionären Lympdrüsen zu entfernen sucht. Natürlich sind das gefährliche Operationen, die aber trotzdem bei erfahrenen Operateuren und in Fällen, die keine eingreifenden Nebenoperationen an Blase, Darm erfordern, mit einer primären Mortalität von nicht mehr als 8 bis 10 % belastet sind. Die Schilderung der Operationstechnik gehört nicht hierher.

Je früher ein Fall zur Operation kommt, um so weniger gefährlich und aussichtsreicher ist die Operation, während in allen Fällen, in denen das Ca. die Grenzen des Uterus schon überschritten hat, die Gefahr des Rezidivs droht. **Die Aufgabe der praktischen Ärzte, an der Bekämpfung des Ca. durch möglichst frühzeitige Erkennung desselben und Überweisung der Kranken in geeignete Behandlung**

mitzuwirken, ist deshalb eine ungeheuer wichtige und verantwortungsvolle. Dazu gehört nicht allein eine sorgfältige digitale und Spiegeluntersuchung jeder über Ausfluß oder Blutungen klagende Frau, sondern auch die Sondenbetastung der Cervixwand, Vornahme der Probeexcision in jedem irgendwie verdächtigen Fall. Wer dazu nicht die nötige Übung hat oder in der gynäkologischen Diagnostik und Untersuchungstechnik unsicher ist, möge lieber zu ängstlich als zu lax sein und lieber zehnmal eine Frau als ca.-verdächtig einem Fachgynäkologen zuweisen, als auch nur durch ein Versehen sich mit der Schuld eines verlorenen Menschenlebens belasten.

Aber auch der scheinbar ganz verzweifelt liegende und inoperable Fall ist heute noch der Klinik zuzuführen. Durch weitgehende Excochleation der Ca.-Massen und nachfolgendes Ausglühen des Trichters, durch daran angeschlossene längere Strahlenbehandlung läßt sich heute weitgehende Besserung und oft lang anhaltender Stillstand der Erkrankung erzielen. Ebenso vermag die Strahlenbehandlung bereits heute als Nachbehandlung nach der Operation die Rezidivgefahr herabzusetzen und hat damit auch die Grenze der Operabilität weiter zu stecken erlaubt. Vielleicht ist die Strahlenbehandlung sogar berufen, in der Ca.-Therapie noch weitergehende Umwälzungen zu bringen und die operative Behandlung ganz zu verdrängen. Jedenfalls erfordert sowohl die operative wie die Strahlenbehandlung des Carcinoms außerordentliche Erfahrung und Kunst. Der praktische Arzt tut gut, seine Patientinnen hinsichtlich der Therapie nicht in dem einen oder anderen Sinne zu beeinflussen, sondern diese Entscheidung der Klinik zu überlassen, die sein oder der Patientin besonderes Vertrauen genießt.

Fall 40.

58jährige Frau, die viermal geboren hat, klagt seit einigen Monaten über Ausfluß. Außerdem hätte sich in den letzten 2 Monaten mehrmals „das Blut wieder gezeigt", nachdem schon vor Jahren die Menopause eingetreten sei.

Befund: Senil geschrumpfte Vulva, glatte Scheide mit niedrigen straffen Scheidengewölben, stumpfwinklig anteflektiertem Uterus mit einem Corpus, das an Größe der Zahl der Geburten entsprechen würde, sich aber im Gegensatz zu dem kleinen starren Collum weicher und ein wenig zu dick anfühlt. An den Adnexen nichts Besonderes.

Anamnese und Befund lassen mit großer Wahrscheinlichkeit die

Diagnose: **Carcinoma corporis uteri** stellen.

Ein so spät im Klimakterium auftretender, mit unregelmäßigen, nicht heftigen Blutungen einhergehender Ausfluß ist an sich schon im höchsten Grade verdächtig. Gutartige klimakterische Blutungen treten meist schon viel früher auf, ferner sind sie gewöhnlich viel heftiger. Vor allem ist hier auffällig das Zusammentreffen mit einer Vergrößerung und Konsistenzverminderung des Corpus uteri, das bei einer schon acht Jahre in der Menopause befindlichen Frau normaliter bereits beträchtlich kleiner geworden sein müßte.

In anderen Fällen, namentlich im Beginn der Erkrankung, sind die Symptome des Corpus-Ca. keineswegs so deutlich. Man halte sich aber daran: **jede klimakterische Blutung ist solange auf Corpus-Ca. verdächtig anzusehen, bis nicht einwandfrei das Gegenteil bewiesen ist.** Dazu ist in den meisten Fällen ein Probeabrasio notwendig.

Die Prognose des Corpus-Ca., das etwa 10 % aller Uterus-Ca. ausmacht, ist insofern wesentlich günstiger, als es sich gewöhnlich langsamer entwickelt, das Blutungssymptom im höheren Alter mehr Aufmerksamkeit und Unruhe bei der Patientin erweckt und Metastasen wie das Befallen der zugehörigen Drüsenstationen relativ sehr spät erfolgen.

Die Therapie besteht in der Entfernung des Uterus und seiner Adnexe auf vaginalem oder abdominalem Wege.

Anhangsweise seien hier noch ein paar Daten über das Sarkom und Chorioepitheliom gebracht, die beide zu den seltenen malignen Erkrankungen gehören.

Das Sarkom

tritt entweder als Schleimhaut- oder als Wandsarkom auf, häufiger im Corpus als in der Cervix.

Ersteres bildet entweder diffuse oder mehr polypöse, langsam in die Muskulatur vordringende Wucherungen, die beim Cervixsarkom zuweilen traubenförmig in die Scheide hinuntergewucherte Massen darstellen.

Die Symptome bestehen in Blutungen, Ausfluß, später tritt hinzu die Kachexie. In den Anfangsstadien sind auch diese Symptome so uncharakteristisch, daß nur die sorgfältigste mikrospische Untersuchung der ausgeschabten Schleimhaut die Differentialdiagnose gegenüber harmlosen Endometritiden und der Metropathia haemorrhagica ermöglicht.

Die Prognose hängt davon ab, ob frühzeitig radikal operiert werden kann oder nicht.

Das Wandsarkom tritt selten primär auf, sondern stellt meist ein sarkomatös entartetes Myom dar[1]). Auch die Symptome sind die gleichen wie beim Myom. Neben raschem Wachstum, besonders nach der Menopause, und unter Wiederauftreten von Blutungen spricht eine starke Schmerzhaftigkeit myomatöser Tumoren für eine solche Entartung.

Therapie: Radikaloperation mit Nachbestrahlung zur Verminderung der Rezidivgefahr.

Das Chlorioepitheliom

stellt eine vom embryonalen Chorionepithel ausgehende, destruierend ins Uterusgewebe vordringende und oft sehr frühzeitig selbst in entfernten Organen, besonders in den Lungen, Metastasen

---

[1]) Vgl. S. 116.

machende Neubildung dar, die sich aus zurückbleibenden embryonalen Zellen nach einer normalen Geburt, häufiger nach Abort und besonders nach Ausstoßung oder Entfernung einer Blasenmole entwickelt.

Die Symptome, welche Verdacht auf Chorioepitheliom erwecken müssen, sind Unvollkommenheit der Rückbildung des Uterus, das Fortbestehen oder Wiederauftreten von Blutungen nach der Ausräumung, zuweilen unbestimmte Schmerzen im Becken, allgemeine Müdigkeit. Zur frühzeitigen Sicherung der Diagnose ist vielfach die Probeabrasio notwendig.

Therapie: Totalexstirpation mit Adnexen, Nachbestrahlung.

IV. Erkrankungen der Eileiter.

Entzündungen.

Fall 41.

26jährige Frau, die zweimal spontan geboren hat, leidet seit etwa 8 Wochen an heftigem eitrigen Ausfluß, fühlt sich auch sonst nicht wohl und verspürt öfters dumpfen brennenden Schmerz im Becken. Menses früher ganz normal, die beiden letzten Male stärker, länger, schmerzhaft. Seit der letzten, vor 3 Tagen beendeten Menstruation, die 7 Tage gedauert hat und von heftigen Kreuz- wie ziehenden Schmerzen im Becken begleitet war, fühlt sich Pat. ausgesprochen krank und hat mehrfach anfallsweise auftretende krampfartige Schmerzen besonders in der li. Unterbauchseite gehabt, so daß sie sich gestern zu Bett legen mußte. Beim Gehen, bei der Defäkation usw. dauernd dumpfer Schmerz.

Befund: Leichte fleckige Rötung am Introitus. Starker grüngelber eitriger Fluor, breiter Erosionssaum um die Muttermundslippen, eitrige Sekretion aus der Cervix. Im Sekret Go. nachweisbar. Uterus stumpf anteflektiert, normal groß, noch etwas weicher (postmenstruell!). Bei Bewegung desselben wie bei der Betastung der Tubenecken wird über starke Schmerzhaftigkeit geklagt. Tubenbündel bei der Betastung beiderseits außerordentlich empfindlich und anscheinend etwas verdickt. Die ein wenig tiefstehenden Ovarien leicht erreichbar, das linke etwas vergrößert (Corpus luteum?). Genauere Palpation der Adnexe wegen der Schmerzhaftigkeit ausgeschlossen. Temperatur 37,8°.

Was die Anamnese nahe legte, wird durch den Befund noch wahrscheinlicher, durch den Nachweis der Erreger im Sekret zur Gewißheit: es handelt sich um eine Go., welche die Frau offenbar von ihrem aus dem Felde auf Urlaub kommenden Mann akquiriert hat — eine leider nicht selten erhobene Anamnese in den Kriegsjahren.

Die außerordentliche Empfindlichkeit der Tubenecken des Uterus wie der augenscheinlich verdickten Tubenbündel — eine exakte Betastungsmöglichkeit besteht in solch frischen Fällen niemals, und erst nach Abklingen der akuten Erscheinungen kann man die Verdickung der Tuben nachweisen — gestattet aber noch die weitere Diagnose, daß die Go. bereits über den Uterus hinausgelangt ist und die Tuben ergriffen hat, vielleicht im Anschluß an die Menstruation, während welcher die Frau sich nicht ruhig halten konnte. Auch das wird sehr gewöhnlich beobachtet, daß unzweckmäßiges Verhalten während der Menses das Aufsteigen der Go. begünstigt. Das sofort im Anschluß an die Menstruation aufgetretene Krankheitsgefühl, die anfallweise exazerbierenden Schmerzen — Tubenkoliken — und der Tastbefund gestatten die ganz bestimmte

Diagnose: **Salpingitis bilateralis acuta gonorrhoica.**

Die Entzündung der Tuben ist in diesem Falle durch das Hineinwandern von Go. aus der Uterusschleimhaut in das Tubenlumen bedingt. Etwa 50% aller Salpingitiden (in großstädtischem Material bis zu 75 bis 90%) sind go. Ursprungs. Das Übergreifen auf die Tuben kann spontan erfolgen, wird aber durch unzweckmäßiges Verhalten bei der Uterus-Go. (fortgesetzten Geschlechtsverkehr, aktive Behandlung der akuten Cervix-Go. usw.) begünstigt. Von den übrigbleibenden Fällen sind etwa 20% durch den Tuberkelbacillus, der meist durch die Blutbahn, selten vom erkrankten benachbarten Peritoneum oder Uterus her direkt in die Tuben gelangt, 30% durch die gewöhnlichen Eitererreger einschließlich Bacterium coli, bedingt. Auch hier kommt häufig, z. B. im Anschluß an (kriminelle) Aborte oder irgendwelche unsauberen intrauterinen Eingriffe, besonders wieder nach Aborten und Geburten, der direkte Übergang vom Uteruscavum in das uterine Tubenostium in Frage, oder die Keime wandern von einem benachbarten appendicitischen Absceß ins Ostium abdominale ein; häufig aber auch dringen die Keime durch die Lymphbahnen in die Tuben vor. Ebenso können natürlich aus benachbarten, mit den Tuben verklebten Darmschlingen Keime in die Tubenwand eindringen; seltener ist die haematogene Deponierung von Eitererregern oder Bacterium coli (noch seltener Influenzabacillen, Pneumokokken, Typhusbacillen usw.) in den Tuben.

Anatomisch handelt es sich in so frischen Fällen um eine Entzündung der faltenreichen Tubenschleimhaut, die hochrot geschwellt ist und reichlich trüb-seröses oder dünn-eitriges Sekret absondert. Der Prozeß greift häufig auch auf die Muskelschicht und Tubenserosa über.

Prognose. Eine Ausheilung einer so frisch erkannten go. Salpingitis ist möglich, kann aber trotz zweckentsprechender Therapie nie vorhergesagt werden. Auch bei gut und frühzeitig behandelten Fällen kommt es oft zu schweren Formen der Tubenentzündung[1]), bei welchen eine völlige Ausheilung mit Wiederherstellung der Funktion meist unmöglich ist.

---

[1]) Vgl. Fall 43.

Therapie. Bei jeder akuten Salpingitis absolute Bettruhe. Mehrmals täglich stundenweise Eisblase auf den Leib, die sehr gut schmerzstillend wirkt, im übrigen Dunstumschlag. Sorge für leichte Stuhlentleerung. — Es empfiehlt sich ferner die Behandlung mit Sulfanomiden (vgl. S. 99). Ein Aufstehen ist erst erlaubt, wenn jede Druckschmerzhaftigkeit bei äußerer Betastung und innerer Untersuchung verschwunden ist und mindestens 6 bis 7 Tage die Temperatur ganz normal war.

Fall 42.

28jährige, seit 3 Jahren verheiratete Frau sucht Ihren Rat, weil sie gerne Kinder haben möchte. Die Frau fühlt sich vollkommen wohl, weiß auch von früheren Erkrankungen nichts zu berichten, außer daß sie in dem ersten Jahre ihrer Ehe viel an Ausfluß gelitten habe. Menses normal. Lediglich bei der Defäkation, besonders bei hartem Stuhlgang, bestehen oft dumpfe Schmerzen im Becken, namentlich links.

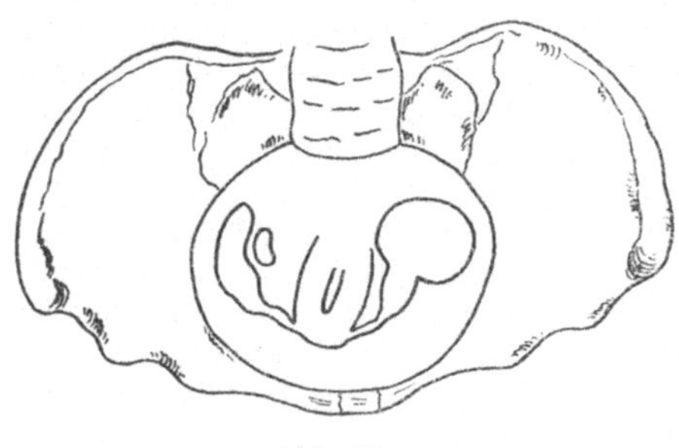

Abb. 30.

Befund: Np. Introitus o. B. Portio etwas hinter der Interspinallinie, etwa 2 cm li. von der Mittellinie. Uterus stumpf anteflektiert, stark antevertiert, nach re. geneigt, augenscheinlich verdrängt durch einen li. hinter ihm gelegenen, etwa apfelgroßen prall cystisch sich anfühlenden, nur wenig beweglichen Tumor. Das li. Tubenbündel ist etwa bleistiftdick, härter als normal, kaum empfindlich, wird nach außen zu weicher und dicker und scheint dann in den Tumor sich zu verlieren. Ein Ovarium ist neben dem Tumor nicht tastbar.

Re. ist das Tubenbündel ebenfalls verdickt und geht in einen wurstförmigen, gut daumendicken, schlaff cystischen und gut beweglichen Tumor über, an dessen innerem Rande eine harte Partie tastbar ist, die nach Form und Größe dem Ovarium entspricht (s. Abb. 30).

Recto-vaginal läßt sich feststellen, daß der li. Tumor allen Bewegungen des Darmes folgt und anscheinend an der Darmwand wie am Sacrouterinligament festsitzt. Das Bindegewebe ist frei von Veränderungen.

Auffallend ist hier schon das Mißverhältnis zwischen Befund und Beschwerden. Die erst auf näheres Befragen angegebenen Schmerzen vor und bei der Absetzung harter Skybala sind wohl aus der Verwachsung zwischen li. Tumor und Darm erklärbar.

Ist die Sterilität durch den Befund erklärt? Ich glaube ja, denn re. besteht wohl ein Verschluß der Tube; die charakteristische wurstförmige Gestalt, schlaff cystische Beschaffenheit des ganz beweglichen Tumors, die Verbindung mit dem Uterus durch das augenscheinlich verdickte Tubenbündel erlauben diese Annahme einer Sactosalpinx serosa.

Eitriger Inhalt ist nach dem Befund auszuschließen, auch für blutigen Inhalt (Hämatosalpinx) findet sich kein Anhaltspunkt.

Welcher Art aber ist der li. Tumor? Differentialdiagnostisch kommen in Frage ein Ovarialtumor oder Hydrosalpinx. Entscheidend für die Diagnose ist, trotzdem das li. Ovarium neben dem Tumor nicht getastet werden kann, 1. die Doppelseitigkeit des Prozesses, 2. der Nachweis des verdickten Tubenbündels auch auf der re. Seite. Wenn auch der Übergang der Tube in den Tumor palpatorisch nicht exakt nachweisbar ist, so sprechen doch diese Erhebungen wie die Anamnese und Sterilität zugunsten der Annahme einer Hydrosalpinx.

Diagnose: **Hydrosalpinx bilateralis.**

Ätiologie. Der Tubenverschluß (Sactosalpinx) ist die gewöhnlichste Folge jeder Art von Salpingitis. Derselbe kommt am abdominalen Ende dadurch zustande, daß die freien Tubenfransen durch den Zug der entzündeten Schleimhaut nach innen geschlagen werden und dann mit ihrer äußeren serösen Oberfläche verwachsen (auf der li. Seite kam es hier auch zur Verklebung und sogar zu Verwachsungen mit Darmserosa). Am uterinen Ostium genügt schon die Schleimhautschwellung, um die Tubenwände zur Berührung zu bringen, die nach Abstoßen von entzündetem Epithel ebenfalls verwachsen. Da das abdominale Tubenstück elastischer ist, wird es durch das sich ansammelnde Sekret stärker ausgedehnt, weshalb jede Sactosalpinx in der Regel nach dem abdominalen Ende zu keulen- oder retortenförmig verdickt erscheint.

Offenbar hat es sich in unserem Falle — wie die Geringfügigkeit der anamnestisch erhobenen Symptome lehrt — um eine sehr milde Form von (go.?) Salpingitis gehandelt, bei der es vielleicht überhaupt nicht oder nur circumscript und vorübergehend zur Eiterbildung kam. Infolge des Tubenverschlusses staut sich das entzündliche wie das normale Tubensekret an und bedingt die immer stärker werdende Auftreibung der verschlossenen Tube. Der Inhalt solcher beweglicher dünner Tubensäcke ist immer serös und in größeren Hydrosalpingen immer keimfrei (wichtig für die Therapie).

Symptome. Freibewegliche Hydrosalpingen machen gewöhnlich gar keine Beschwerden; nicht selten ist die durch sie verursachte Sterilität einzige Veranlassung, ärztlichen Rat aufzusuchen.

Wo bei Hydrosalpingen stärkere Beschwerden bestehen, rühren dieselben von pelviperitonitischen Adhäsionen her, durch welche sie mit dem hinteren Blatt des

Lig. latum, der Uterusserosa, Douglas-, Darm- oder Beckenwandperitoneum verlötet sein können. Die Adhäsionen sind ebenso wie die Hydrosalpingen selbst als Residuen einer abgelaufenen Salpingitis und der sie begleitenden Pelviperitonitis aufzufassen.

Zuweilen kommt es bei größeren Hydrosalpingen infolge zunehmenden Druckes, unter dem der Inhalt steht, zu vorübergehender Sprengung des Verschlusses am uterinen Ostium, so daß der seröse Inhalt schubweise durch den Uterus abläuft (Hydrops tubae profluens).

Plötzlich bei einer Hydrosalpinx auftretende heftige Schmerzen können auf Stieldrehung (vgl. S. 150) beruhen. Dabei kommt es ganz gewöhnlich zur Blutung ins Innere des Tubensackes — aus der Hydrosalpinx wird eine Hämatosalpinx. Eine solche kann auch primär an Stelle der Hydrosalpinx entstehen, wenn die ursprüngliche Entzündung zur Gefäßarrosion geführt hat. Endlich entstehen Hämatosalpingen bei lange Zeit unerkannter Genitalatresie (vgl. Fall 23) und in seltenen Fällen bei Tubenschwangerschaft. Klinisch ist die Hämatosalpinx von der Hydrosalpinx nicht zu unterscheiden.

Ebenso kann natürlich durch sekundäre, etwa von einem adhärenten Darm ausgehende Infektion der Inhalt sekundär infiziert werden, wonach die Symptome der akuten eitrigen Salpingitis auftreten.

Zuweilen kommt es vor, daß eine Hydrosalpinx oder auch eine ursprünglich unverschlossene Tube mit einer ihrem abdominalen Ende benachbarten Ovarialcyste sich vereinigt und so eine Tuboovarialcyste bildet. Sie sind palpatorisch von Hydrosalpingen gewöhnlich nicht zu unterscheiden, erreichen selten über Faustgröße und sind hinsichtlich der Therapie gleich den Hydrosalpingen zu bewerten.

Prognose in Hinsicht auf die Seltenheit der genannten schweren Komplikationen gut, in Hinsicht auf die Wiederherstellung der Funktionsfähigkeit sehr zweifelhaft.

Therapie. Unkomplizierte Hydrosalpingen bedürfen im allgemeinen keiner Behandlung. Nur wo sie bei ungewöhnlicher Größe, infolge von Adhäsionen oder der genannten selteneren Komplikationen starke Beschwerden machen, kann eine operativen Therapie in Frage kommen, die je nach Lage des Falles in Exstirpation oder Teilresektion oder bloßer Eröffnung der Sacrosalpinx bestehen kann.

Fall 43.

32jährige Frau, die bereits fünfmal geboren und vor 6 Wochen eine Fehlgeburt im 3. Monat durchgemacht hat, erkrankte wenige Tage später unter Schüttelfrost und heftigen Schmerzen in beiden Unterbauchseiten, wiederholtem Erbrechen, Auftreibung des Leibes und vorübergehender Flatusverhaltung. Dabei bestand etwa 14 Tage lang hohes Fieber. Dann trat allmählich Besserung ein. Die Temperatur erreichte jetzt selten über 38° bis 38,3°, die heftigen Schmerzen wurden besser.

Gegen ärztlichen Rat ist die Frau vor 2 Tagen aufgestanden und hat daraufhin neuerlich starke Schmerzen im Unterbauch, Fieber bis 39° bekommen.

Befund: In beiden Unterbauchseiten oberhalb des Lig. Pouparti mäßige Druckempfindlichkeit; bei Tiefendruck beiderseits eine unbestimmte Resistenz tastbar. Allgemeinstatus o. B., entsprechend dem Fieber.

Äußerlich am Introitus nichts Besonderes. Uterus anteflektiert, noch etwas vergrößert und weicher, bei jedem Bewegungsversuch sehr schmerzhaft. Beide Tubenecken stark druckempfindlich. Das li. Tubenbündel deutlich verdickt, geht ohne scharfe Grenze in einen neben der li. Uteruskante herabgeschlagenen keulenförmigen Tumor über, der vollständig unbeweglich ist, aber durch eine deutliche Furche von der Uteruskante abgegrenzt werden kann. Re. geht das ebenfalls verdickte, aber weichere Tubenbündel in einen keulenförmigen, gut hühnereigroßen, mehr cystisch sich anfühlenden Tumor über, der in der Gegend der hinteren Beckenbucht mit seinem äußeren Pol breit fixiert erscheint und wegen der Schmerzhaftigkeit nicht weiter abzugrenzen ist. (Immer zart untersuchen, damit ja keine Ruptur von Eitersäcken eintritt!)

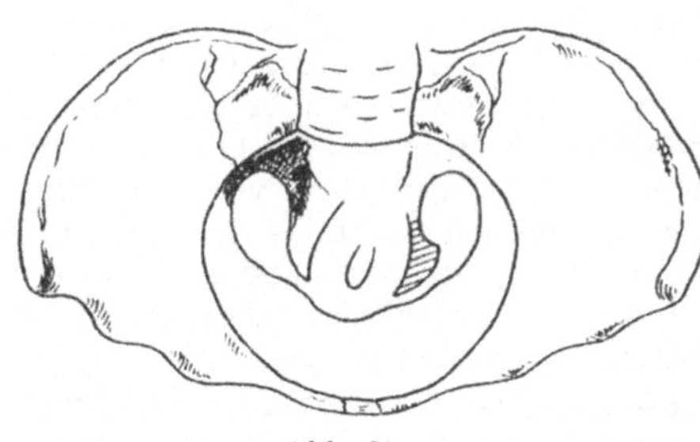

Abb. 31.

Rectal ergibt sich, daß das li. Bindegewebe verdickt ist. Re. tastet man im Anschluß an das verdickte Sacrouterinlig. ein fächerförmig ausgebreitetes, bis zur Beckenwand reichendes flaches Infiltrat. (Vgl. Abb. 31.)

Diagnose: **Pyosalpinx bilateralis** mit Exsudat im Bindegewebe.

Die Genese der Erkrankung wie ihr bisheriger Verlauf in Verbindung mit dem Tastbefund lassen die Diagnose mit Sicherheit stellen. Das hohe Fieber deutet auf eine eitrige Salpingitis. Der Befund von größeren Adnextumoren beweist, daß die Tuben bereits verschlossen und zu Pyosalpingen geworden sind. Infolge der stärkeren (oft hochgradigen) Wandverdickung fühlen sich Pyosalpingen viel derber an als Hydrosalpingen[1]). Fast regelmäßig kommt es zu entzündlichem Ödem im benachbarten Bindegewebe und zu fibrinösen Ausschwitzungen des umliegenden Peritoneums, wodurch die Tubeneitersäcke fixiert werden. Welcher Art die Infektion hier ist, ist nicht ohne weiters feststellbar. Daß die Frau, die fünfmal spontan geboren und glatte Wochenbetten durchgemacht hat, an go. Salpingitis erkrankt sei, ist zwar nicht

[1]) In zweifelhaften Fällen leistet die Leukocytenzählung im Blut wertvolle Dienste. Bei eitrigem Inhalt der Tubensäcke findet man gewöhnlich eine mäßige Leukocytose (12- bis 17 000 Leukocyten) und eine stark beschleunigte Blutkörperchensenkung.

wahrscheinlich, aber auch nicht sicher zu verneinen. Eher wird man an eine septische Infektion denken dürfen[1]). Man darf weiter annehmen, daß die Salpingitis bereits ihren Höhepunkt überschritten hatte, als die Frau durch das verfrühte Aufstehen eine neue Exacerbation des Prozesses hervorrief.

Die Prognose ist bei septischen Pyosalpingen immer als dubiös, wenn auch im allgemeinen quoad vitam nicht als ungünstig zu bezeichnen. Unmittelbare Gefahren für das Leben treten nur ein, wenn die Pyosalpingen sich rasch vergrößern und damit die Gefahr des Platzens mit folgender Eiterüberschwemmung der Bauchhöhle und eitriger Peritonitis entsteht. Günstiger ist es, wenn Pyosalpingen in die Blase oder den Darm durchbrechen; gewöhnlich erfolgt dann ein rasches Abklingen der bedrohlichen Erscheinungen. Der drohende Durchbruch in den Darm wird am Auftreten von reichlichem Schleimabgang erkannt, der gewöhnlich schon 1—2—3 Tage vor dem Durchbruch in Erscheinung tritt; dem drohenden Durchbruch in die Blase geht gewöhnlich das Auftreten reichlicher Leukocyten im Harn und heftiger Miktionsbeschwerden voraus.

In Hinsicht auf die Dauerheilung ist die Prognose viel zweifelhafter. Der Verlauf ist ausgesprochen chronisch. Gewöhnlich klingen im Laufe von einigen Wochen (wie in unserem Fall) die akuten Erscheinungen ab, nur ante- und intermenstruell erfolgen noch öfters akute Verschlimmerungen. Die Menstruation selbst ist gewöhnlich verstärkt, häufig unregelmäßig und in kürzeren Intervallen wiederkehrend, mit ausgesprochener Dysmenorrhoe einhergehend.

Nach 6 bis 10 Wochen ist aber bei zweckmäßiger Therapie meist ein Ruhestadium erreicht; die parametranen Exsudate haben sich dann gewöhnlich verkleinert, sind auch wohl ganz verschwunden, die Sactosalpingen kleiner, härter, weniger empfindlich geworden; bei einigermaßen ruhigem Verhalten besteht gewöhnlich auch leidliches Wohlbefinden. Jede stärkere körperliche Anstrengung im Haushalt, längeres Gehen, Absetzen harter Stuhlmassen pflegt allerdings noch auf Monate, selbst Jahre hinaus mit ziehenden oder stechenden Schmerzen verbunden zu sein. Es treten oftmals Kreuzschmerzen oder ein Gefühl von Druck und Völle im Becken in Erscheinung. Coitus ist oftmals nicht allein schmerzhaft, sondern kann — besonders ante und kurz post menses ausgeführt — akute Exacerbationen zur Folge haben. Solche treten zuweilen nach monatelanger Ruhe auch ohne auffindbare Ursache ein, so daß viele Frauen im Gefolge einer eitrigen Salpingitis oft jahrelang arbeitsunfähig sein können, gleichgültig, ob sie sich selbst mehr oder minder krank fühlen.

[1]) Im Cervixsekret fanden sich bei wiederholter Untersuchung keine Go., dagegen reichlich Streptokokken, was diese Annahme weiter stützt.

Sehr trüb ist bei doppelseitigen Prozessen die Prognose in Hinsicht auf Wiederherstellung der Konzeptionsfähigkeit. Meist ist dauernde Sterilität die Folge. Doch erlebt man in dieser Hinsicht unerwartete Überraschungen, indem zuweilen selbst bei großen Pyosalpingen eine restitutio ad integrum eintritt. Nur kann man nie von vornherein damit rechnen.

Therapie. Solange Fieber besteht, gleich Fall 41. Nur bei zunehmendem Wachstum der Tumoren trotz völliger sexueller und körperlicher Ruhe, antiphlogistischen Maßnahmen, immer heftiger werdenden pelviperitonitischen Erscheinungen kann es notwendig werden, um dem Durchbruch in die Bauchhöhle zuvorzukommen, einzugreifen. Das wird je nach Lage des Einzelfalles verschieden durch eine vaginale oder abdominale Operation, zu geschehen haben. Ich rate aber dem praktischen Arzt durchaus ab, solche Eingriffe zu unternehmen; sie können sehr einfach, sie können aber auch sehr schwierig sein und bei unerwarteten Komplikationen nicht allein schnelles, sondern auch richtiges operatives Handeln erfordern, das ohne den nötigen Apparat nicht durchführbar ist. Daher werden alle Fälle von Pyosalpingen, welche Neigung zu rascher Progredienz zeigen, besser einer Klinik zugeführt, wo die Möglichkeit ständiger Überwachung besteht.

In allen anderen Fällen bleibt man beim Abwarten, bis die akuten Erscheinungen völlig abgeklungen sind. Erst wenn nach allmählichem Abfall der Temperatur mindestens 4 bis 5 fieberfreie Tage vorüber sind, kann man einen vorsichtigen Versuch mit resorbierenden Verfahren machen. Stets ist dabei genaue Kontrolle der Körpertemperatur erforderlich. **Sowie auch geringes Fieber nach einer therapeutischen Maßnahme eintritt, ist die Behandlung sofort auszusetzen** und erst nach 3 bis 4 fieberfreien Tagen mit der zuletzt noch ohne Reaktion vertragenen Maßnahme wieder aufzunehmen.

Zweckmäßige resorbierende Verfahren bei Pyosalpingen mit oder ohne Parametritis:

Heiße Duschen, beginnend mit 2 l von 40° C, allmählich steigend bis zu 20 l von 48 bis 50°. Zweckmäßig werden damit alternierend einen um den anderen Tag mit Glycerin (evtl. unter Zugabe von Jod, Ichthyol, Ichtoestren, Thigenol, Jothion) getränkte Tampons eingelegt. Man kann z. B. über Nacht einen Tampon einlegen und am nächsten Vormittag nach Entfernung des Tampons spülen. Über Nacht werden sonst zweckmäßig Prießnitzsche Packungen gemacht. Später kann man, wenn man z. B. am Vormittag gespült hat, nachmittags einen Thermophor oder ein Fangokataplasma auflegen. In der Klinik stehen noch andere Verfahren, wie elektrische Heizung, Diathermie usw., zur Verfügung; bei gleichzeitig vorhandenem parametranem Exsudat empfiehlt sich, nachdem die bisher geschilderten Maßnahmen vertragen wurden, auch die Belastungstherapie.

Wenn eine Patientin die Behandlung reaktionslos verträgt, kann man etwa 6 bis 8 Wochen nach Beginn der Erkrankung sie zeitweilig außer Bett lassen. Allmählich wird dauerndes Aufsein und Herumgehen erlaubt. Nach Abschluß der eigentlichen Behandlung läßt man zweckmäßig zwei- bis dreimal wöchentlich ein heißes Solsitzbad, noch besser Solvollbad nehmen. Bei gutsituierten Patientinnen empfehlen sich in diesem Stadium, d. h. 2 bis 3 Monate nach Ablauf der akuten Erscheinungen, Nachkuren in Sol- und Moorbädern.

Der Erfolg der Therapie ist durch eine etwa alle 8 bis 10 Tage vorgenommene Untersuchung zu kontrollieren. Nicht selten erlebt man, daß große Adnextumoren, die anfangs unter dem Einfluß der Therapie sich sichtlich verkleinerten, nach Ablauf von 8 bis 10 Wochen trotz Weiterbehandlung ganz unverändert bleiben. In allen solchen Fällen ist es zweckmäßig, die Behandlung abzubrechen und erst nach einer Pause von 2 bis 3 Monaten wieder aufzunehmen. Oftmals erlebt man dann, daß die neuerliche Behandlung weiteren Erfolg bringt. Manchmal führt solch eine Behandlung in 3 bis 4 Etappen zum Ziele.

Rezidive sind genau so zu behandeln wie der erste akute Anfall.

Mit dieser Therapie erzielt man in gut 3/4 aller Fälle Heilung im Sinne der völligen oder nahezu völligen Beschwerdefreiheit und Herstellung der Arbeitsfähigkeit. In dem Rest der Fälle wird man entweder durch den Mißerfolg der Therapie, durch dauernde Beschwerden oder Rezidive bei Wiederaufnahme der gewöhnlichen Lebensweise, durch den Zwang äußerer Verhältnisse zur baldigen Wiedererlangung der Arbeitsfähigkeit zur operativen Therapie gezwungen.

Wir stehen auf dem Standpunkte, eine operative Behandlung nur nach genügend lange fortgesetzter und teilweise oder ganz erfolgloser konservativer Therapie einzuschlagen, dann aber radikal vorgehen, d. h. Uterus und Adnexe zu entfernen. Nur bei einseitigem Tumor oder jungen Frauen wird zur Verhütung von Ausfallserscheinungen erstrebt, wenigstens Teile eines Ovariums zu erhalten oder nachträglich zu implantieren, bei günstigem Sitz der Erkrankung wohl auch den Uterus so weit zu belassen, daß nur die Tubenecken mitexstirpiert werden.

Fall 44.

23jährige Bauerstochter kommt mit der Klage über dumpfe, manchmal anfallsweise exacerbierende Schmerzen in beiden Unterbauchseiten und in der Tiefe des Beckens wie über unregelmäßige und verstärkte Menses sowie etwas Ausfluß.

Menarche mit sechzehn Jahren, dann Menses regelmäßig vierwöchentlich, 3 bis 4 Tage, ohne Beschwerden. Seit einem Jahre kamen die Menses alle 3 bis 3½ Wochen, dauerten 5 bis 7 Tage und waren etwas stärker sowie mit Steigerung der obengenannten Beschwerden verbunden.

Außerdem besteht seit 1½ Jahren ein wenig Husten, häufiger Nachtschweiß.

Befund: Hochaufgeschossenes Mädchen von auffallend schlankem Körperbau mit schmalem flachem Thorax. Temperatur 37,2°, Äußere Genitale infantil. Virgo. Rectal fühlt man einen kleinen retrovertierten Uterus, beiderseits neben ihm knapp gänseeigroße, unregelmäßig geformte, nahezu unbewegliche, teils mehr cystisch, teils hart sich anfühlende Tumoren. Dieselben hängen hinten mit kurzem harten Stiel mit dem Uterus zusammen, weiter vorn sind sie durch eine deutliche Furche von der Uteruskante zu trennen. Bei aufgefüllter Ampulle läßt sich an dem Tubenwinkel deutlich eine Verdickung und Verhärtung nachweisen. Die Sacrouterinligg. sitzen der Oberfläche der getasteten Tumoren auf und erweisen sich knotig verdickt. Danach können wir ohne weiteres die

Diagnose: doppelseitige Adnextumoren stellen.

Aber wie kommt eine Virgo zu Adnextumoren? Go. und septische Infektionen sind mit größter Wahrscheinlichkeit auszuschließen. Die Klage über Husten und Nachtschweiß veranlaßt Sie, die Lungen nachzusehen, wo über der l. Spitze neben Schallverkürzung und verschärftem, im Exspirium deutlich verlängertem Atmen nach Hustenstößen vereinzelt feine Ronchi hörbar sind. Auf Grund dieses Befundes ergibt sich mit großer Wahrscheinlichkeit die

Diagnose: **Pyosalpinx bilateralis tuberculosa.**

In dem von uns gewählten Beispiel ist die Diagnose allerdings ungewöhnlich leicht, da die Virginität wie der Mangel aller entzündlichen Erscheinungen an Vulva und Harnröhre, ferner der Lungenbefund und allgemeine Habitus kaum eine andere Möglichkeit offen lassen. 15—20% aller chronischen Adnexerkrankungen sind tuberkulöser Natur, Adnextumoren virgineller Personen so gut wie ausschließlich.

Ebenso ist in unserem Falle klar, daß es sich um eine **sekundäre Genitaltuberkulose** handelt und der primäre Sitz der Erkrankung in der Lunge zu suchen ist, von welcher aus die Tuben (wie überhaupt das Genitale) auf dem Blutwege infiziert werden. Von den Tuben aus werden dann gewöhnlich erst die anderen Abschnitte des Genitalapparates infiziert. Eine primäre und aufsteigende Genitaltuberkulose ist praktisch von ganz untergeordneter Bedeutung, wenn die Möglichkeit derselben auch nicht geleugnet werden soll. Gewöhnlich erkrankt zuerst die Tubenschleimhaut, wo sich die typischen Tuberkelknötchen bilden, durch Zerfall derselben und Durchbruch der Knötchen ins Tubenlumen kommt es zu partieller Zerstörung der Schleimhaut (später vielleicht auch der Muscularis) mit sekundären Faltenverklebungen, welche, sobald sie am Ostium abdominale stattfinden, zur Herstellung einer Sactosalpinx führen. Die tuberkulöse Pyosalpinx ist gewöhnlich durch stark verdickte Wand mit bald dickerem, bald dünnerem käsigem Inhalt ausgezeichnet.

Nächst den Tuben erkrankt am häufigsten die Uterusschleimhaut. Auch hier bildet sich in ausgesprochenen Fällen eine **käsige Endometritis;** in frischeren und milderen Fällen beschränkt sich die Erkrankung auf in der Schleimhaut verstreute Tuberkeleruptionen.

Tbc. der Eierstöcke, Vagina, Vulva ist sehr selten. Sobald typische Tuberkelknötchen nachweisbar sind, ist die Diagnose leicht. In andern Fällen entstehen nur isolierte, unregelmäßig begrenzte Ulcera mit scharf unterminiertem Rand und käsigem Grund, deren wahre Natur nur durch genaue mikroskopische Untersuchung erkannt werden kann. **Häufig** dagegen **ist mit der Genital-Tbc. eine solche des Bauchfells verbunden,** welche der Tubenerkrankung vorhergehen oder nachfolgen oder gleichzeitig mit ihr entstehen kann. Entweder handelt es sich nur um verstreute Tuberkeleruption im parietalen und visceralen Peritoneum, manchmal nur des Beckenraumes, oder um eine mit Ascites einhergehende Peritonitis exsudativa, oder eine ohne Ascites auftretende Peritonitis sicca, die zu Verklebungen der Därme untereinander, mit dem Netz, dem Bauchwandperitoneum und den Beckenorganen führt. Diese Verklebungen sind oft so ausgedehnt, daß man sich wundert, wie dabei die beschwerdelose Darmfunktion erhalten werden kann, und oft so fest, daß es kaum gelingt, bei einer Laparotomie an die Beckenorgane heranzukommen. Zuweilen bilden sich — besonders im Becken — zwischen den verklebten Darmschlingen und dem Genitale abgesackte, als dünnwandige Cysten imponierende, mit klarem oder blutigserösem oder flockig getrübtem Exsudat gefüllte Hohlräume, deren Wand aber teilweise von den verklebten Därmen oder Teilen des Genitales gebildet wird (Pseudocysten).

In vielen anderen Fällen ist die **Diagnose der Genital-(Tuben-) Tbc.** freilich sehr schwierig und unsicher. Das gilt zunächst von allen nicht virginellen Personen, bei denen auch Go. und septische Infektion in Frage kommen.

Der Palpationsbefund läßt eine sichere Unterscheidung kaum jemals zu. Meist ist die Diagnose nur ex juvantibus und per exclusionem zu stellen. Für den Ausschluß von Go. und septischen Infektionen kann die Anamnese wie die wiederholte Sekretuntersuchung manche Hilfe gewähren, während anderseits der Nachweis von tuberkulösen Prozessen in anderen Organen (Lunge, Knochen, Drüsen), eines Ascites wertvolle Anhaltspunkte für die Erkennung der tuberkulösen Natur der Adnexerkrankung geben kann.

Die Blutuntersuchung kann Anhaltspunkte gewähren: Fehlt bei einer mit Fieber einhergehenden Adnexerkrankung jede Leukocytose, so spricht das mehr für Tbc. Manchmal gelingt im Blut der Nachweis der Tuberkelbacillen. Die **probatorischen Tuberkulininjektionen** (wir empfehlen hierzu besonders das Tuberkulin „Rosenbach", 1 mg in allmählich steigender Dosis bis 0,1 g) sind namentlich dann von Wert, wenn sonst nirgends ein tuberkulöser Herd nachweisbar ist. Tritt dann eine prompte Allgemeinreaktion (Fieber, Abgeschlagenheit, Kopfschmerz) oder gar eine Herdreaktion (Zunahme der Unterleibsbeschwerden, gesteigerte Empfindlichkeit und Vergrößerung der Adnextumoren) ein, dann spricht das wohl mehr für Tbc. Indes sind diese Reaktionen nicht absolut beweisend, und wir haben schon mehrfach Gelegenheit gehabt, bei einer später wegen dauernder stärkerer Beschwerden vorgenommenen Operation uns zu überzeugen, daß es sich nicht um Tbc. handelte, wie anderseits Fälle, bei denen nichts für Tbc. sprach, nachher sich doch als solche herausstellten.

Übrigens scheinen mir diese probatorischen Injektionen, wie namentlich die empfehlenswerte probatorische Abrasio zur mikroskopischen Untersuchung und teilweisen Verimpfung des Materials auf Meerschweinchen bei Adnextumoren keine für den praktischen Arzt empfehlenswerten Verfahren, so daß es zweckmäßiger ist, alle auf Tbc. verdächtigen Fälle an Kliniken zu überweisen, die allein über die nötigen therapeutischen Hilfsmittel verfügen.

Die Temperatursteigerung bei tuberkulösen Adnextumoren ist gewöhnlich nur gering, fehlt zeitweilig ganz, während anderseits bei in Entwicklung begriffenen Prozessen selbst länger dauerndes intermittierendes Fieber beobachtet wird.

Das Verhalten der Menstruation kann für die Diagnose nicht herangezogen werden; am ehesten ist noch eine Amenorrhoe in dieser Hinsicht zu verwerten, obwohl dieselbe bei Adnex-Tbc. nicht gerade häufig ist.

Die mit Ascites einhergehende **Peritonitis tuberculosa** ist relativ leicht zu diagnostizieren, während die trockene Form oftmals unerkannt bleibt, da charakteristische Symptome fehlen, wenn nicht etwa durch verbackene Därme, verdicktes Netz oder größere Pseudocysten in Verbindung mit dem Genitale ein Tumor vorgetäuscht wird.

Jede Genital-Tbc. kann ausheilen, und man kann mindestens quoad vitam die **Prognose** so lange günstig stellen, als die Erkrankung vorwiegend auf das Genitale und seine Umgebung beschränkt bleibt. Kommt es zum Exitus, so sind dafür fast ausschließlich tuberkulöse Prozesse in anderen Organen, besonders Lunge oder Darm, seltener der Niere, verantwortlich zu machen. Dasselbe gilt von der Peritoneal-Tbc.

Die **Behandlung** der Genital-, wie der Peritoneal-Tbc. muß mindestens für den Anfang der Klinik überlassen werden. Von der operativen Therapie ist man auch in Kliniken übrigens abgekommen, und selbst bei gleichzeitigem Ascites beschränkt man sich gewöhnlich auf das Ablassen des Ascites. Die Gefahren der prinzipiellen operativen Behandlung der Genital-Tbc. sind relativ groß (ca. 10% Mortalität), die Dauererfolge nicht besser als bei einer konservativen Behandlung.

Diese beginnt am besten mit einer Röntgenbestrahlung mit kleinen Dosen harter Strahlen (110 r Einfalldosis) von einem großen Feld aus bei einem Fokusabstand von 40 cm und Filterung mit 0,5 mm Kupfer, die evtl. nach 8 und 14 Tagen mit der halben Dosis wiederholt werden kann.

Ebenso wichtig ist eine sorgfältige Allgemeinbehandlung, die am besten in einer Heilstätte durchgeführt wird. Damit erzielt man in rund 80% der Fälle Heilung.

Sterilität.

Es ist vielleicht passend, im Anschluß an die Sactosalpingen verschiedenster Genese ein paar Worte über weibliche Sterilität anzuschließen. Tatsächlich stellt der Verschluß der Tuben eine recht häufige und die in ihrer Wirkung am besten übersehbare Ursache der Sterilität dar (vgl. Fall 42).

Da etwa 10% aller Ehen steril sind, ist die Kinderlosigkeit eine gar nicht seltene Veranlassung für Frauen, gynäkologischen Rat einzuholen.

Ursachen der Sterilität. Sind die Tuben verschlossen, die Ovarien in Verwachsungen eingebettet oder bestehen schwere Mißbildungen mit Mangel bzw. Verkümmerung der Gebärmutter, Verschluß des Hymen, der Vagina, des Os externum, dann ist natürlich eine Konzeption ausgeschlossen. Das sind aber nicht die häufigsten Fälle. Öfters ist die Konzeption nur erschwert; in diesem Sinne wirken Endometritiden, besonders auch die Endometritis cervicis (mit Lacerationsectropium), Carcinome, Myome — wahrscheinlich in der Hauptsache dadurch, daß das veränderte Schleimhautsekret die Beweglichkeit der Spermatozoen schädigt oder aufhebt, oder infolge Veränderungen im Flimmerstrom und im Gefüge der Schleimhaut, Verschiebungen im Zyklus der normalen Schleimhautumwandlung der Eitransport bzw. die Nidation des Eies erschwert wird. In anderen Fällen — Infantilismus der Scheide — ist die Immissio penis erschwert oder umgekehrt fließt bei klaffender Vulva das kaum ejaculierte Sperma wieder ab. Auch ungünstige Stellung der Portio bzw. des Muttermundes, z. B. bei tiefer Retroflexion, kann das Eindringen der Spermatozoen erschweren. Die vielgenannte Stenose des Cervicalkanals bzw. Os internum ist wohl nur als Teilerscheinung einer uterinen oder allgemeinen Genitalhypoplasie ein für Sterilität verantwortlich zu machendes Moment.

In wieder anderen Fällen, ausgezeichnet durch Hypothyreoidismus, Fettsucht, myxödematösen Habitus, meist auch Oligo- oder Amenorrhoe, sind wohl Störungen der Ovarialtätigkeit und von ihr vielleicht abhängige Hemmungen in der prämenstruellen Umwandlung der Uterusschleimhaut, in der Corpus-luteum-Bildung schuld daran, daß den Spermatozoen entweder in der Zeit prämenstrueller Schleimhautumwandlung, die ja für die Eieinbettung erforderlich ist, kein Ovulum begegnet oder umgekehrt ein befruchtetes Ovulum, im Uterus angelangt, keine zur Einnistung vorbereitete Schleimhaut vorfindet und darum zugrunde geht. Hier ist und wird vieles unklar bleiben; auch die Frigidität mancher Frauen mag das Eindringen der Spermatozoen in den Uterus erschweren.

Eine besondere Form ist die erworbene Sterilität, sei es, daß nach einer oder mehreren Geburten infolge im Wochenbett ascendierender Go. oder eines puerperalen Entzündungsprozesses ein Tubenverschluß zustande gekommen ist (Ein-Kind-Sterilität bei Go.!) oder habituelle Aborte eintreten. Für letztere kommen tiefe, besonders fixierte Retroflexionen, Lacerationen der Cervix in Betracht, am häufigsten steckt Lues dahinter.

In etwa einem Drittel der sterilen Ehen liegt aber die Ursache derselben im Manne, sei es, daß eine Impotentia coeundi oder generandi (letztere infolge Nekro-, Azoo- oder Oligospermie) besteht. Darauf ist hier nicht einzugehen[1]).

Die Prognose der Sterilität ist stets eine recht zweifelhafte, selbst wenn wir von den Fällen absehen, in denen die Schuld am Manne liegt.

Die Therapie darf erst dann beginnen, wenn durch Untersuchung im Condom aufgefangenen Spermas und die Anamnese die Zeugungsfähigkeit des Mannes feststeht. Daran schließt sich die genaueste, nötigenfalls in Narkose zu unternehmende Genital- und Allgemeinuntersuchung der Frau an. Wo Veränderungen am Genitale nachweisbar sind, die erfahrungsgemäß Sterilität bedingen, da kommt deren Beseitigung in Frage, was freilich oft unmöglich ist. Was im einzelnen Falle zu unternehmen ist, darüber kann nur große gynäkologische und operative Erfahrung entscheiden, so daß ich darauf nicht weiter eingehen will. Auch vor der wahllosen Vornahme einer Abrasio mucosae oder Dilatation des Cervicalkanals sei abgeraten. Jedenfalls sollte eine operative Sterilitätsbehandlung, bei der nicht ohnehin die Laparotomie erforderlich ist, heute erst dann vorgenommen werden, wenn man sich durch Tubendurchblasung von der Durchgängigkeit der Eileiter überzeugt hat. Diese Methode ist aber durchaus nur für klinische Behandlung geeignet.

Am meisten empfiehlt sich für den praktischen Arzt, in Fällen, wo er keinerlei tastbare Veränderungen findet, eine Arsen-Eisenkur einzuleiten, die oft erstaunlichen Erfolg hat. In Fällen, wo pelviperitonitische Adhäsionen, Pyosalpingen, parametrane Exsudate vorhanden sind, kommen die in den betreffenden Kapiteln beschriebenen resorbierenden Verfahren in Frage, eine Lageanomalie des Uterus mag beseitigt werden usw. Weiter auf das Thema einzugehen, dürfte sich erübrigen, da meiner Erfahrung nach die praktischen Ärzte die meist undankbare Aufgabe der Sterilitätsbehandlung gerne an den Gynäkologen von Fach abgeben.

Extrauterin-Gravidität.

Fall 45

Sie werden zu einer 26jährigen Frau gerufen, die bereits einmal geboren hat, und über heftige wehenartige Schmerzen in der li.

[1]) Näheres siehe Lehrbücher der Haut- und Geschlechtskrankheiten.

Unterbauchseite klagt und auch etwas blutet. Da sie die Frau in gutem Allgemeinzustand treffen und nur einen mäßigen Abgang von bräunlich verfärbtem Blut beobachten, liegt nichts im Wege, die Anamnese genauer aufzunehmen.

Da erfahren Sie, daß die Menstruation stets regelmäßig alle 4 Wochen, in Dauer von 4 bis 5 Tagen, in normaler Stärke und ohne Beschwerden eintrat. Vor 2 Monaten blieb die Regel zum erwarteten Termin aus; die Frau glaubte schon schwanger zu sein, als sie knapp 3 Wochen später die Periode doch wieder bekam. Diese war wesentlich stärker als sonst und mit vorübergehenden heftigen Schmerzen in der li. Unterbauchseite verbunden, dauerte aber nur 3 Tage. Nach einer Pause von 2 Tagen trat nochmals für 1 Tag schwacher Blutabgang auf. Dann kam es nach 4tägigem Wohlbefinden neuerlich zu so heftigen Schmerzen, daß die Frau sich legen mußte.

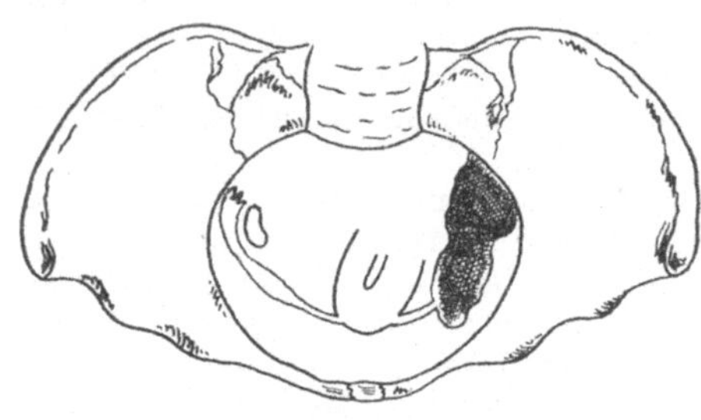

Abb. 32.

Dabei ging etwas dunkles schmieriges Blut ab. Nach einigen Tagen sistierte die Blutung. Pat. fühlte sich ganz wohl; kaum aber war sie eine halbe Stunde auf, als neuerlich, wenn auch weniger heftige Schmerzen eintraten und etwas bräunliches Blut sich zeigte. Bei Bettruhe sistierten Blutabgang und Schmerzen, um beim Aufstehen sofort wiederzukehren. Es bestehe eigentlich mehr ein bräunlicher Ausfluß, dagegen habe sie wiederholt solche Anfälle von krampfartigen Schmerzen in der li. Unterbauchseite und fühle sich elend. Das gehe nun schon über 14 Tage so fort.

Befund: Bräunlich-blutiges Sekret an der Vulva und in der Scheide. Uterus anteflektiert, ein wenig größer und weicher, re. Adnexe ganz normal. Li. ist die Betastung der Anexgegend schmerzhaft. Es gelingt, bei vorsichtigem und allmählichem Eindringen in die Tiefe festzustellen, daß das am Uterus ganz normale Tubenbündel gegen die Beckenwand zu in einen etwa gänseeigroßen, teigig plastisch sich anfühlenden unregelmäßigen ovoiden Tumor übergeht, der vor der Articulatio sacroiliaca an der Beckenwand fixiert erscheint. Douglas und Bindegewebe sind jedoch frei (Vgl. Abb. 32.)

Diagnose: **Graviditas tubaria sin** (Tubarabort mit peritubarer Hämatoecle).

Bestimmend für die Diagnose ist hier die recht charakteristische Anamnese. Die Amenorrhoe deutet auf das Bestehen einer Gravidität. Die eintretenden Blutungen zeigen eine Störung der Eientwicklung an, die der Dauer der Amenorrhoe nicht entsprechende Größe des Uterus in Verbindung mit dem Nachweis eines Adnextumors, die noch dazu recht eigentümliche Konsistenz deutet auf den Sitz des Eies außerhalb des Uterus. Die Ursache der Ansiedlung des Eies an abnormer Stelle ist in irgendwelchen Hemmungen im Transport des befruchteten Eies zu suchen, das immer dort sich ansiedelt, wo es im Zustand der sog. Nidationsreife sich gerade befindet. Die wichtigsten derselben sind mangelhafte Flimmerung der Tubenepithelien als Folge hypoplastischer Anlage oder entzündlicher Veränderung, auf entzündlicher Basis entstandene Faltenverschmelzung und die als Folge solcher oder angeborener Divertikel bestehenden intramuskulären Abzweigungen des Tubenlumens. Solche Veränderungen können einseitig vorhanden sein, finden sich aber häufig auf beiden Seiten, woraus sich die Tatsache erklärt, daß gar manche Frau wiederholt eine Tubargravidität bekommt.

Die Tubenschwangerschaft ist unter allen Formen der Extrauterin-Gravidität die häufigste Form. Man unterscheidet je nach dem Orte der Eiansiedlung (der Häufigkeit nach geordnet) eine Graviditas tubaria ampullaris, isthmica, tuboovarialis und interstitialis, seltene Formen sind die Graviditas ovarica, fimbriae ovaricae und die nur durch vereinzelte Fälle erwiesene Graviditas peritonealis s. abdominalis.

Störungen sind bei Extrauterin-Gravidität ganz gewöhnlich, weil der Fruchthalter für eine ausreichende Eientwicklung nicht geeignet ist. Sobald das Ei eine gewisse Größe erreicht hat, kommt es von seiten der bald überdehnten Tubenwand zu schmerzhaften Kontraktionen seiner Muskulatur (Tubenwehen, vgl. obige Anamnese), die das Ei auszutreiben suchen. Die dadurch im Ei selbst hervorgerufene Drucksteigerung, vielleicht noch unterstützt durch ein zufälliges kleines Trauma, als welches ein Coitus, Aufrichten im Bett, Anstrengung bei der Defäkation ausreichen kann, führen zur Zerreißung der Decidea capsularis, dem sog. **inneren Fruchtkapselaufbruch** (vgl. Abb. 33). Danach ereignet sich dasselbe, was auch bei intrauteriner Gravidität nach Verletzung der Eihäute eintritt — es kommt zum Abort. Alsbald einsetzende stärkere Wehen suchen das Ei auszutreiben, das dabei natürlich mehr oder minder stark durchblutet und zerstört wird. Sitzt das Ei im Isthmus, so reicht dazu die Kraft des tubaren Gebärapparates nicht aus, das durchblutete Ei bleibt an Ort und Stelle liegen und wird schließlich zu einer unkenntlichen, blutig fleischigen Masse umgewandelt **(Tubenmole).**

An eine solche ist zu denken, wenn bei entsprechender Anamnese der Tubentumor gegen die Beckenwand gut abgrenzbar und gewöhnlich auch gut beweglich ist.

Sitzt das Ei von vornherein mehr im ampullären Teil, dann gelingt auch die Austreibung teilweise oder ganz **(unvollkommener** und **vollkommener Tubarabort).**

In günstigen Fällen erfolgt die mit der Eiaustreibung verbundene Blutung in geringer Quaitität und schubweise, so daß das Blut im Tubentrichter gerinnt und hier wie in der Umgebung des ampullären Tubenabschnittes sich zu einer schwammigen Masse verdichtet, die gewöhnlich mit der Nachbarschaft verklebt **(Haematocele peritubaria).** So ist es auch in unserem Falle gewesen.

Ist die Blutung stärker, dann erfolgt die Blutgerinnung zum Teil erst in der Bauchhöhle, wo das Blut an der tiefsten Stelle, also gewöhnlich im Douglas hinter dem Uterus, sich ansammelt und hier einen den Uterus nach vorn verdrängenden, das hintere Scheidengewölbe häufig etwas vorwölbenden Tumor bildet **(Haematocele retrouterina).** Wo — wie häufig bei Tubaraborten — diese Hämatocelenbildung langsam, im Laufe mehrerer Wochen

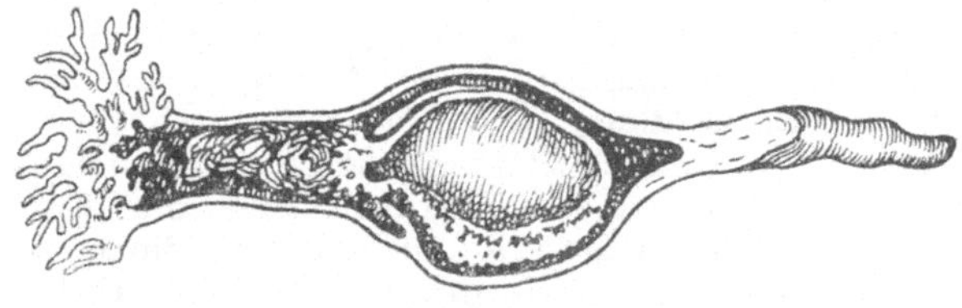

Abb. 33.

erfolgt, da imponiert dieselbe als teils teigig, teils cystisch sich anfühlender, oft nach oben scharf begrenzter Tumor, so daß bei Nichtbeachtung der genauen Anamnese — manchmal kann dieselbe freilich auch in die Irre führen — unter Umständen die Verwechslung mit einem Ovarialtumor möglich wird.

Fall 46.

Sie werden am späten Abend von dem Manne einer 29jährigen Frau gerufen, die, nachdem die Regel fast 9 Wochen ausgeblieben war, vor 2 Stunden beim Abspringen von der Elektrischen plötzlich einen so heftigen Schmerz in der re. Unterbauchseite verspürte, daß sie kaum nach ihrer nahegelegenen Wohnung gelangen konnte. Beim Zubettlegen der Frau wurde bemerkt, daß die Regel wieder eingetreten sei. In den abgelaufenen 2 Stunden hätten sich die Schmerzen verschlimmert, die Frau sähe sehr elend und schwach aus. Das ist alles, was Sie von dem aufgeregten Mann der bisher kinderlosen Frau auf dem Wege zur Pat. erfahren können.

Sie finden eine ganz blasse Frau mit kleinem, schwachem Puls (125), die ziemlich apathisch ist und zuweilen etwas aufstößt und Brechreiz zu haben scheint. Der Unterbauch ist aufgetrieben, bei Berührung stark druckempfindlich, besonders re., wo oberhalb des Lig. Pouparti bis zur Mittellinie und nach oben bis zur Höhe der die beiden Spinae iliacae ant. sup. verbindenden Linie deutliche Dämpfung nachweisbar ist, die auch in den Flanken besteht.

Nach diesem Befund besteht **kein Zweifel, daß eine schwere innere Blutung vorliegt.** Die im re. Hypogastrium nachweisbare Dämpfung deutet auf das Genitale als Quelle derselben.

Die innere Untersuchung, die mit größter Vorsicht und Zartheit ausgeführt werden muß, während Sie am besten inzwischen schon alles zum Transport der Frau in ein Krankenhaus veranlaßt haben, ergibt: Abgang von etwas dunklem Blut. Portio eleviert, dicht hinter der Symphyse. Uterus eleviert, anteponiert, für eine Np. zu groß, Fundus dicht unter den Bauchdecken drei Querfinger oberhalb der Symphyse undeutlich abgrenzbar. Dahinter tasten Sie eine unbestimmte Resistenz, die etwas oberhalb des Uterus, entsprechend der früher festgestellten Dämpfung, sich verliert. Das hintere Scheidengewölbe erscheint flach vorgewölbt. Rectovaginal ergibt sich, daß der Douglassche Raum vorgebuchtet ist. (Vgl. Abb. 34.) Von den Adnexen ist nichts tastbar. Trotzdem können Sie hier mit großer Sicherheit die Diagnose auf **Graviditas extrauterina** (Tubarruptur mit großer retrouteriner Hämatocele) stellen, denn die Anamnese deutet durchaus auf Gravidität; andernfalls könnte man natürlich auch an eine andere Quelle der Blutung denken.

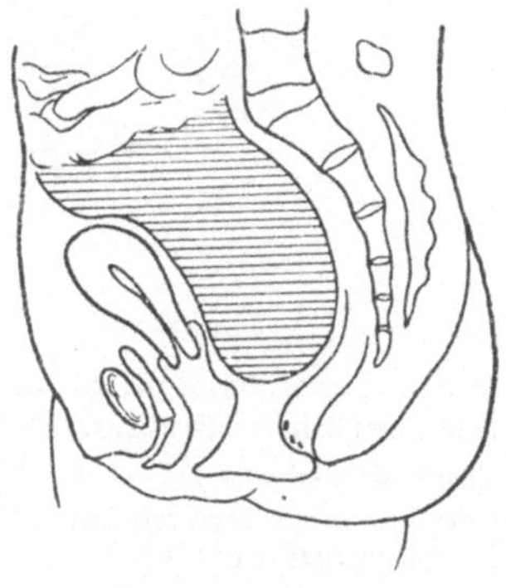

Abb. 34.

Hier handelt es sich um den — glücklicherweise selteneren, aber auch — gefährlicheren Ausgang einer Tubarschwangerschaft, der sich besonders bei der isthmischen und interstitiellen Form leichter einstellt — **Ruptur der Tubenwand (äußerer Fruchtkapselaufbruch).** An diesen Stellen des Eileiters sind nämlich die Verhältnisse für die Ausdehnung des Fruchthalters ungünstiger. Trophoblast wuchert in die Muskulatur hinein, und es kommt danach — gewöhnlich nur auf der Seite des Decidua basalis — zu einer immer mehr zunehmenden Verdünnung der Tubenwand, bis dieselbe schließlich — hier im Anschluß an die Erschütterung beim Abspringen aus der Elektrischen — einreißt. (Vgl. Abb. 35.) Gewöhnlich tritt dieses Ereignis im zweiten Schwangerschaftsmonat, gelegentlich auch schon früher ein. Da dabei arterielle Gefäße, die infolge der Schwangerschaft besonders stark und reichlich entwickelt sind, verletzt werden, ist die Blutung viel stärker und führt, wie auch in unserem Falle, oft schon im Verlauf weniger Stunden zu so schwerer Anämie, daß, wenn nicht rechtzeitig Hilfe geleistet wird, im Verlaufe einiger weiterer Stunden der Exitus an Verblutung in die Bauchhöhle eintreten kann.

Auch hier sammelt sich das Blut natürlich an den tiefsten Stellen, also im Douglas. Im Gegensatz zur allmählich entstehenden und wachsenden Hämatocele bei Tubarabort, in der das langsam ausfließendes Blut bald größtenteils gerinnt, fehlt aber hier eine bedeutendere Blutgerinnung, die Hämatocele fühlt sich weicher und unbestimmter, ganz schlaff cystisch an[1]). Das Dach der Hämatocele wird durch Darmschlingen gebildet, die gewöhnlich rasch verkleben.

In unserem und ähnlichen Fällen ist die Diagnose leicht. Sie kann aber sehr schwierig werden, wenn die Ruptur frühzeitig, nachdem die Regel vielleicht nur einige Tage sich „verspätet" hat — dieses Zeichen ist wichtig bei sonst ganz regelmäßig menstruierenden Frauen —, eintritt und die

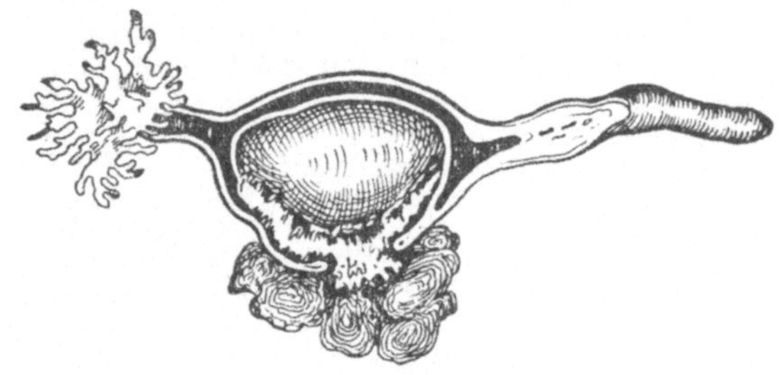

Abb. 35.

Blutung zunächst nicht so stark ist, daß gleich eine größere, leicht nachweisbare Hämatocele entsteht. Auch der Tastbefund läßt dann ganz im Stich, denn so kleine weiche Anschwellungen der Tube, wie sie eine Gravidität von wenigen Wochen macht, können selbst in Narkose der Tastung entgehen.

Dann bleibt nichts übrig, als sich mit dem Verdacht auf Extrauterin-Gravidität zu begnügen. Ich halte es für das einzig Richtige, jede derartige Frau in ein Krankenhaus zu schaffen, wo sie bei strenger Bettruhe beobachtet werden und bei eintretender weiterer Blutung oder auf andere Weise gesicherte Diagnose sofort operiert werden kann.

In ganz schwierigen Fällen, in denen eine Hämatocele nicht zweifelsfrei getastet ist, leistet die Probepunktion vom hinteren Scheidengewölbe aus oft sehr gute Dienste. Ihre Vornahme scheint mir aber nur dann berechtigt, wenn gegebenenfalls sofort eine Operation angeschlossen werden kann[2]).

Manchmal führt das Abgehen eines dreizipfligen Deciduasackes aus dem Uterus zur Sicherung der noch zweifelhaften Diagnose. Denn der Uterus bildet auch bei der Extrauterin-Schwangerschaft eine Decidua, kommt bei Eintritt von Tubenwehen ebenfalls in Tätigkeit und stößt dabei die Decidua ab. Allerdings

[1]) Alte Hämatocelen fühlen sich mehr teigig oder schwammig, manchmal auch ganz straff cystisch an.

[2]) Wo keine Eile nottut, dort kann in Kliniken auch die Aschheim-Zondeksche Reaktion zur Sicherung der Diagnose wertvolle Hilfe leisten.

erfolgt diese Ausstoßung der Decidua nicht regelmäßig (etwa 50 %) und kann leicht übersehen werden.

Die differentialdiagnostischen Schwierigkeiten sind in Fällen von Extrauterin-Gravidität oft ganz außerordentlich groß, namentlich wo es noch nicht zu Störungen gekommen ist. Wir können darauf bei dem begrenzten Raum nicht eingehen. Der Arzt mache es sich aber zum Grundsatz, jeden Fall, in dem überhaupt der begründete Verdacht auf Extrauterin-Gravidität auftaucht, lieber als solchen zu behandeln, d. h. unter Bedingungen zu verbringen, welche die Frau vor Schaden bewahren.

Die Prognose ist immer dubiös.

Die Therapie hat stets eine operative zu sein, d. h. ohne Rücksicht auf ein vielleicht noch lebendes Ei dieses samt dem Fruchtsack zu entfernen. Dem praktischen Arzt erwächst deshalb, sofern er nicht selbst über die nötige Technik und Einrichtung zu Operationen verfügt, die einzige Aufgabe, die Frau in ein Krankenhaus zu verbringen. Dem operativ nicht ausgebildeten Arzt rate ich selbst in Fällen schwerster innerer Blutung mit akutester Lebensgefahr von jedem Eingriff ab, er würde damit eine schwer ausgeblutete Frau doch nicht retten können, während der Geübte, sofern er überhaupt die Frau noch lebend auf den Operationstisch bekommt, in wenigen Minuten die unmittelbare Verblutungsgefahr zu bannen imstande ist.

Echte Geschwülste der Tuben

können wir übergehen. Sie sind 1. selten, 2. werden sie immer erst entdeckt, wenn sie eine gewisse Größe erreicht haben, und selbst dann meist nicht richtig gedeutet. Auch das Tubencarcinom wächst gewöhnlich sehr langsam und kommt überdies äußerst selten primär vor.

V. Erkrankungen der Ovarien.

Wenn wir alles, was nur wissenschaftliches Interesse hat, übergehen, so bedürfen neben einigen Bemerkungen über Lageveränderungen und die Oophoritis hauptsächlich nur die Neubildungen einer eingehenderen Besprechung.

Lageveränderungen der Eierstöcke

finden sich sowohl doppelseitig wie einseitig recht häufig. Die ihnen vielfach noch zugeschriebene Bedeutung ist aber in Wirklichkeit gering und ist nur dann anzuerkennen, wenn durch entzündliche Veränderungen eine Fixation an bestimmter Stelle eingetreten ist.

Praktisch wichtig ist 1. die Fixation des in den Douglas decendierten Ovariums, weil, hauptsächlich wohl durch begleitende pelviperitonitische Stränge, bei der Kohabitation und bei der Passage harter Skybala heftige brennende oder bohrende Schmerzen ausgelöst werden können; 2. kommt in Frage die Verziehung der Ovarien nach hinten und oben, oft über den Beckeneingang hinaus, bei der recht häufigen chronischen adhäsiven Pericolitis der Flexura sigmoidea, seltener des Coecums. Auch hier kann die Betastung der Ovarien recht schmerzhaft sein, die allgemeinen Beschwerden sind aber die der Pericolitis oder der häufig dabei dabei zu findenden fixierten Retroflexion, also in erster Linie wieder die der chronischen Pelviperitonitis.

Eine Dislokation der Ovarien, die keine Beschwerden macht, bedarf niemals der Behandlung, ja nicht einmal der Erwähnung gegenüber der Patientin. Wo Beschwerden infolge der Fixation bestehen, kommen resorbierende Kuren, nach deren Erfolglosigkeit die operative Befreiung des Ovariums aus seinen Adhäsionen und Verlagerung an die normale Stelle in Frage.

Entzündung der Ovarien.

Die echte Oophoritis ist im allgemeinen eine seltene Erkrankung, weil das Ovarium den Infektionserregern vermöge seiner glatten Oberfläche wenig Angriffspunkte bietet. Nur bei schweren Entzündungen in der Umgebung des Ovariums kann, beispielsweise beim Follikelsprung, eine Infektion des Ovariums, zunächst also des Follikels bzw. des Corpus luteum stattfinden. Das trifft am häufigsten bei der Go. oder von einem appendicitischen Absceß aus zu, seltener bei einer puerperalen Salpingitis und Pelviperitonitis, am seltensten bei der Tbc.

Wichtiger ist vielleicht die Infektion auf dem Blutwege, wie sie am häufigsten im Verlauf schwerer puerperaler Allgemeininfektion oder auch sonstiger Infektionskrankheiten (besonders scheinen Typhus, Influenza, Scharlach, Variola in Frage zu kommen) stattfinden kann.

Während bei Übergreifen eines benachbarten entzündlichen Prozesses häufiger der epitheliale Teil des Ovariums betroffen wird, erkrankt bei diesen schweren Formen metastatischer Entzündung zunächst gewöhnlich das Stroma, Oophoritis interstitialis, von welcher je nach Art des vorwiegend in Erscheinung tretenden Exsudates eine seröse, purulente, nekrotisierende und hämorrhagische Form unterschieden werden.

Verlauf. 1. Kleinere Herde nicht zu virulenter Entzündung sowohl im Follikelapparat wie im Stroma heilen wohl unter Hinterlassung einiger Narben aus, oder es kommt 2. zur Absceßbildung oder schließlich 3. zum Übergang in eine chronische Oophoritis.

Ad 1. Typische klinische Symptome leichter Formen akuter Oophoritis fehlen, da sowohl bei Übergreifen eines Prozesses aus der

Nachbarschaft wie bei Allgemeininfektionen das Krankheitsbild durch die Symptome der Haupterkrankung überdeckt wird. Selbst aus eventuellen Funktionsstörungen lassen sich bestimmte Schlüsse in dieser Richtung nicht ziehen.

Ad 2. Die Abscedierung kommt in seltenen Fällen in Form hämatogener metastatischer Abscesse, häufiger durch direkte Einwanderung von Mikroorganismen in die verletzte Oberfläche an der Follikelsprungstelle zustande. Es bildet sich ein Corpus luteum-Absceß (vgl. Abb. 3), von dem aus sekundär benachbarte Follikel usw. infiziert werden können. Dann kann schließlich der Hauptteil des Ovariums in einen einzigen großen Absceß umgewandelt werden (Pyovarium). (Abb. 3.) Eine direkte Diagnose ist im allgemeinen nicht möglich, da trotz der Vergrößerung eine Unterscheidung von einer gleichzeitig vorhandenen Pyosalpinx nicht gelingt. Vermuten kann man die Anwesenheit eines Ovarialabszesses aus einem hartnäckigen Fieber von intermittierendem Typus und der großen Schmerzhaftigkeit selbst vorsichtiger Betastung. Leichter ist die Diagnose, wo eine isolierte Erkrankung des Ovariums besteht und die Tube selbst von Erkrankung frei bleibt. Das Fieber wie die große Schmerzhaftigkeit der Betastung ermöglicht dann die Unterscheidung von harmlosen Corpus luteum-Cysten oder anderen kleinen Ovarialtumoren.

Auch die Tbc. des Ovariums tritt vorwiegend als Corpus luteum-Absceß, seltener in Form interstitieller Tuberkel auf.

Eine ausgedehnte Vereiterung beider Ovarien bei Pyosalpingen kann man zuweilen aus dem Erlöschen der Menstruation erschließen.

Ad 3. Die chronische Oophoritis als Ausgang akuter Eierstocksentzündung ist klinisch wie anatomisch ein recht zweifelhaftes Krankheitsbild. Klar verständlich sind natürlich die Fälle, in denen die von größeren oder kleineren Abscessen durchsetzten und vergrößerten Ovarien als Quelle bohrender, dumpfer, oft ganz bestimmt im Becken lokalisierter und evtl. in Kreuz oder Oberschenkel ausstrahlender Schmerzen auftreten. Ganz gewöhnlich handelt es sich dabei auch um perioophoritische Veränderungen, welche das Ovarium mehr oder weniger, vielleicht noch an abnormer Stelle fixieren. In solchen Fällen ist nicht allein der Schmerz an sich wie seine anfallsweise Verstärkung bei der Kohabitation, bei hartem Stuhlgang, bei Anstrengung, Sport usw. verständlich, sondern auch erklärlich, daß Unregelmäßigkeit wie Schmerzhaftigkeit der Menstruation (vielleicht auch der Ovulation — Mittelschmerz) in Erscheinung treten. Ganz dieselben Beschwerden kommen nun aber auch bei Frauen vor, bei denen solche tastbaren Veränderungen fehlen und auch in der Anamnese keine Anhaltspunkte für das Überstehen einer akuten infektiösen Oophoritis sich finden. Trotzdem war und ist es vielfach heute noch üblich, auch bei diesen Frauen eine (idiopathische) chronische Oophoritis zu diagnostizieren, wenn die Betastung eine besonder Empfindlichkeit des Ovariums einer oder beider Seiten ergibt.

Sichere anatomische Grundlagen für diese Annahme fehlen. Wohl kann man meist in derartigen Ovarien bei der anatomischen Untersuchung alle möglichen Veränderungen — kleincystische Degeneration, Follikelarmut, Verdickung der Albuginea, derbes oder ödematöses Stroma, mangelhaft zurückgebildete Corpora lutea, hyaline Partien im Stroma und Sklerose der Gefäße — nachweisen, aber man hat anderseits solche Veränderungen so häufig in den Ovarien von Frauen gefunden, die nie derartige Beschwerden hatten, daß es durchaus fraglich erscheint, ob überhaupt ein Kausalzusammenhang zwischen Beschwerden und Befund besteht. Die meisten Veränderungen dürften mehr oder minder normale Alterserscheinungen und Narben der bisherigen Tätigkeit des Ovariums darstellen.

Meist handelt es sich um unbefriedigte Frauen, um Enteroptose, um allgemeine Hysteroneurasthenie, eine chronische adhäsive Pericolitis an benachbarten Darmschlingen, so daß es wohl richtiger sein dürfte, die Hauptquelle der Beschwerden in einer allgemeinen herabgeminderten Widerstandsfähigkeit des Nervensystems zu suchen. Von minderwertiger Anlage abgesehen, kommt unserer Erfahrung nach eine solche nicht selten auf dem Boden hartnäckiger chronischer Obstipation und dadurch bedingter Toxämie zustande.

Gelingt es, dieses Grundleiden zu beseitigen, dann schwinden die Schmerzen in den Ovarien von selbst, während umgekehrt selbst Entfernung des vermeintlich kranken Ovariums trotz des großen suggestiven Effektes meist nur vorübergehende Besserung bringt, wenn das Grundleiden bestehen blieb.

Auch stehen wir auf dem Standpunkte, daß die Diagnose chronische Oophoritis bei freibeweglichen Ovarien besser gar nicht gestellt werden sollte. In der allgemeinen Praxis hat sich dieselbe zu einer richtigen Verlegenheitsdiagnose für alle unklaren Befunde oder Sensationen seitlich vom Uterus ausgebildet, vor der wir um so mehr warnen möchten, als es ungeheuer schwierig ist, einer Frau die Vorstellung, kranke Eierstöcke zu haben, wieder abzureagieren.

Geschwülste der Ovarien.

Fall 47.

46jährige Frau, die sechsmal geboren hat, kommt mit der Klage über Aufgetriebensein des Leibes. Sie habe dauernd ein Gefühl von Spannung und Völle, besonders nach dem Essen, außerdem besteht Obstipation. Menses von jeher etwas unregelmäßig, alle $3^1/_2$ bis 4 Wochen, sonst o. B. Letzte Menstruation vor 10 Tagen.

Das ist eine Anamnese, so uncharakteristisch wie nur möglich. Tausende Frauen mit Obstipation und mit oder ohne Enteroptose und Bauchdeckenerschlaffung klagen über Aufgetriebensein des Leibes, ohne daß irgendeine Genitalanomalie oder eine Erkrankung der Nachbarorgane dahinter steckt.

Bei dieser Frau fällt Ihnen nun allerdings objektiv eine Vorwölbung und Spannung der ganzen Unterbauchgegend auf, und Sie tasten auch deutlich eine cystische Resistenz, die aus dem Becken aufsteigend 1 Querfinger oberhalb des Nabels bogenförmig sich abgrenzt. Bei Perkussion zeigt der ganze Bezirk großwellige Fluktuation und leeren Schall.

Genitaluntersuchung: Mp. mit altem tiefen Dammriß. Geringer Descensus der Hinterwand. Uterus anteponiert, in Streckstellung, entsprechend groß; Portio dicht hinter der Symphyse, das ganze kleine Becken ausgefüllt durch einen prall elastischen Tumor von glatter Oberfläche, der in kontinuierlichem Zusammenhang mit dem schon bei der äußeren Untersuchung getasteten Tumor steht und auch das hintere Scheidengewölbe etwas vordrängt. Der untere Pol des Tumors steht in Höhe der Spinalebene etwas tiefer als die Portio. Der Fundus uteri ist deutlich von dem Tumor abgrenzbar, ebenso die Cervix. Höher hinauf ist wegen der Raumbeschränkung eine Trennung von Tumor und Uterus nicht möglich. Von dem re. Uterushorn aus ist beim Versuch der Verschiebung des Uterus undeutlich ein Stielverbindung mit dem Tumor tastbar, während bei re. Verschiebung des Uterus li. kein derartiger Eindruck besteht. Doch ist weder re. noch li. das Ovarium neben dem Tumor tastbar.

Trotz dieser Unklarheit der Stielverbindung besteht in diesem Falle nach Lage, Konsistenz und bisheriger Symptomlosigkeit des Tumors kaum ein Zweifel an der

Diagnose: **Cystis ovarii (dextri?).**

Differentialdiagnostische Erwägungen. Von einem Ascites unterscheidet sich der Tumor schon durch das Fehlen des Schallwechsels bei Lageveränderung der Frau, ferner durch die pralle Spannung und scharfe Abgrenzung nach oben. Von einem intra- oder extraperitonealen Exsudat läßt sich der Tumor ebenfalls durch die abweichende Konsistenz, Gestalt und Größe unterscheiden. Auch eine Verwechselung mit Schwangerschaft kann hier nicht in Frage kommen, da die Amenorrhoe fehlt, überdies der Uterus von dem Tumor gut abgrenzbar ist, Herztöne und kindliche Teile nicht nachweisbar sind. Anamnese und Fehlen kindlicher Teile unterscheiden ihn auch von einer Extrauterin-Gravidität der 2. Schwangerschaftshälfte mit lebendem Kind. Auch eine Verwechslung mit der maximal gefüllten Blase kommt bei der Lage des Uterus vor dem Tumor nicht in Frage. Bei retrovertiertem oder retroflektiertem Uterus und vor ihm gelegenem Tumor schützt der nie zu unterlassende Katheterismus vor dieser blamablen Verwechselung.

Bei noch größeren Kystomen findet man häufig den Uterus unterhalb des cystischen Tumors retrovertiert. In solchen Fällen ist der Nachweis der Stielverbindung zwischen Uterus und Tumor besonders wichtig. Wo derselbe nicht ohne weiteres gelingt, erleichtert man sich denselben, indem man mit einer Kugelzange den Uterus nach unten zieht und durch eine Hilfsperson den Tumor möglichst nach oben dislocieren läßt; dadurch spannt sich der Stiel und wird leichter tastbar.

Bei ganz großen cystischen Tumoren führt allerdings auch dieser Kunstgriff nicht zum Ziele, hier stützt sich die Diagnose auf die Erfahrungstatsache, daß diese Tumoren kaum jemals etwas anderes sind als Ovarialtumoren und vor allem ein operatives Eingreifen auch dann erforderlich ist, wenn der Tumor anderer Genese sein sollte. Schwierig, ja selbst unmöglich kann in seltenen Fällen die palpatorische Unterscheidung von einem Hydramnion mit abgestorbener Frucht sein. Hier entscheidet die Anamnese, im Notfall die Sondierung des Uterus.

Auf weitere differentialdiagnostische Erwägungen einzugehen, fehlt uns der Raum. Das Wichtigste bleibt immer der Nachweis einer Stielverbindung; doch kann das auch unter Umständen in die Irre führen, wenn ein Tumor anderen Ursprungs sekundär durch peritonitische Adhäsionen mit dem Genitale in Verbindung gekommen ist; z. B. eine sehr bewegliche, tiefstehende hydropische Gallenblase, eine tiefstehende Milzcyste, wie wir einmal erlebten.

Man unterscheidet:

A. Vom Epithel ausgehende Geschwulstbildung. Es handelt sich meist um gutartige cystische Geschwülste (80 % aller Ovarialtumoren sind Kystadenome), die je nach ihrem Inhalt als:

1. Kystoma pseudomucinosum[1]),
2. Kystoma serosum unterschieden werden,
3. Carcinom.

B. Vom Eierstocksbindegewebe ausgehende Geschwülste, die gutartig (Fibrom) oder bösartig (Sarkom) sein können. Dazu kommen als Gruppe

C. die Tridermone oder Embryome, d. h. teils cystische, teils mehr solide Geschwülste, welche dadurch ausgezeichnet sind, daß sie Gebilde aller 3 Keimblätter enthalten.

Fast alle großen Ovarialcysten sind multilokulär, wenn auch gewöhnlich eine oder mehrere Cysten an Größe die anderen überragen. Multilokuläre Cysten sind häufig nicht so stark gespannt und lassen zuweilen schon bei der Betastung an einigen Stellen die unregelmäßige Vorbuckelung der Wand erkennen. In unserem Falle läßt die starke Spannung und vollständig glatte Oberfläche vermuten, daß die ursprünglich zahlreicheren Cystenräume durch Einreißen der Scheidewände zu einer einheitlichen unilokulären Hauptcyste zusammengeflossen sind. Pseudomucinkystome werden selten carcinomatös und führen nur bei ungeheurer Größe zu allgemeiner Kachexie.

Eine Ausnahme macht das seltene sog. Pseudomyxoma ovarii, ein ganz dünnwandiges, reines Pseudomucin enthaltendes Adenokystom. Platzt dasselbe, so wird sein gallertiger Inhalt durch die Peristaltik der Därme überall verschmiert, übt einen Fremdkörperreiz auf das Peritoneum aus, von dem (als reaktive

---

[1]) So genannt nach dem Pseudomucin enthaltenden, fadenziehenden Inhalt.

Erscheinung) Gefäße oder junges Bindegewebe in die Gallerte einsprossen, so daß man bei einer Operation die ganze Bauchhöhle über und über von kleinen Pseudomucinbläschen durchsetzt findet. Trotzdem dieselben an sich gutartig sind, gehen die Pat. infolge der ungeheuren Ausbreitung derselben in der Bauchhöhle allmählich an Erschöpfung zugrunde.

Die serösen Kystadenome haben dünnflüssigen, klaren Inhalt, sind gewöhnlich dünnwandiger, entwickeln sich häufiger doppelseitig und intraligamentär, werden gewöhnlich nicht so groß und fühlen sich meist weniger derb und gespannt an, obwohl damit kein sicheres Unterscheidungsmerkmal gegeben ist. Trotz des langsameren Wachstums ist das seröse Kystom insofern ernster zu nehmen, als das Epithel desselben im Verlauf des Wachstums meist in starke Wucherung gerät und papilläre Excreszenzen bildet, welche schließlich das ganze Innere der Cysten erfüllen, ja sogar durch die Cystenwand nach außen durchwachsen können und nicht selten carcinomatös entarten. Auch ohne eigentliche Carcinomentwicklung können von den durchgewachsenen Papillen kleine Partikel abreißen, die dann an anderen Stellen der Bauchhöhle weiter wuchern und unter gleichzeitiger rasch zunehmender Ascitesbildung das Allgemeinbefinden der Patientin schwer schädigen, so das man kaum noch von Gutartigkeit des Tumors sprechen kann.

Fall 48.

26jährige, bisher gesunde Frau, die vor 1½ Jahren zum ersten Male (glatt) geboren hat. Letzte Menstruation vor 3 Monaten; bisher völliges Wohlbefinden. Gestern abend noch bei völliger Gesundheit ins Bett gegangen, erkrankte die Frau in der Nacht plötzlich mit heftigsten stechenden Schmerzen in der li. Unterbauchseite, die sich auf Einnehmen von 20 Tropfen Pantopon, das der Pat. aus anderer Gelegenheit zur Hand war, vorübergehend besserten. Etwa 2 Stunden später beim Umlegen auf die andere Seite erneute Attacke heftigster zerrender oder mehr bohrender Schmerzen, plötzlich Ohnmachtsanwandlung, Übelkeit, Erbrechen. Dabei breiten sich die Schmerzen allmählich auf die re. Seite aus, Pat. bekommt einen stark beschleunigten Puls, so daß der Ehemann am frühesten Morgen Sie holt.

Sie finden eine kräftige junge Frau, Puls 120, Temperatur 38,3°. Das Abdomen unterhalb des Nabels sehr stark druckempfindlich, li. allerdings stärker als re., Zunge wenig belegt.

Genitalbefund: Uterus anteflektiert, entsprechend einer Gravidität vom Beginn des 4. Monats, ein wenig nach vorn gedrängt und re. gedreht; li. und hinter dem Uterus ein übermannsfaustgroßer, derbcystisch sich anfühlender, bei Berührung sehr empfindlicher Tumor, der durch einen ganz kurzen, wegen Schmerzhaftigkeit nicht genau zu verfolgenden Stiel mit dem li. Uteroshorn zusammenzuhängen scheint. Re. Ovarium nicht erreichbar. (Vgl. Abb. 36.)

Der Fall ist ein klassisches Beispiel dafür, wie wichtig für den Arzt die Anamnese und die Genitaluntersuchung in zweifelhaften Fällen sein kann. Wenn Sie hier von der Genitaluntersuchung absähen, würden sie sofort an eine Peritonitis denken, noch mehr: wenn Sie etwa erführen, daß die Schmerzen statt links rechts begonnen haben, wäre bei dem äußeren Befund und Aspekt der Patientin die Diagnose auf Appendicitis mit Perforation am nächstliegenden. Aber schon die Anamnese mahnt zur Vorsicht. Die Patientin hat sich bis zum ganz plötzlichen Beginn der Erkrankung absolut wohl gefühlt. Nicht die geringste Verdauungsstörung war vorhanden. Dagegen hören Sie, daß die Menstruation seit 3 Monaten ausgeblieben war. Das fordert unbedingt zur Genitaluntersuchung auf, und wie sie sehen, klärt der Genitalbefund das Krankheitsbild in einfachster und ich möchte fast sagen glücklicher Weise auf. Der mit dem Uterus verbundene Tumor kann seiner Lage und Konsistenz nach kaum etwas anderes als ein Ovarialtumor sein. Auch die schweren Allgemeinsymptome erfahren dadurch eine Aufhellung. Denn wir wissen aus der Erfahrung, daß dieselben einer bestimmten Komplikation, nämlich der **Stieldrehung**, entsprechen, ebenso daß diese Stieldrehung besonders leicht im Wochenbett, wenn der Uterus ins kleine Becken zurücktritt, oder umgekehrt in der Schwangerschaft zu einem Zeitpunkte, wo der Uterus bereits aus dem kleinen Becken herausragt, eintritt[1]). Neben Schlaffheit der Bauchdecken wirken Anstrengung der Bauchpresse, z. B. bei der Defäkation, Heben einer Last, rascher Lagewechsel, wie auch in unserem Falle für die 2. Attacke angegeben, und Einseitigkeit der Tumorbildung begünstigend auf die Stieldrehung.

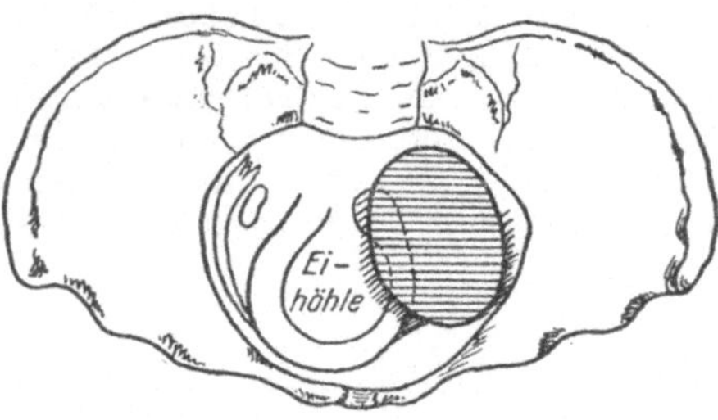

Fig. 36.

Die Stieldrehung ereignet sich in etwa 15% aller Fälle von Ovarialtumoren; die hier beobachteten akuten Erscheinungen treten aber erst ein, wenn die Drehung des Stieles 180° überschreitet. Dann werden die Venen des Stieles (Plexus pampiniformis auf der einen, die spermatikalen Venen auf der anderen Seite) komprimiert, es kommt zu einer hochgradigen Stauung in der Geschwulst, zur Volumvergrößerung infolge seröser Transsudation und schließlich zur Blutung ins Innere des Tumors. Dann setzen augenscheinlich die stärksten Beschwerden ein. Bei wiederholter Drehung (dieselbe erfolgt häufig schubweise, anscheinend auch in unserem Fall in 2 Schüben) werden, wenn dieselbe etwa 540 bis 720° erreicht hat, die Arterien abgeschnürt und der Tumor außer

[1]) Sehr häufig kommt es infolge der kollateralen Hyperämie auch zu einer Blutung aus dem Uterus.

Ernährung gesetzt. Dadurch wird er nekrotisch und zum Fremdkörper in der Bauchhöhle, der, wie jeder andere Fremdkörper, eine aseptische, fibrinöse, sog. Fremdkörperperitonitis erzeugt. In solchen Fällen findet man allseitig Darm und Netz wie die benachbarten Abschnitte des Becken- und Uterusperitoneums durch fibrinöses Exsudat mit dem Tumor verklebt, in alten Fällen oft fest mit ihm verwachsen. Aber auch die geringeren Grade von Stieldrehung pflegen bald zu starker Rötung des benachbarten Peritoneums, zu einem akuten Reizzustande zu führen, der für die Ausbreitung des Schmerzes sicherlich von großer Bedeutung ist. Die Stieldrehung kann so weit gehen, daß der Tumor vollständig abgeschnürt wird, in anderen (selteneren Fällen) kommt es im Gefolge des starken Blutergusses in den Tumor zum Platzen desselben.

So akut und beängstigend die Symptome der Stieldrehung einsetzen, so pflegt doch bald eine Besserung einzutreten. Bei Bettruhe läßt gewöhnlich schon am 2. Tage der Schmerz etwas nach, auch Flatusabgang, der selten ganz aufgehoben ist, stellt sich allmählich wieder ein, der anfänglich auftretende Meteorismus geht zurück, die Temperatur fällt allmählich ab, nach 4 bis 5 Tagen kann völliges Wohlbefinden wieder hergestellt sein. So mancher Anfall akuter appendicitischer Reizung mag hierher gehören, da man zuweilen von solchen Patientinnen erfährt, daß sie wiederholt schwerere oder leichtere Attacken von Appendicitis durchgemacht haben.

Schwerere Komplikationen sind selten. Ich sah zweimal Ileus, da eine Darmschlinge in den Stiel verwickelt wurde; zuweilen kommt es dann bei fest mit dem Darm verwachsenen Cysten nach kürzerer oder längerer Zeit durch Einwandern von Darmkeimen zur Vereiterung (2% aller Fälle).

Diese kommt zuweilen auch bei nicht stielgedrehten Tumoren aus unbekannter Ursache, manchmal hämatogen infolge einer interkurrenten Infektion (Angina, Typhus, Influenza), zur Beobachtung. Auftreten erhöhter Schmerzhaftigkeit, remittierendes Fieber kennzeichnen meist diese Fälle, können zuweilen aber auch fehlen. Besonders leicht kommt es im Anschluß an eine nicht aseptisch vorgenommene Punktion einer Cyste zur Vereiterung. Sonst tritt die Vereiterung und Verjauchung eines Ovarialtumors manchmal im Wochenbett ein, ohne daß — bei fehlender Stieldrehung — die Ursache immer klar wäre. In weiterer Folge kann es zum Durchbruch des Tumors kommen, der noch relativ günstig ist, wenn er in den Darm, die Blase oder durch die Bauchdecken erfolgt, dagegen zu foudroyanter, tödlicher Peritonitis führt, wenn der eitrige Inhalt in die freie Bauchhöhle gelangt.

Fall 49.

49jährige Frau, die sechsmal geboren hat. Menses bis vor 1 Jahre o. B. Im letzten Jahre größere Pausen, Blutung von wechselnder Stärke, überwiegend geringer als früher. Seit 4 Monaten unregelmäßige, in Pausen von $1^1/_2$ bis 2 bis 3 Wochen erfolgende, gewöhnlich geringe Blutabgänge, dabei öfters Schmerzen, vermehrter Harndrang. Seit $^1/_4$ Jahr zunehmende Obstipation, Auftreibung des Leibes, Spannungsgefühl, dauernd Kreuzschmerzen, Abmagerung, Übelkeit und Appetitlosigkeit, zeitweilig Herzklopfen.

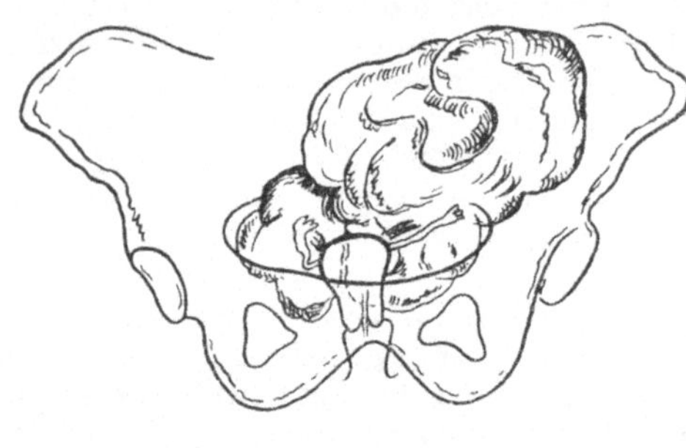

Abb. 37

Befund: Alter Dammriß, Vulva und Vagina sonst o. B. Portio dicht hinter der Mitte der Symphyse. Uterus von entsprechender Größe, gestreckt, stark anteponiert, etwas nach re. geneigt. Der Fundus ist 2 Querfinger oberhalb der Symphyse durch die dünnen Bauchdecken deutlich abgrenzbar von einem dahintergelegenen harten Tumor, der auch das ganze kleine Becken ausfüllt und die hintere Scheidewand vordrängt. Bei genauer Abtastung des Tumors entdeckt man, daß derselbe aus zwei Hälften besteht, einer größeren links, auf welche hauptsächlich die Vorwölbung der hinteren Scheidenwand zu beziehen ist und die das kleine Becken bis über die Mittellinie hinaus ausfüllt, nach oben bis in die Höhe der Spina iliaca ant. sup. sich erhebt; re. von diesem Tumor findet sich bei der Betastung vom hinteren Scheidengewölbe aus, nur durch eine tiefe Einkerbung, außen hinter dem Fundus uteri jedoch durch eine deutliche Lücke getrennt, ein kleinerer, etwa faustgroßer Tumor, der nur wenig ins große Becken hinaufragt und mit dem re. Uterushorn durch einen großen derben Stiel verbunden ist. Der beinahe mannskopfgroße li. Tumor ist vom li. Uterushorn zwar durch eine Einsenkung abzugrenzen, ein Stiel nicht allseitig tastbar. Beide Tumoren zeigen eine etwas unebene harte Oberfläche und sind fast unverschieblich. (Vgl. Abb. 37.)

Bei der Rectaluntersuchung ist noch feststellbar, daß das re. Sacrouterinlig. frei ist, während das li. einen fingerdicken, nach außen und hinten sich verbreiternden starren Strang bildet, der von der Unterfläche des Tumors nicht zu isolieren ist.

Ascites ist vorhanden, augenscheinlich aber nur in geringer Menge.

Im Harn etwas Eiweiß, sonst nichts Besonderes. Der Ernährungszustand der Pat. ist beträchtlich herabgesetzt.

Der Tatbefund läßt hier kaum einen Zweifel, daß es sich um doppelseitige, und zwar solide Ovarialtumoren handelt. Aus dieser Doppelseitigkeit in Gemeinschaft mit der angebenen Abmagerung und der Unverschieblichkeit wie besonders den massigen

Verwachsungen mit dem li. Beckenbindegewebe, dem Nachweis von Ascites ergibt sich fast mit Gewißheit, daß es sich um maligne Tumoren handelt, vermutlich um ein

Carcinoma ovarii utriusque.

Ovarialcarcinome sind gar nicht selten. Meist allerdings handelt es sich nicht um primäre Ca., sondern um ein carcinomatös entartetes Kystadenom oder ein metastatisches Ca., bei dem man den Primärtumor mit Vorliebe im Magen oder Darm, selten im Uterus oder anderen Organen findet. Eierstockskrebse stellen teils cystische, teils solide Bildungen dar, wobei oft das gewucherte Stroma diffus von Ca.-Zellen durchsetzt erscheint und myxomatöse Degeneration eintritt (Krukenbergtumoren). Ovarialcarcinome treten ferner meist doppelseitig auf, am häufigsten im 3. bis 5. Lebensjahrzehnt, und pflegen, sofern sie nicht selbst schon Metastasen darstellen, ihrerseits oft frühzeitig Metastasen zu machen, wobei besonders Beckenbindegewebe, benachbartes Peritoneum und Darm, ferner häufig die Leber in Frage kommen.

Es ist bei dem gegebenen Raum unmöglich und vom praktisch-diagnostischen und therapeutischen Standpunkt aus auch überflüssig, für jede Gruppe und Form von Ovarialtumoren wie für die verschiedensten Komplikationen besondere Fälle zu besprechen. Wir wollen daher nur kurz das Wichtigste über die beiden anderen Gruppen von Eierstocksgeschwülsten hier anführen.

Gruppe B. Wenn man von seltenen Formen und Mischformen absieht, dann gibt es für die stromatogenen Neubildungen des Ovariums nur zwei Repräsentanten: das gutartige Fibrom und das häufig aus ersterem entstehende Sarkom.

Fibrome stellen gewöhnlich außerordentlich harte und verhältnismäßig sehr langsam wachsende, anfänglich meist einseitige, später häufig doppelseitige Tumoren von ovoider oder kugeliger Gestalt und guter Beweglichkeit dar, deren Diagnose wegen dieser Eigentümlichkeiten gewöhnlich keine Schwierigkeiten macht. Zu beachten ist, daß Ascites bei Fibromen oft sehr frühzeitig vorkommt, ohne daß eine maligne Umwandlung vorliegt.

Die Prognose ist an sich gut, wird aber getrübt durch die nicht selten verwirklichte Möglichkeit des Überganges in **Sarkom,** das zunächst häufig ein langsam wachsendes Fibrosarkom ist.

Schließlich sind die Spindelzellen- und Rundzellensarkome sowie die Endo- und Peritheliome, d. h. vom Endothel der Blut- oder Lymphgefäße oder vom Adventitiabindegewebe ausgehende, rasch wachsende und früh Metastasen setzende Sarkome zu nennen. Alle diese Formen treten ein- und doppelseitig auf.

Klinisch kann man solide Tumoren des Ovariums als um so günstiger ansehen, je härter sie sich anfühlen.

Von der Gruppe C seien vor allem genannt die relativ häufigen **Dermoide** (10 % aller Ovarialtumoren), welche als Repräsentanten der cystischen Formen der Embryome angesehen werden können.

Es handelt sich um meist einseitige, cystische, gewöhnlich außerordentlich langsam wachsende, selten über Faust- bis Kindskopfgröße erreichende Geschwülste, die mit einem flüssigen, bei Zimmertemperatur rasch zu einem gelben, vaseline- oder talgartigen Brei erstarrenden Inhalt erfüllt sind, in dem man zahllose gut ausgebildete lange Haare findet, die sämtlich von einem soliden kirsch- bis taubeneigroßen, in das Cystenlumen an der Innenwand vorspringenden Buckel („Dermoidzapfen") ausgehen, in welchem man makroskopisch oft noch Zähne, mikroskopisch Talg- und Schweißdrüsen, Haut-, Knochenteile, entodermale Drüsen, kurz Gebilde aller drei Keimblätter nachweisen kann. Daher auch der Name Tridermome.

Die Dermoide sind an sich gutartige Geschwülste, aber insofern nicht harmlos, als in 1/3 der Fälle die in den Zapfen eingesprengten epithelialen Bestandteile Ausgangspunkt für Ca. werden, außerdem Übergang in Teratome vorkommt. Dermoidcysten unterliegen natürlich allen anderen möglichen Veränderungen wie die Ovarialcysten, relativ häufig liegen sie anteuterin und können aus dieser Lage wie aus der außerordentlich derbcystischen Konsistenz vermutungsweise diagnostiziert werden.

Die solide Form der Embryome wird repräsentiert durch das seltene **Teratom,** das im Gegensatz zum Dermoid eine rasch wachsende weich-solide Geschwulst von rundlicher, oft unregelmäßig buckliger Oberfläche darstellt.

Auf dem Durchschnitt zeigen diese Geschwülste eine markige, oft von kleineren Cysten durchsetzte Oberfläche, mikroskopisch findet man ebenfalls Abkömmlinge aller drei Keimblätter, die aber hier ganz unregelmäßig verstreut und nirgends zu ausgebildetem Gewebe ausgereift sind. Die Genese der Teratome wie überhaupt der Embryome ist noch nicht so aufgeklärt, um hier in prägnanter Kürze formuliert werden zu können.

Teratome finden sich oft gerade bei ganz jugendlichen Personen und sind als exquisit bösartig zu betrachten.

Rezidive und Metastasen treten sehr leicht ein.

Zuweilen findet man hühnerei- bis faustgroße Cysten des Ovariums, die mit echter Geschwulstbildung nichts zu tun haben, sondern einfache Retentionscysten darstellen (Hydrops folliculi und Corpus-luteum-Cysten). Sie machen gewöhnlich gar keine Symptome und bedürfen an sich keiner Behandlung. Man wird also bei so kleinen cystischen Bildungen zunächst zuwarten können und, wenn sie stationär bleiben, von einer weiteren Behandlung überhaupt absehen dürfen.

Über die Prognose haben wir schon bei den verschiedenen oben besprochenen Fällen und Formen von Ovarialtumoren das Wichtigste mitgeteilt. Sie ist natürlich bei allen malignen Formen eine schlechte, ist aber auch bei den primär gutartigen durch die niemals sicher auszuschließende Möglichkeit sekundärer maligner Degeneration — etwa 20% aller Ovarialtumoren sind oder werden bösartig — getrübt. Auch davon war schon die Rede. Ferner aber ist das relativ häufige und frühe Eintreten anderer Komplikationen in Rechnung zu ziehen. All das macht die Prognose auch bei gutartigen Tumoren zweifelhaft, schließlich der Umstand, daß durch das dauernd fortschreitende Wachstum allgemeine Kachexie eintritt. Daraus folgt als therapeutische Regel: **Jeder Ovarialtumor ist operativ zu entfernen.** Das gilt auch für relativ kleine Tumoren, ausgenommen die einfachen Retentionscysten. Je früher die Operation vorgenommen wird, desto harmloser ist sie, während bei dem Vorhandensein von Komplikationen aller Art die Lebenssicherheit der Ovariotomie geringer wird, wie daraus hervorgeht, daß die gesamte Operationsmortalität der Ovariotomie etwa 5 bis 7% beträgt gegenüber 1—1,5% bei unkomplizierten Fällen.

Fall 50

38jährige Frau klagt über Druck und Völle, Aufgetriebensein des Leibes, Kreuzschmerz, Obstipation; sonstige Anamnese belanglos.

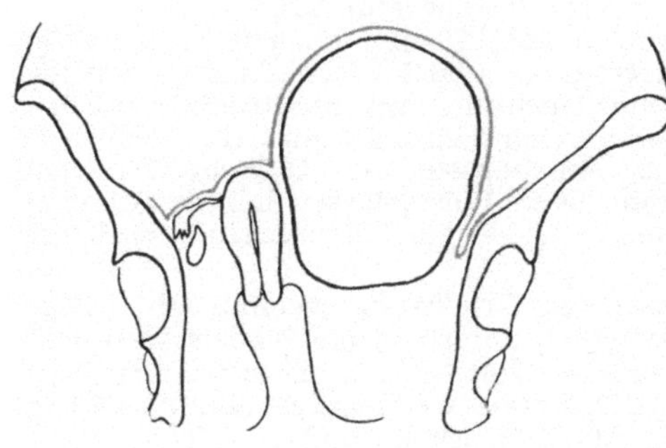

Abb. 38.

Befund: Mp. mit schlaffen Bauchdecken, weitem Introitus. Uterus in Streckstellung, stark dextroponiert. Die ganze li. Beckenhälfte ist eingenommen von einem mannskopfgroßen, nach oben bis nahe zur Nabelhorizontale, nach unten bis in die Höhe des Muttermundes reichenden, wenig beweglichen Tumor, der trotz seiner Größe merkwürdig schlaff und dünnwandig sich anfühlt. Von der li. Uteruskante ist der Tumor durch eine Furche deutlich abgrenzbar, eine andere Stielverbindung ist nicht nachzuweisen. Ein Ovarium neben dem Tumor ist nicht fühlbar. Re. Ovarium normal (s. Abb. 38).

Trotzdem hier das li. Ovarium nicht isoliert getastet wurde, konnte aus der Schlaffheit und dem eigentümlichen Sitz die Wahrscheinlichkeitsdiagnose **Cystis parovarii sin.** gestellt werden, die operativ bestätigt wurde.

Parovarialcysten entwickeln sich auf dem Epoophoron (= Parovarium), wachsen gewöhnlich sehr langsam und müssen entsprechend der Lage des Parovariums immer intraligamentär sich entwickeln. Die Cysten sind also stets von den Blättern des Lig. latum bedeckt. Solange sie klein sind, ist ihre Beweglichkeit gut und eine Stielverbindung zum Uterus deutlich nachweisbar. In solchen Fällen sind sie nur an ihrer Dünnwandigkeit evtl. von Ovarialtumoren zu unterscheiden. Werden sie größer, wie z. B. in unserem Falle, dann findet man keinen eigentlichen Stiel mehr, sondern die Cysten sitzen dicht neben der Uteruskante, manchmal höher, manchmal tiefer, je nachdem der Tumor sich mehr nach oben oder in der Richtung nach unten ausbreitet. Sie sind durchaus gutartig, meist einseitig, wachsen langsam, können bei derber Untersuchung leicht platzen (was hier glücklicherweise harmlos ist) und erzeugen gewöhnlich erst Beschwerden, wenn sie etwa Kindskopfgröße und mehr erreicht haben.

Therapie: Operative Entfernung. Dieselbe ist bei größeren Cysten durch Beschwerden und Verdrängungserscheinungen geboten, bei kleineren wird dieselbe meist infolge der irrtümlichen Annahme eines Ovarialtumors ausgeführt.

VI. Erkrankungen des Beckenbindegewebes.

1. Entzündliche Prozesse.

Fall 51.

Eine Frau, die vor 12 Tagen abortiert hat, wird mit der Diagnose Puerperalfieber eingeliefert. Temperatur 38,9°, Puls 112. Wir erfahren, daß die Fehlgeburt angeblich spontan erfolgt sei, dann am 3. Tage unter leichtem Fieber und Frösteln zunehmende Schmerzen in der re. Unterbauchseite mit Ausstrahlung in den Oberschenkel eingetreten seien. Seitdem schwankt die Temperatur zwischen 37,3° bis 37,8° am Morgen und 38,5° bis 39,3° am Nachmittag, Stuhl angehalten, beim Wasserlassen heftige Schmerzen, Auftreibung des Leibes, wiederholt Erbrechen, stärkerer Ausfluß.

Befund: Frau in reduziertem Ernährungszustand mit belegter Zunge; Abdomen aufgetrieben; unterhalb des Nabels nach dem kleinen Becken zu, besonders re. zunehmende Druckempfindlichkeit, auf der re. Darmbeinschaufel deutlich eine nach dem Becken zu sich verlierende stark druckempfindliche Resistenz tastbar.

Genital bemerken Sie etwas eitrigen Fluor, im Spiegel findet sich eine rechtsseitige, bis ins Scheidengewölbe reichende Laceration der Cervix, deren Ränder schmierig belegt sind. Die Frau gestand später ein, mit einer Spritze mit langem Ansatz sich Spülungen gemacht zu haben, um die Fehlgeburt zu erreichen.

Digital finden Sie den Uterus noch etwas vergrößert, leicht sinistroponiert, anteflektiert, kaum beweglich. Die li. Adnexe sind für die Betastung frei. Rechts sind dieselben nicht tastbar. Man fühlt nur eine tumorartige, harte, von der Uteruskante bis zur Beckenwand ziehende und über die Beckeneingangsebene bis auf die re. Darmbeinschaufel sich fortsetzende

Resistenz, die den Uterus teilweise auch von vorn her umgreift und mit einer vom hinteren Scheidengewölbe aus tastbaren Resistenz in Zusammenhang steht.

Rectal läßt sich sehr gut feststellen, daß beide Sacrouterinligamente und das retrocervicale Gewebe verdickt sind, wodurch das Rectum eingeengt wird. Während das li. Sacrouterinligament nur kleinfingerdick und das retrocervicale Gewebe auf etwa Daumendicke verbreitert ist, erscheint das re. Sacrouterinligament fächerförmig verbreitet und geht ohne deutliche Grenze in die oben beschriebene Resistenz zur Seite des Uterus über, die nach vorn zwischen Blase und Uterus einen spitz auslaufenden Sporn hinübersendet (s. Abb. 39 u. 40).

Nach diesem Tastbefund können wir mit großer Sicherheit die Diagnose stellen:

Parametritis acuta dextra (praecipue spatii paraut., progred. in spat. pararectale et paravesicale dextr.).

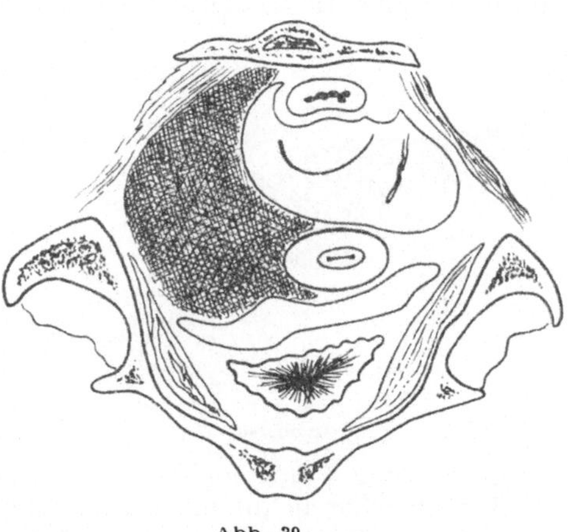

Abb. 39.

Zur Diagnose: Daß es sich hier um einen im Beckenbindegewebe, also unterhalb des Peritoneums lokalisierten Prozeß handelt, geht klar aus der Rectaluntersuchung hervor, welche das Mitergriffensein der Sacrouterinligamente und den Zusammenhang des re. mit dem Infiltrat im Parametrium erkennen läßt. Weiter spricht die ganz eigenartige Anordnung des Erkrankungsherdes für das Bindegewebe als Sitz desselben: der Zusammenhang mit der re. Uteruskante, die Verbreiterung nach außen, die Unmöglichkeit der Abgrenzung von der Beckenwand, die Starrheit und absolute Unverschieblichkeit. Zur Unterscheidung von einem etwa ins Bindegewebe vorgedrungenen Ovarialcarcinom, das einen ganz ähnlichen Tastbefund ergeben kann, oder einer carcinomatösen Infiltration bei Uterus-Ca. dient die Anamnese wie der Befund am Uterus und das Verhalten der Körpertemperatur.

Die Ätiologie unseres Falles ist eine klare und recht typische. Die Frau hatte bei der gelungenen Aborteinleitung nicht allein Infektionserreger eingeschleppt — wir züchteten aus dem Cervicalsekret Staphylokokken —, sondern ferner auch mit dem spitzen Ansatz der zur Einspritzung von Seifenwasser verwendeten Spritze eine Schleimhautwunde sich beigebracht. Der mißfarbene Belag im Bereich der re. Laceration spricht dafür, daß die Läsion in dieser Gegend gesessen hat, wenn auch eine größere Wunde nicht mehr nachgewiesen werden konnte.

Die Parametritis (besser Phlegmone des Beckenbindegewebes) ist meist eine Wundinfektionskrankheit, die überwiegend durch Staphylo- oder Streptokokken, selten durch Bacterium coli erregt wird. Am häufigsten erfolgt eine solche Infektion während oder im Anschluß an Geburten und Fehlgeburten durch Keiminokulation in eine frische Cervixwunde mit Fingern, Instrumenten, Tamponadestreifen, in selteneren Fällen durch spontanes Aufwandern von Eigenkeimen aus der Scheide der Frau. Aber auch außerhalb der Gestation genügen kleine unbedeutende Verletzungen der Schleimhaut, wenn sie durch unreine Hände oder Instrumente gesetzt werden, zur Entstehung einer Parametritis. Selten erzeugen Gonokokken, Tuberkelbacillen eine Parametritis; immerhin findet man bei go. Pyosalpingen das Bindegewebe des parametranen Raumes nicht selten infiltriert; doch handelt es sich dabei entweder um wenig ausgedehntes entzündliches Ödem oder (häufig) um Mischinfektion mit Strepto- oder Staphylokokken. Je weniger virulent die Erreger sind, desto eher bleibt die Erkrankung auf einen begrenzten Abschnitt des Bindegewebes[1]) beschränkt, während bei den frischen puerperalen Formen der Prozeß oft das gesamte Bindegewebe, wenn auch ungleichmäßig, ergreift und durch Verbreitung der Erreger auf dem Lymphwege selbst eine allgemeine Sepsis entstehen kann.

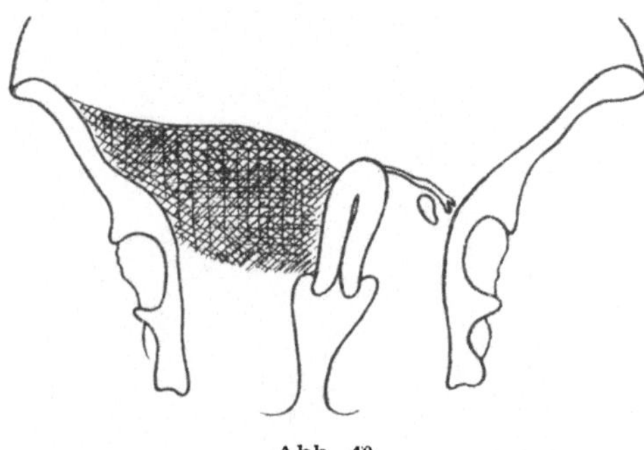

Abb. 40.

In den folgenden Tagen nahm das Fieber stärker remittierenden Charakter an, derart, daß die Morgentemperatur zwischen 37° und 37,3°, die Nachmittagstemperatur zwischen 39° und 39,9° sich hielt. Gleichzeitig traten Mastdarmtenesmen auf, und die Untersuchung 4 Tage nach der Aufnahme ergab, daß vom re. und vom retrocervicalen Gewebe her ein keilförmiges Infiltrat zwischen Rectum und oberem Drittel der Scheidenwand sich vorschob. Gleichzeitig nahm die Stenosierung des Rectums zu. Die bei der Aufnahme mit 14800 ermittelte Leukocytenzahl war auf 23000 gestiegen. Aus die-

[1]) Vgl. S. 14.

Der hier geschilderte Verlauf kann als typisch für viele Fälle gelten. Der Schlußbefund entspricht einem — im einzelnen Fall natürlich variierenden — Ausgang der puerperalen Parametritis in die gewöhnliche chronische Parametritis.

sen Erscheinungen wurde auf eitrige Einschmelzung geschlossen und darauf nach positivem Ausfall der Probepunktion mittels Fraenkelschem Troikart eine Absceßhöhle eröffnet, die von dem retrovaginalen Keil in das re. Infiltrat führte und über ¼ l staphylokkenhaltigen Eiter ergab. Drainage der Absceßhöhle; bereits am nächsten Tage Temperaturabfall bei reichlichem Eiterabfluß.

Nach 8 Tagen ließ die Eitersekretion nach, nach weiteren 14 Tagen war die Absceßhöhle so verkleinert, daß das bereits gekürzte Drain ausgestoßen wurde. Nach weiterer resorbierender Behandlung verkleinerte sich das Infiltrat immer mehr und mehr, bis 3 Monate nach der Fehlgeburt ein stationärer Zustand mit folgendem Befund erreicht war: Uterus anteflektiert, gut involiert, wenig beweglich. Li. Adnexe schwerer beweglich, sonst für die Belastung nicht verändert; re. desgleichen. Dagegen tastet man noch eine geringe Verdickung des retrocervicalen Gewebes, des li. Sacrouterinligamentes und re. vom Collum uteri einen unregelmäßig knotigen, nach außen sich verbreiternden, gut fingerdicken, harten, kaum empfindlichen Strang. Das re. Sacrouterinligament ist bleistiftdick, hart, verkürzt, auf Zug sehr empfindlich. Temperatur dauernd normal.

Da wir nicht für alle Möglichkeiten einen besonderen Fall anführen können, möge es erlaubt sein, dieses Beispiel zum Ausgang der Besprechung über Verlauf und verschiedene Formen der Parametritis zu nehmen.

Sehr häufig bleibt nach Ablauf der akuten Erscheinungen ein mehr oder minder großes Exsudat noch lange Zeit bestehen. Oft erfolgen — z. B. im Anschluß an vorzeitiges Verlassen des Bettes, zu früh einsetzende aktive Behandlung — Nachschübe, die zu neuer Ausbreitung der Infiltration und Fieber Veranlassung geben. Dabei kann der Uterus vollständig von Exsudatmassen ummauert werden. Die Infiltration kann nicht allein wie in unserem Falle im Septum recto-vaginale herabsteigen, sie kann auch den pararectalen und präsakralen Raum erreichen, so daß das Rectum noch mehr eingeengt wird, ja, selbst vorübergehender völliger Darmverschluß zustande kommt. Seltener ist eine starke Ausbreitung im antecervicalen bzw. paravesicalen Raum. Ebenso beobachtet man relativ selten — entsprechend der Seltenheit der hier gelegenen Verletzungen — eine vorwiegend oder ausschließlich auf den prävesicalen Raum, das Cavum Retzii, beschränkte Exsudation, die dann zuweilen wie eine steife Hemdbrust dicht unter den Bauchdecken und hinter der Symphyse aufsteigt und bis zum Nabel reichen kann (Plastron abdominal). Viel häufiger steigt ein im parametranen Raum gelegenes Exsudat unter immer weiterer Abhebung des Peritoneums nach oben und erscheint seitlich über dem Lig. Pouparti als eine deutlich tastbare spindelförmige Resistenz.

Ist das Exsudat einseitig, so wird zunächst gewöhnlich der Uterus nach der gesunden Seite verdrängt, während er bei Eintreten der Heilung und Schrumpfung im Gegenteil nach der kranken Seite gezogen wird. Die Konsistenz ganz frischer Exsudate ist teigig weich, wird aber mit zunehmender Gewebspannung bald eigentümlich (etwa knorpelig) hart, bis bei Beginn der eitrigen Einschmelzung einzelne weichere Partien nachweisbar werden. Größere Abscesse zeigen, wenn sie oberflächlich genug liegen, deutliche Fluktuation.

Werden größere Abscesse nicht künstlich entleert, so brechen sie mit der Zeit spontan in die Nachbarschaft durch. Am häufigsten ereignet sich solch ein Durchbruch ins Rectum, die Blase, unter die Haut oberhalb des Lig. Pouparti, seltener in die Scheide. Noch seltener ist der Durchbruch durch den Damm, durch das Foramen obturatum oder ischiadicum, in die Articulatio sacroiliaca; am seltensten ist der Durchbruch in die Bauchhöhle.

Symptome. Frische Exsudate sind gewöhnlich sehr druckempfindlich, besonders wenn eitrige Einschmelzung beginnt. Ältere parametrane Schwarten zeigen dagegen kaum Empfindlichkeit. Nur die Sacrouterinligamente machen in dieser Hinsicht eine Ausnahme. Hier bleibt lange nach Ablauf aller akuten Erscheinungen und bei ganz geringfügigem Tastbefund eine starke Empfindlichkeit bestehen, die bei der Defäkation, bei stärkerer Füllung der Flexur, beim Coitus usw. sich bemerkbar macht (Parametritis post.). Sonst besteht bei frischeren oder subakuten Prozessen ein allgemeines Druck- oder Schmerzgefühl im Becken, besonders auf der erkrankten Seite, bei rein parametranen Prozessen meist ins Bein ausstrahlend, bei retrocervicalem und pararectalem Sitz mit Kreuzschmerz und Darmtenesmen, während bei vor dem Uterus in der Nähe der Blase gelegenem Exsudat Dysurie auftritt. Sowie ein parametranes Exsudat die Höhe des Beckeneinganges (M. psoas) erreicht, tritt eine charakteristische Beugehaltung der unteren Extremität ein.

Prognose. Während bei zeitgerecht behandelten Fällen der in unserem Fall geschilderte Verlauf glücklicherweise die Regel ist, kann es bei zu spät in Behandlung kommenden, zuweilen freilich auch trotz zeitgerechter und richtiger Behandlung, trotz Eiterentleerung zu einem protrahierten Verlauf kommen. Immer neue Nachschübe von Eiteransammlung, die lange Bettruhe, die herabgesetzte Appetenz, die psychische Depression schädigen dann das Allgemeinbefinden schwer. Schließlich kann es zu allgemeiner Amyloidose kommen. Sonst ist die Prognose quoad vitam im allgemeinen gut. Dagegen verursachen nach Ablauf der Parametritis zurückbleibende Schwielen und Schwarten oft so vielerlei und hartnäckige Beschwerden, daß gar manche Beckenbindegewebsentzündung zum Grab der Lebensfreude wird.

Therapie. Im akuten Stadium absolute Bettruhe, Prießnitz oder Eisblase und ein Sulfonamidstoß. Fällt trotzdem das Fieber nicht ab und deutet der remittierende Charakter (häufig auch ein stärkeres Ansteigen der Leukocytenzahl) auf Eiterung, dann ist es notwendig, den Eiterherd aufzusuchen und zu eröffnen. Das kann sehr leicht sein, wenn er, wie hier in dem keilförmigen Infiltrat zwischen Scheide und Rectum sich herabsenkt oder eine deutliche Fluktuation die Stelle der Eiterung anzeigt. In solchen Fällen mag auch der praktische Arzt die Eröffnung desselben mit dem Fraenkelschen Troikart vornehmen.

In anderen Fällen, auch bei Fluktuation über dem Lig. Pouparti, rate ich dem operativ nicht geschulten Arzt davon ab. Denn es können sich immer einmal Überraschungen und unerwartete Komplikationen ergeben, die den Eingriff zu einem recht schwierigen gestalten. Wiederholt ist ein Einbruch in die Bauchhöhle mit folgender tödlicher Peritonitis passiert. Ich erlebte einmal, daß ein Arzt bei der Eröffnung eines solchen Abscesses die Arteria iliaca ext. anschnitt.

Der eröffnete Eiterherd ist mit dickem Gummirohr und Jodoformgaze zu drainieren, durch leichtes Anheben des Kopfendes des Bettes der Eiterabfluß zu begünstigen.

Stuhlregelung, kräftige Ernährung, Hautpflege, wenn möglich Aufenthalt in frischer Luft, Priesnitz auf den Leib ist alles, was weiter zu tun ist. Sehr bewährt haben sich wiederholte Bluttransfusionen. Erst wenn das Fieber längst abgefallen ist, die Sekretion nachläßt, das Drain bei zunehmender Verkleinerung der Absceßhöhle sich abstößt (vgl. oben), kann eine aktivere und die Resorption befördernde Behandlung einsetzen. Dazu gehören warme Vollbäder erst ohne, dann mit Salzzusatz und heiße Scheidenduschen, später Fangopackung, Heißluft.

Man beachte: Jede starke Temperaturschwankung mahnt zur Vorsicht, jede fieberhafte Steigerung zwingt zum Aussetzen der Behandlung für mindestens 5 bis 6 Tage.

Ist das Exsudat inzwischen kleiner und härter geworden, so sind die resorbierenden Tampons am Platze.

Bei großen Exsudatresten, aber nicht früher als wenigstens drei Wochen nach Aufhören des Fiebers, empfehle ich sehr die Belastungstherapie mit dem Quecksilberkolpeurynter[1]) (Beginn mit 1/4 kg steigend auf 1 kg). Man erlebt damit oft ganz überraschend schnelle Erfolge. Bleibt der Erfolg nach wiederholter Anwendung aus, dann stehe man von weiteren Versuchen ab. Es gibt auch resistente Fälle; das sind gewöhnlich solche, in denen die Behandlung zu spät einsetzte und nur mehr derbe Schwielen vorhanden sind. Diese parametranen Schwielen und Narben trotzen zuweilen jeder Therapie. Am besten bewähren sich hier Diathermie, wie Badekuren in Sol- und Moorbädern. Dagegen habe ich von der Massage wenig Erfolg gesehen und halte sie auch für den praktischen Arzt nicht geeignet. Auf

2. Sonstige Erkrankungen des Beckenbindegewebes

möchten wir hier nur anhangsweise eingehen. Größere praktische Bedeutung haben trotz ihrer relativen Seltenheit zunächst Blut-

[1]) vgl. S. 51.

ergüsse ins Beckenbindegewebe (Haematocele extraperitonealis), die am ehesten im Anschluß an Pfählungsverletzungen sowie Coitusverletzungen, häufiger nach kriminellen Abtreibungsversuchen beobachtet werden. Von ärztlichen Eingriffen, die zur Entstehung eines Beckenbindegewebshämatoms führen, ist — abgesehen von den verschiedensten bei spontanen oder operativen Geburten entstehenden Verletzungen — vor allem die forcierte Anwendung von Hegarstiften bei der Dilatation zu nennen. Entweder kommt es dabei, meist einseitig, zum Aufplatzen der Cervix mit Blutung ins Parametrium, seltener wird mit dem Stift oder einer Curette bzw. Kornzange ein falscher Weg durch die Uteruskante hindurch ins Parametrium gebohrt. Recht selten sind auch extraperitoneale Blutergüsse bei Tubarruptur.

Je nach Art und Größe der verletzten Gefäße bleibt das Hämatom auf das Lig. latum beschränkt oder breitet sich unter immer weiterer Abhebung des Peritoneums nach oben bis auf die Darmbeinschaufel, ja selbst ins retroperitoneale Gewebe der hinteren Bauchwand bis zur Niere hinauf aus. In anderen Fällen beobachtet man, daß die Ausbreitung mehr nach unten, nach vorn und hinten in der Art parametraner Exsudate erfolgt.

Die Diagnose stützt sich, abgesehen von der meist eindeutigen Anamnese, auf den plötzlichen Beginn der Symptome, die rasche Entstehung oder Vergrößerung der in der Umgebung des Uterus getasteten bald mehr teigig oder cystisch, bald auch härter sich anfühlenden Geschwulst, bei größeren Blutergüssen auch auf evtl. Zeichen einer Anämie. Fieber fehlt zunächst und tritt erst sekundär, namentlich bei Vereiterung des Blutergusses, auf.

Therapie. Bei Beschränkung des Blutergusses auf das Lig. latum und fehlender Tendenz zu rascher Vergrößerung ist zunächst abzuwarten, später resorptionsbefördernd vorzugehen. Bei einem von vornherein größeren oder sich rasch vergrößernden Hämatom muß das blutende Gefäß operativ aufgesucht und unterbunden, bei Eiterung für Abfluß des Eiters gesorgt werden.

Alle Arten von Geschwülsten, ebenso der Echinococcus, die ganz vereinzelt beschriebene Aktinomykose des Beckenbindegewebes sind seltene Vorkommnisse. Ihr Sitz im Bindegewebe ist meist festzustellen, ihre Entstehung im Bindegewebe selbst aber häufig erst bei der Operation sicherzustellen.

VII. Entzündungen des Beckenbauchfells.

(Pelviperitonitis oder Perimetritis).

Fall 52.

29jährige Frau, die vor 8 Tagen nach wiederholter Untersuchung durch die Hebamme geboren hat. Vom 3. Wochenbettstage ab Fieber, Schmerzen in der li. Unterbauchseite. Bei der Aufnahme Temperatur 39,7°. Puls 120.

Befund: Uterus noch über faustgroß, anteflektiert mit formierter Portio, sondert reichlich stinkende, blutig verfärbte Lochien ab. Re. Adnexe frei. Li. ein außerordentlich druckempfindlicher hühnereigroßer Adnextumor, Beckenbindegewebe im wesentlichen frei.

In den beiden folgenden Tagen (9. und 10. Wochenbettstag) vergrößert sich der li. Adnextumor zusehends, wird sogar von außen tastbar. Temperatur steigt auf 40,3° bis 40,6° an, die Leukocyten auf 19800. Das Abdomen ist im ganzen aufgetrieben, unterhalb des Nabels beiderseits, besonders li. auf leisesten Druck sehr empfindlich; reflektorische Muskelspannung, Flatusverhaltung; Zunge belegt, wiederholt Erbrechen, zeitweise Singultus. Puls gut, 110 bis 120.

Die in steiler Fowlerscher Lagerung[1]) befindliche Frau wird dauernd genauestens überwacht, um bei Eintreten einer Perforation sofort eingreifen zu können.

Vom 11. Wochenbettstage an fällt die Temperatur treppenförmig ab, erreicht am 15. Tage nur mehr subfebrile Werte. Flatus gehen am 11. Tage wieder ab, Stuhl erfolgt auf Einlauf, die Druckempfindlichkeit und Auftreibung des Abdomens läßt nach. Bei einer am 20. Tage ganz vorsichtig ausgeführten Untersuchung findet man re. noch einen kleinfaustgroßen, selbst bei leisester Betastung und Bewegungsversuch sehr empfindlichen Adnextumor.

Im Verlauf der nächsten 8 Wochen bildet sich teils spontan, teils unter dem Einfluß der Behandlung der Tumor auf Taubeneigröße zurück, doch bleibt bei Betastung und Bewegung der Adnexe wie des Uterus, bei der Defäkation harter Stuhlmassen eine deutliche Schmerzhaftigkeit immer noch auffallend.

Diagnose: **Pelviperitonitis acuta** bei Salpingitis puerperalis.

Ätiologie. Die Erreger dieser infektiösen Pelviperitonitis können natürlich sehr verschiedene sein. Am häufigsten findet man Streptokokken, vor allem bei den puerperalen Formen (wie auch hier), Bacterium coli, Gonokokken[2]), sei es, daß dieselben durch eine perforierende Verletzung, durch Platzen einer Pyosalpinx, eines Ovarialabcesses, Perforation eines erkrankten Wurmfortsatzes oder Durchwuchern der Keime durch den peritonealen Überzug der Tuben bzw. der Appendix auf das Peritoneum gelangen.

Wenn wir von — namentlich durch Streptokokken verursachten — rasch zu allgemeiner Peritonitis führenden Formen absehen, so muß man sich den Verlauf der Pelviperitonitis so vorstellen, daß bei nicht zu hochgradiger Virulenz der Erreger zunächst nur der Stelle des Keimeinbruchs benachbarte Flächen serös-eitriges bis eitrig-fibrinöses Exsudat abscheiden, wobei fast stets im oder in der Nähe des kleinen Beckens befindliche Darmschlingen, Appendices epiploicae und Netzzipfel beteiligt werden.

[1]) D. h. mit um 45° erhöhtem Kopfende des Bettes.

[2]) Wegen Tuberkelbacillen vgl. tuberkulöse Peritonitis.

Das ist in diesem Falle ein Glück, denn dadurch, daß an den genannten Gebilden durch das Exsudat sehr rasch eine Verklebung der serösen Oberflächen herbeigeführt wird, entsteht über dem Becken ein schützendes Dach, welches die Propagation des Prozesses in die übrige Bauchhöhle hemmt. Ist das einmal geglückt, dann ist die akuteste Gefahr schon vorüber. Selbst bei reichlicher Exsudation von Eiter entsteht jetzt keine allgemeine Peritonitis mehr, der Eiter sammelt sich vielmehr im kleinen Becken, und zwar der natürlichen Lage der Organe entsprechend meist hinter dem Uterus im Douglasschen Raum. Dabei können bis kindskopfgroße, den Uterus nach vorn drängende, den Mastdarm komprimierende, das hintere Scheidengewölbe und obere Scheidendrittel vorwölbende Geschwülste entstehen (Douglasabsceß). Seltener sammelt sich der Eiter in anderen Taschen und Buchten der Bauchhöhle an. Steigt der Druck in einem derartig abgekapselten Absceß, so kommt es nicht selten zur Perforation. Glücklicherweise erfolgt diese fast nie in die freie Bauchhöhle, da die fibrinösen Verklebungen zu fest sind, sondern meist in den Mastdarm, seltener in die Scheide oder Blase oder in mehrere dieser Hohlorgane zugleich. Schließt der Prozeß früher ab, so können auch große Abscesse spontan sich eindicken und allmählich unter Hinterlassung von Schwielen und Verwachsungen zur Resorption gelangen. Ganz gewöhnlich bleiben auch zwischen Tuben und Ovarien wie Uterus einerseits, benachbarten Teilen des Darmes, Lig. sacrouterinum, seitlichem Beckenwandperitoneum anderseits bald mehr schleierartige, bald in Form derber Bänder erscheinende Verwachsungen bestehen, welche die Organe oft in veränderter Lage (Retroflexio uteri, Descensus ovarii) fixieren und bei der Defäkation, beim Coitus, bei starken Bewegungen zu vielfachen Beschwerden Veranlassung geben, so daß derartige Frauen oft einem dauernden Siechtum verfallen.

In anderen Fällen, besonders bei go. Tubenentzündung entwickelt sich die Pelviperitonitis viel schleichender. Unter dem Bilde akuter Exacerbationen der Salpingitis kommt es hier zu lokal begrenzten, mit ausgedehnter Membranbildung einhergehenden Entzündungen der Serosa in der Umgebung von Tube und Ovarium, durch welche das ganze Genitale manchmal in ein unförmliches Konvolut untereinander verbackener Massen umgewandelt wird.

Symptome. Die ersten Erscheinungen der akuten Pelviperitonitis können außerordentlich stürmisch sein, bis mit Beginn der Abkapselung gegen die übrige Bauchhöhle ein Abflauen eintritt. Das gilt namentlich dann, wenn Streptokokken die Erreger sind (vgl. unseren Fall), während die durch Bacterium coli erzeugten Formen oft geringfügige Symptome machen, selbst wenn es zu reichlicher eitriger Exsudation mit sekundärer Absceßbildung kommt. Die Go. sind nur selten imstande, eine ausgedehnte Peritonitis zu erzeugen. Meist bilden sich die oben beschriebenen Veränderungen nur unter dem Bilde akuter Verschlimmerung der Salpingitis aus, die mit Fieber anfangen, mit Schmerz und Spannung im Unterbauch evtl. Brechreiz einhergehen, in kurzer Zeit aber abklingen. *Die Symptome der akuten go. Salpingitis und Pelviperitonitis sind kaum zu trennen. Dagegen ist die Neigung zu zeitweisen Nachschüben besonders im Anschluß an die Menstruation gerade bei der go. Pelviperitonitis sehr ausgesprochen.*

Die *Diagnose* der akuten Pelviperitonitis *stützt sich* in jedem Fall *auf die peritonealen Reizerscheinungen: Auftreibung und reflektorische Spannung am Unterbauch, mit Aufhebung der abdominalen Atmung unterhalb des Nabels, die Schmerzhaftigkeit auch der leisesten Betastung, Übelkeit, evtl. Erbrechen und Singultus bei mehr oder minder hohem Temperaturanstieg und relativ starker Pulsbeschleunigung.* In ganz frischen Fällen kann die Unterscheidung von Peritoniden anderer Genese, besonders auch von akuter *Wurmfortsatzentzündung* und noch mehr von der seltenen echten *Typhlitis*, zuweilen außerordentlich schwierig sein. Hier kann nur der gynäkologische Tastbefund der Differentialdiagnose den Weg weisen, wobei freilich anzumerken ist, daß die vaginale Betastung wegen der reflektorischen Bauchdeckenspannung im Stich lassen kann und oft nicht mehr festzustellen erlaubt, als daß überall der leiseste Druck vom vorderen, wie namentlich hinteren Scheidengewölbe aus in der Gegend der Adnexe als sehr schmerzhaft empfunden wird. Weiter kommt man oft mit der Rectovaginaluntersuchung bei aufgefüllter Ampulle.

Sind die akutesten Erscheinungen abgeklungen, was bereits nach 1—2—3 Tagen der Fall zu sein pflegt, dann wird die Lokalisation von Schmerzhaftigkeit und Bauchdeckenspannung auf den untersten Teil des Abdomens immer klarer. Auch die gynäkologische Betastung gibt jetzt meist klarere Aufschlüsse. Die Temperatur fällt gewöhnlich bereits etwas ab. Bald ist auch durch die Entstehung von Verklebungen der Därme und benachbarten Genitalbezirke oberhalb des Beckeneinganges eine deutliche Abgrenzung gegen die übrige Bauchhöhle nachweisbar, wobei nicht selten *Schneeballenknirschen* erkennbar ist, das als charakteristisch für nicht zu feste, meist frische Verklebungen seröser Flächen angesehen werden kann.

Hat sich das Exsudat erst einmal lokalisiert, so ist es meist durch seine unregelmäßige Gestalt, Empfindlichkeit und mangelhafte Beweglichkeit leicht erkennbar, zumal gewöhnlich der Douglassche Raum Hauptsitz desselben ist. Frische Exsudate fühlen sich oft cystisch, eingedickte ältere mehr teigig an — doch sind diese Tasteindrücke nicht beweisend. Für die Diagnose des intraperitonealen Sitzes maßgebend ist die Abgrenzbarkeit der Sacrouterinligamente seitlich und unterhalb des fraglichen Tumors. Von einer Haematocele retrouterina kann ein solcher Douglasabsceß freilich nur durch die Anamnese, das remittierende Fieber, schlimmstenfalls durch Probepunktion vom hinteren Scheidengewölbe aus unterschieden werden.

Ist die Pelviperitonitis erst einmal chronisch geworden, dann ergibt sich die Diagnose aus dem Nachweis der Verwachsungen. Nur ausnahmsweise, z. B. bei dem Versuch, den rektoflektierten Uterus aufzurichten, sind derbe, sich anspannende Verwachsungsbänder direkt zu tasten; in den meisten Fällen kann die Anwesenheit von Adhäsionen nur aus der Verminderung der Beweglichkeit und Schmerzhaftigkeit sonst leicht und ohne Beschwerden verschiebbarer Organe (Uterus, Ovarien, Darm) erkannt werden. Häufig, namentlich bei Go., sind auch noch Adnextumoren nachweisbar.

Die Prognose ist — abgesehen von dem stets dubiösen akuten Stadium — bei rechtzeitiger sachgemäßer Behandlung quoad vitam meist eine gute, in Hinsicht auf vollständige Wiederherstellung dagegen eine mehr als zweifelhafte. Eine vollständige Resorption nicht zu großer Exsudatmassen evtl. nach Entleerung von Abscessen tritt zwar häufig ein. Die zurückbleibenden Verwachsungen sind aber meist nicht vollständig zu beseitigen und bleiben, ganz abgesehen von Menstruationsanomalien, eine Quelle dauernder oder leicht wieder auftretender Beschwerden. Hinsichtlich der Wiedererlangung der vollen Funktionsfähigkeit des Genitalapparates gilt, was für die Salpingitis erwähnt wurde.

Die Therapie ist im akuten Stadium eine abwartende: Supronal oder Penicillin in großen Dosen bis zu einer Gesamtdosis von 40 bis 60 g bzw. 1½—2 Mill. O. E. Eisblase, absolute Bettruhe, am besten in Fowlerscher Lage[1]), flüssige Diät, Sorge für Stuhlentleerung (Ricinus, Kochsalzklysmata, evtl. in Verbindung mit subcutaner Injektion von Peristaltin). Wo starker Brechreiz besteht, empfiehlt sich vor allem eine reichliche Flüssigkeitszufuhr durch Tropfeinlauf[2]) mit Ringerlösung 2 mal täglich 500 evtl. unter Zusatz von 30 g Traubenzucker; daneben ist durch subcutane Injektion von Adrenalin oder Pituitrin (3—6—8mal täglich 1 ccm) und durch Zusatz von Digipuratum zum Tropfklysma (3 mal täglich eine Tablette, im ganzen 12 Tabletten) prophylaktisch für Hebung oder Erhaltung der Herzkraft und des Gefäßtonus zu sorgen. Sobald Zeichen allgemeiner Peritonitis auftreten, kommt nur die Laparotomie in Frage.

Sind erst die akuten Erscheinungen abgeklungen, dann ersetzt man die Eisblase durch Prießnitzumschläge. Wo größere Exsudatmassen in Form von Ascessen sich abgegrenzt haben, soll man die-

[1]) D. h. bei um 30—45° erhöhtem Kopfende des Bettes.

[2]) Mit Schückingschem Tropfrohr.

selben entleeren. Das kann bei einem Douglasabszeß mit Hilfe der Fraenkelschen Troikartkanüle auch der praktische Arzt tun. Bei anderem Sitz rate ich davon ab.

Ist das Fieber eine Woche lang ausgeblieben, dann kommen in vorsichtiger Steigerung die resorbierenden Verfahren (heiße Scheidenduschen, Thermophor, Tamponbehandlung, Fangopackung, später evtl. Belastung) und Nachkuren in Sol- und Moorbädern in Frage.

Zur Dehnung und evtl. Lösung von Adhäsionen stehen folgende Wege zur Verfügung: 1. die Diathermie in Verbindung mit Vibrations- und digitaler Massage und den bereits erwähnten Badekuren. 2. Bei Mißerfolg dieses Versuches die operative Beseitigung der Adhäsionsstränge unter Schaffung neuer glatter Peritonealflächen. Beide Wege sind für den praktischen Arzt ungangbar.

VIII. Krankheiten der Harnröhre und Blase.

Da die heute gerade in diagnostisch schwierigen Fällen so außerordentlich wichtigen Methoden der Urethro- und Cystoskopie, Ureterenkatheterismus, viele Nierenfunktionsprüfungen für den praktischen Arzt nicht oder nur in Ausnahmefällen anwendbar sind, beschränkt sich unsere Erörterung auf das, was ohne diese Hilfsmittel festgestellt und behandelt werden kann. Außerdem ist unsere Auswahl durch den beschränkten Raum bestimmt.

Entzündung der Harnröhre (Urethritis).

Vgl. Fall 4 u. 30. Miktionsbeschwerden, besonders Brennen am Beginn derselben, häufiger Harndrang fordern dazu auf, an eine Urethritis als Quelle derselben zu denken, wenngleich sie auch ohne solche bei einfacher Cystitis nach Ablauf des akutesten Stadiums sich finden (vgl. Fall 53).

In unserem Falle läßt die Hyperämisierung und Schwellung der Harnröhrenöffnung schon die Urethra als Sitz der Erkrankung erkennen. Die hintere Harnröhrenwand fühlt sich verdickt an, ist im Gegensatz zur Norm bei dieser Betastung schmerzempfindlich, und wenn Sie mit dem Finger beim Zurückziehen einen leichten Druck ausüben, kommt aus dem Orific. ext. dicker gelblicher Eiter. Bei der Abnahme von Sekret mit der Platinöse blutet die geschwellte Schleimhaut ein wenig.

Sie finden in dem Sekret Go., die weitaus die häufigsten Erreger der weiblichen Urethritis darstellen.

Viel seltener sind Staphylokokken, Bacterium coli usw. zu finden, wie überhaupt die Go. in reichlich 90 % aller Fälle zuerst die Urethra befallen.

Bei älteren Frauen, namentlich Mp., macht die go. Urethritis auch im akuten Stadium oft überraschend wenig Beschwerden. Sonst vergehen vielfach 3 bis 4 Wochen, ehe die subjektiven Beschwerden verschwinden. Manchmal heilt die Urethritis auch ohne Behandlung in derselben Zeit vollständig ab. In anderen Fällen bleibt ein chronischer Reizzustand bestehen. Die Go. nisten in den

Falten der Schleimhaut da und dort sich ein und sind — ohne bei der Frau Symptome zu machen — doch imstande, unter Umständen den Mann zu infizieren und bei ihm eine akute Go. zu erzeugen. Selten kommt es bei Frauen im Gefolge der go. Urethritis zu Narbenstrikturen.

Neben der Harnröhre werden häufig die paraurethralen Gänge infiziert, wo oft für lange Zeit Go. sich einnisten können.

Für die Therapie der Urethritis empfehle ich dem praktischen Arzt im akutesten Stadium neben Bettruhe, Umschlägen mit in Borwasser oder Liquor Burowii getauchten Kompressen besonders die Stäbchenbehandlung, z. B. Protargol 2, Glycerin 2, Aqu. 2, Acid. bor. 13,5, Tragacanth. 0,75 auf 10 Stäbchen, oder 2% Gonostyli-Ichthargan oder die von den Luitpoldwerken in München in Handel gebrachten Bacilli urethrales[1]). Daneben ist bei gonorrhoischer Urethritis in jedem Falle die Behandlung mit Sulfonamiden oder Penicillin durchzuführen (vergl. S. 99).

Andere Formen von Urethritis sind seltener. Am ehesten entstehen sie nach unsauberem und ungeschicktem Katheterismus. Kommt es dabei zu einer stärkeren Schleimhautläsion, so können unter Umständen sehr heftige aufsteigende Entzündungen auch in den tieferen Schichten der Harnröhre und deren Umgebung sich entwickeln (Periurethritis).

Neubildungen der Harnröhre.

Nur folgende seien genannt:

1. Harnröhrencarunkel, d. h. kleine lebhaft rote, zuweilen papillär gestaltete und polypös gestielte Wucherungen, die aus der Harnröhre herausragen und aus einem zarten, sehr gefäßreichen Bindegewebe mit starker Rundzellenanhäufung bestehen.

Vielfach stellen dieselben nur einen symptomlosen Nebenbefund dar, in anderen Fällen erzeugen sie Harndrang und Brennen, zuweilen auch Druck nach unten und sind dann am besten mit einem Argentumstift zu verätzen.

2. Jede größere papilläre Wucherung, jedes Ulcus in der Umgebung oder an der Harnröhrenöffnung, jeder die Schleimhaut vorwölbende Knoten sei dem Arzt auf Carcinom verdächtig. Da einerseits die Harnröhrencarcinome recht bösartig sind und zu raschem Zerfall neigen, anderseits die mikroskopische Diagnose im Anfang große Schwierigkeiten machen kann, sei in jedem derartigem Falle die Überweisung in eine Klinik empfohlen

Entzündungen der Blase (Cystitis).

Fall 53.

26jährige Frau, die zweimal geboren hat, kommt in die Sprechstunde mit der Klage, seit 2. Tagen vermehrten Harndrang, Schmerzhaftigkeit der Miktion und auch unabhängig davon bestehende, anfallsweise sich steigernde

[1]) Vgl. S. 52.

schneidende Schmerzen dicht oberhalb der Schoßfuge zu haben. Der Harn sei trüb. Sie führt die Erkrankung auf eine Erkältung während der Menstruation zurück.

Befund: Bei ganz normalem Genital- und allgemeinem Körperstatus finden Sie in dem mit Katheter entleerten Harn — namentlich die letzten Portionen sind trüb — mikroskopisch das ganze Gesichtsfeld von Leukocytenhaufen und Rasen von Plattenepithelien bedeckt, außerdem finden sich massenhaft Bakterien.

Diagnose: **Cystitis acuta.**

Ätiologie. Eine Cystitis kommt stets durch Infektion, meist aufsteigende, seltener descendierende oder aus der Nachbarschaft übergreifende, zustande. Einer Erkältung, wie sie in unserem Falle von der Frau als Ursache angenommen wird, kann nicht mehr als eine die Widerstandsfähigkeit des Gewebes gegen vorhandene Infektionserreger herabsetzende Rolle zuerkannt werden. Die aufsteigende Infektion verdankt ihren Ursprung Keimen, die beim Coitus, bei masturbatorischen Akten und vor allem bei unsauberem und ungeschicktem Katheterismus in die Harnröhre und Blase gelangen. Demgemäß handelt es sich meist um Staphylo- oder Streptokokken oder Gonokokken, zu welchen sich im Verlauf der Entzündung manchmal das Bacterium coli gesellt. Absteigende Infektion ist am häufigsten bei Tbc. der Niere.

Wie in jedem Hohlorgan begünstigt nichts so sehr Ansiedlung, Vermehrung und Virulenzsteigerung der Bakterien als mangelhafte Entleerung. Wo also die Miktion erschwert ist, z. B. im Wochenbett, nach Operationen, bei Bettlägerigen, bei Cystocelen, dort in erster Linie entsteht eine leichte Cystitis. Ebenso begünstigen die prämenstruelle Hyperämie, Schleimhautverletzungen irgendwelcher Art (Katheterismus, Fremdkörper, Steine) oder die herabgesetzte Vitalität der alternden Blase die Ansiedlung und Wirkung der Bakterien.

Die Symptome der gemeinen Cystitis zeigt unser Fall. Es gibt aber auch schwerere Formen, die mit tiefgreifenden Veränderungen, ja Zerstörung der Schleimhaut einhergehen, in welchem Fall nicht allein häufig Fieber auftritt, sondern auch Blut und gangränöse Schleimhautfetzen dem gewöhnlich intensiv ammoniakalisch riechenden Harn sich beimengen (sehr typisch bei der Retroflexio uteri gravidi incarcerata[1])).

Die Erreger der Blasenentzündung können durch die Ureteren ins Nierenbecken aufwandern und zu dessen Entzündung Veranlassung geben. Die typische akute Pyelitis beginnt oft mit Schüttelfrost, spontaner und starker Druckschmerzhaftigkeit der häufig etwas vergrößerten Niere, wobei im Harn — infolge der Stauung der Nierenbecken — der Eitergehalt zunächst oft gering erscheint, während 1 bis 2 Tage später unter Abklingen des Fiebers massenhaft Leukocyten und Bakterien im Harn nachweisbar werden. — In anderen chronischen oder atypischen Fällen fehlen stärkere Temperaturerhebungen, und nur ein unbestimmter, oft entlang der Verlaufsrichtung des Ureters bestehender zie-

[1]) Vgl. Leitfaden der Geburtshilfe

hender Schmerz wie eine gewisse Druckempfindlichkeit der Niere zusammen mit starker Bakteriurie und wechselndem Leukocytengehalt führen auf die richtige Spur. Eine Sicherung der Diagnose in solchen atypischen Fällen ist oft nur durch Untersuchung des Ureteren-Nierenbeckenharns jeder Seite für sich zu erreichen.

Seltener entstehen Pyelitiden auf hämatogenem Wege im Verlauf verschiedenster Infektionskrankheiten, z. B. Angina.

Die Diagnose der Cystitis stützt sich, abgesehen von den subjektiven Symptomen, vor allem auf den Sedimentbefund des Harns. Trübung allein im Harn beweist nichts, denn auch bei reiner Urethritis kommt dieselbe vor.

Sehr hartnäckige, mit wechselndem Erythrocytengehalt des Harns, langanhaltendem starken Tenesmus, abendlichen Temperatursteigerungen, nächtlicher Pollakiurie einhergehende Blasenkatarrhe sind immer auf Tbc. verdächtig und erforder Überweisung in eine Klinik zur cystokopischen und bakteriologischen Untersuchung (Antiforminverfahren, Tierversuch).

Therapie. Jeder akute Blasenkatarrh erfordert Bettruhe, eine reizlose Kost, Vermeidung von Alkohol. Dagegen ist es empfehlenswert, reichlich Wasser (Wildunger Helenenquelle, Vichy, Fachinger) trinken zu lassen, auch ein Dekokt der Folia uvae ursi, bequemer in Form der Vesicaesanpillen (3- bis 4mal tgl. 3 Pillen), ist zwecks reichlicher Durchspülung der Blase empfehlenswert. Bei starken Schmerzen lindert ein warmer Umschlag oder Thermophor oberhalb der Schoßfuge, gegen starke Tenesmen empfehlen sich Suppositorien mit Extr. bellad. oder Spasmocilbalgin oder Eupaverin. Zur Bakterienvernichtung empfehlen sich Sulfonamide (z. B. 6 mal tgl. 1 g. Albucid oder Supronal).

Nach 3 bis 4 Tagen kann man, falls nicht eine zusehende Besserung des Harnbefundes eingetreten ist, Blasenspülungen vornehmen. In den leichteren Fällen genügen einfache 2 % Borsäurespülungen (immer 150 bis 200 ccm einlaufen und wieder ablaufen lassen; im ganzen etwa 1 l durchspülen). Bei sehr starkem Leukocytengehalt des Harns empfehle ich von vornherein nach der Borspülung 100 g Arg. nitr. 1 : 1000 zu instillieren, die möglichst 1/2 bis 1 Stunde gehalten werden sollen. Damit kürzt man den Verlauf oft ab. Nach 3 Tagen kann man die Argumentuminstallation evtl. wiederholen. Nützt das alles nichts, dann habe ich oft sehr guten Erfolg gesehen von einer einmaligen Spülung mit 2 Liter Hydrarg. oxycyan. 1 : 4000.

Bleiben trotz wesentlicher Besserung des Harnbefundes die subjektiven Beschwerden, besonders der quälende Harndrang mit oder ohne Dysurie, bestehen, dann muß man daran denken, daß vielleicht das Trigonum vesicae noch allein erkrankt ist. Das läßt sich sicher natürlich nur mit dem Cystoskop feststellen. Daher ist in solchen wie in allen chronischen oder bei der geschilderten Behandlung sich nicht bessernden Fällen eine Überweisung an den Spezialarzt zwecks cystoskopischer Kontrolle erforderlich. Nur auf diese Weise wird sich verhindern lassen, daß — was heute noch leider zu oft passiert — Pat., die viele Monate vergeblich von ihrem Hausarzt behandelt worden sind, schließlich mit einer fortgeschrittenen Nieren- und Blasen-Tbc. und ähnlichem zu uns kommen.

Auch alle Fälle von partieller oder völliger Inkontinenz einschließlich der Enuresis nocturna, wie umgekehrt Fälle von Harnverhaltung, erfordern eine Überweisung an den Fachgynäkologen.

Dasselbe gilt von jedem Fall, in dem deutliche Blutbeimengung zum Harn, die nicht auf akuter Glomerulonephritis beruht, nachweisbar wird oder gar eine starke Blasenblutung erfolgt. Neben relativ harmlosen Ursachen derselben (z. B. einer Schleimhautverletzung, durch einen kleinen Blasenstein[1]) sind Tumoren der Blase, besonders der leicht in Ca. übergehende Zottenpolyp, das Ca. selbst, Tbc. zu nennen — sämtlich Zustände, die eine fachärztliche Hilfe nicht allein zur Therapie, sondern auch schon zur einwandfreien Diagnose erfordern, denn ohne Cystoskopie ist eine solche niemals möglich.

Ebenso versteht es sich von selbst, daß eine Ektopie der Blase — die wichtigste zur Beobachtung kommende Hemmungsbildung — nicht vom praktischen Arzt zu behandeln ist. Die Diagnose ist leicht: in den unteren Partien sind die Bauchdecken gespalten, an ihrer Stelle liegt die hintere Wand der gespaltenen Blase als rote, leicht blutende, samtartig glänzende, häufig etwas wulstige Geschwulst zutage und gleichzeitig sind das Becken, die Clitoris und Harnröhre gespalten.

Fisteln.

Fall 54.

23jährige Frau, vor 6 Wochen nach 72stündigem Kreißen per forcipem entbunden, kommt mit der Klage, bereits seit dem 7. Wochenbettstage den Harn nicht halten zu können; nur während der Nacht könne sie kleine Harnmengen willkürlich entleeren.

Befund: Urinöser Geruch der Genitalgegend, mäßige Vulvovaginitis. Uterus anteflektiert, gut involiert, Adnexe frei. Li. an der vorderen Scheidenwand tastet man an der Grenze zwischen oberem und mittlerem Drittel eine für den Finger passierbare Öffnung, die in die Blase führt. Es besteht eine Beckenverengung 2. Grades.

Diagnose: **Fistula vesico-vaginalis.**

Aetiologie. Wie die Mehrzahl aller Urinfisteln ist auch diese durch den Geburtsakt entstanden. Offenbar ist hier weniger die Zangenoperation als vielmehr die zu späte Anwendung der Zange, nachdem die Blase vielleicht bereits 2 Tage lang zwischen Symphyse und Kopf eingekeilt war, für die Fistelbildung verantwortlich zu machen. Daß die Zange nicht etwa direkt ein Loch in die Blase gequetscht hat, geht daraus hervor, daß die Fistel erst eine Woche post partum in Erscheinung trat.

---

[1]) Große Steine können zuweilen von der Scheide aus getastet werden, in anderen Fällen wecken Dysurie, zeitweilig Blutabgang, oft plötzlich während des Harnes auftretende Behinderung des Urinabflusses Verdacht.

Natürlich können auch durch geburtshilfliche Eingriffe selbst (die Zange, den Kranioklasten, durch ein abgleitendes Perforatorium bei der Hebosteotomie, bei gynäkologischen Operationen) Blasenverletzungen vorkommen, welche, wenn sie nicht richtig versorgt werden oder wenn in dem gequetschten Gewebe die Naht nicht hält, zur Fistelbildung führen. Auch außerhalb des Puerperiums kann durch Verletzung oder durch den Druck eines zu großen oder zu lange liegenden Pessars — berüchtigt in dieser Richtung ist das Zwank-Schillingsche Flügelpessar — eine Blasenfistel entstehen, doch sind das immerhin seltene Vorkommnisse.

Die in unserem Fall beobachtete Öffnung zeigt den gewöhnlichsten Sitz einer puerperal entstandenen Fistel, deren Größe im einzelnen Fall sehr wechselt.

In selteneren Fällen passiert es, daß die Blase durch stärkere Füllung dem schädlichen Druck des Kopfes entzogen wird, dafür aber die mit der ausgezogenen vorderen Scheidenwand in die Höhe gezogene Harnröhre demselben ausgesetzt ist. Dann entsteht statt der Blasen- eine Harnröhrenscheidenfistel. Ist die vordere Muttermundslippe über dem Kopf noch nicht retrahiert, so kann sie bei lange dauernder Quetschung durch den Schädel gleich der Blase einer partiellen Drucknekrose verfallen, und es entsteht dann eine Blasencervixfistel. Ureterscheidenfisteln sind dagegen sehr selten puerperaler Natur und entstehen viel häufiger im Anschluß an gynäkologische Operationen, besonders die Radikaloperation des Ca. Da sie noch in der Rekonvaleszenz manifest werden, wird der praktische Arzt sie kaum zu sehen bekommen.

Das wichtigste Symptom jeder Urinfistel ist unwillkürlicher Harnabgang. Dabei bestehen gewisse Unterschiede je nach dem Sitz der Fistel:

Bei Harnröhrenscheidenfisteln besteht zwar im allgemeinen Kontinenz, bei der Miktion aber geht ein Teil des entleerten Harns durch die Scheide ab und benäßt das Vestibulum. Bei ganz kleinen Fisteln kann das der Patientin vollständig unbemerkt bleiben. Bei größeren wird dadurch ein unangenehmer urinöser Geruch erzeugt oder eine anschließende Vulvitis mit Juckreiz führt die Frau zum Arzt.

Bei Blasenscheiden- und Blasencervixfisteln besteht völlige Inkontinenz bei großen Defekten. Bei kleineren bildet sich oft in mancher Körperstellung, besonders im Liegen, ein ventilartiger Verschluß, der dann in der betreffenden Körperlage und je nach dem Sitz der Fistel verschiedene Mengen Harn zurückzuhalten erlaubt (bei unserer Frau z. B. während der Nacht). Bei Blasencervixfisteln findet man wegen des meist engen Fistelkanals diese Angabe einer bloß teilweisen Inkontinenz ganz gewöhnlich.

Bei Harnleiterscheidenfisteln ist zwar die willkürliche Miktion nicht gestört, gleichzeitig gehen aber dauernd bestimmte Mengen Harns unwillkürlich ab, da der gesunde Harnleiter seinen Harn in die Blase entleert, der kranke durch den Fistelkanal.

Über das Verhalten der Menstruation bei Fisteln vgl. S. 32.

Als Folge des unwillkürlichen Harnabganges stellen sich Reizzustände an Vagina, Vulva und Umgebung des äusseren Genitales ein, vor allem aber werden die Kranken durch den ihnen anhaftenden urinösen Geruch von ammoniakalisch zersetztem Harn, namentlich im Sommer, sich selbst wie ihrer Umgebung zur Qual, so daß tiefe Gemütsdepressionen die Folge sein können.

Sieht man im Speculum die Fistelöffnung oder kann man sie gar tasten, wie in unserem Fall, dann ist die Diagnose natürlich leicht. Bei kleineren Fisteln kann man mit der Sonde sich weiter orientieren. Zuweilen aber ist die Fistel so klein oder hinter einer Schleimhautfalte und im Narbengewebe versteckt, daß man sie nicht findet. Dann hilft man sich in der Praxis am besten, indem man abgekochte Milch oder eine dünne Kalium permang.-Lösung durch den Katheter in die Blase einlaufen läßt, während man gleichzeitig die Scheide im Rinnenspeculum entfaltet.

Handelt es sich um eine Blasenscheidenfistel, dann läuft gefärbte Flüssigkeit an der Stelle der Fistel in die Scheide ab; strömt dagegen die Flüssigkeit aus dem Muttermund ab, dann muß eine Blasencervixfistel vorhanden sein. Bleibt der Abfluß gefärbter Flüssigkeit oder Milch aus, während trotzdem ungefärbter Harn in die Scheide nachsickert, dann muß eine Harnleiterscheidenfistel vorliegen, deren genaueren Sitz man nur mit Hilfe von Cystoskopie und Ureterenkatheterismus feststellen kann.

Therapie. Kleine frische Fisteln jeder Art kann man zunächst sich selbst überlassen, da sie zuweilen spontan heilen. So habe ich noch vor kurzem einer Frau, die 3 Wochen post partum mit einer knapp pfenniggroßen Blasenscheidenfistel und teilweiser Inkontinenz in die Sprechstunde kam, geraten, noch 4 bis 5 Wochen abzuwarten. Die Frau erschien nicht wieder, sondern teilte mir nach 3½ Wochen mit, daß sie vollständig kontinent sei. Natürlich muß durch Spülungen für Reinhaltung gesorgt werden.

Jede größere Fistel bedarf operativer Behandlung, die in frischen Fällen eine einfache sein kann, bei Fisteln mit narbiger Fixation oder ungünstigem Sitz aber große Geschicklichkeit und Erfahrung verlangt. Dem praktischen Arzt ist von jedem Versuch einer Fisteloperation durchaus abzuraten, ebenso von der früher viel geübten Ätzung der Fistelränder, da bei Mißerfolg derselben die Prognose der später doch notwendigen Fisteloperation sehr getrübt wird.

IX. Erkrankungen des Darmes.

Wir beschränken uns auf einige mit Genitalleiden in innigem Kausalzusammenhang stehende Erkrankungen. Andere, die bei der Frau keine Besonderheiten zeigen, wie das Carcinom oder die verbreitete chronische Obstipation, bleiben hier außer Betracht. Überdies müssen wir uns aus Raumrücksichten die größte Beschränkung in der Darstellung auferlegen.

1. Mastdarm.

1. Obenan an Bedeutung stehen vermöge ihrer Häufigkeit die Hämorrhoiden, die bei Frauen nicht allein wegen der so verbreiteten Obstipation, sondern auch als Begleiterscheinung und Folge von Schwangerschaften und Geburten, bei allen möglichen Stauungserscheinungen im kleinen Becken (tiefe puerperale Retroflexio, Tumoren usw.) sich finden.

Fehlt die Obstipation, dann bestehen Hämorrhoiden oft symptomlos, in anderen Fällen machen sie zahlreiche, oft sehr heftige Beschwerden: Jucken und Brennen am After, das ganz unerträglich werden kann, zuweilen ins Kreuz, in die Beine ausstrahlende Schmerzen, Tenesmen von Blase und Darm, und vor allem Blutungen, die gewöhnlich im Anschluß an die Defäkation, seltener unabhängig davon auftreten und im allgemeinen nicht bedrohlich werden, zuweilen aber infolge besonderer Schwere oder häufiger Wiederholung zu sekundärer Anämie führen können. Besonders heftige Schmerzen entstehen, wenn die Hämorrhoidalknoten bei der Defäkation vorgepreßt und durch die folgende Sphinkterkontraktion vor dem Anus eingeklemmt werden. Sie schwellen dann stark an und können bei Verletzungen oder ungenügender Reinhaltung leicht vereitern, evtl. kann es sogar zu anschließender periproktitischer Phlegmone kommen.

Die Diagnose der Hämorrhoiden ist leicht, wenn die Knoten äußerlich sichtbar oder infolge teilweiser Thrombosierung oberhalb des Afters tastbar sind, andernfalls muß bei Blutabgang aus dem After die Rectoskopie zu Hilfe genommen werden, schon um nicht ein hochsitzendes, nicht tastbares Carcinom, einen Polypen od. dgl. zu übersehen.

Therapie. Bei Jucken kühle Abwaschung mit 2% Karbolwasser. Bei heftigen Schmerzen Zäpfchen mit Extract. Belladonn. 0,01, Anaesthesin 0,5 oder 2mal täglich Einreiben mit einer Salbe (Rp. Anaesthesin 1,5, Extract. hamamelidis 2,0, Acid. tann. 1,0, Vaseline 25,0). Recht gut sind auch Anusol- oder Häbrusanzäpfchen. Bei Einklemmung oder Entzündung ist Bettruhe, Reposition Eisblase oder Arzbergersche Kühlolive erforderlich, bei ausgedehnter Hämorrhoidalbildung mit starken Blutungen oder dauernden Beschwerden ist die operative Entfernung indiziert.

Blutungen die nicht aus dem Nachweis von Hämorrhoiden erklärt sind, müssen immer dazu auffordern, an Polypen, Ca. des Mastdarmes, der Flexur usw. zu denken.

3. Nächst den Hämorrhoiden findet man als Quelle heftigster bohrender oder brennender Schmerzen nicht selten Fissuren oder Rhagaden an der Übergangshaut am After die, von selteneren Ursachen abgesehen, bei hartnäckiger chronischer Obstipation zuweilen entstehen, wenn durch die harten dicken Kotmassen bei ihrem Durchtritt die Haut des Afters überdehnt wird und oberflächlich einreißt.

Therapie. Bei ganz oberflächlichen Rhagaden Ätzung mit Argentumstift oder Jodtinktur. Bei allen tiefer gehenden oder ausgedehnteren Fissuren empfiehlt sich die Dehnung der Sphincter in Narkose, wonach die Risse rasch abheilen. Gleichzeitig ist bestehende Obstipation zu behandeln.

3. Recht häufig findet man bei Frauen auch eine akute oder subakute bzw. chronische Entzündung des Mastdarmes (Proktitis). Sofern dieselbe Teilerscheinung einer allgemeinen Enteritis ist, bleibt sie hier außer Betracht. Als isolierte Erkrankung findet man sie nicht selten infolge Mastdarmgonorrhoe (35% aller an Go. leidenden Frauen), die hauptsächlich durch Überfließen go.-haltigen Sekretes von der Vulva, seltener durch unreine Afterrohre, Coitus per anum usw. entsteht. Brennen und Hitzegefühl am After, mehr oder minder starke Schmerzen bei der Defäkation oder Untersuchung, zuweilen Abgang von eitrigem, mit einigen Blutfasern vermischtem Schleim, im Spiegel die starke Rötung der Schleimhaut sind die Symptome der Proktitis im akuten Stadium, während späterhin entweder dumpfer Druck im Becken, Tenesmen unmittelbar vor der Defäkation bestehen, nicht selten aber auch Beschwerden nahezu fehlen können.

Zur genauen Diagnose über die Ausdehnung und die Schwere der Erkrankung ist auch hier die Rectoskopie erforderlich.

Therapie der Proktitis. Bei sehr starken Schmerzen zunächst nur Opium und Morphium in Kombination mit Belladonna, flüssige Kost, Bettruhe; nach einigen Tagen Mastdarmspülungen mit Kamillenabkochungen 1—2mal täglich, später abwechselnd mit adstringierenden Spülungen mit 3% Tannin (bei Go. 0,5% Arg. nitr., 0,25% Choleval). Stets ist für breiige Stuhlentleerung Sorge zu tragen.

Manchmal entstehen, wieder besonders bei der Rectumgonorrhoe, außerdem durch ungeschicktes Klystieren mit hartem Ansatz, seltener im Gefolge tuberkulöser Erkrankungen, bei Lues Ulcera, von denen aus die Entzündung auf die tieferen Schichten übergreift und schließlich zur Periproktitis führt. Dieselbe beginnt häufig mit einem Schüttelfrost, heftigen Schmerzen, die bei der Defäkation die Frau zu lautem Wimmern oder Schreien veranlassen können. Man fühlt dann bei der Rectaluntersuchung gewöhnlich deutlich die schmerzhafte Infiltration der Umgebung. Häufig kommt es zur Abzedierung, erkennbar an der Fluktuation und Vorwölbung der Schleimhaut gegen das Darmlumen, dem remittierenden Fieber. Wird der Absceß nicht zeitgerecht entleert, so kann es zu spontanem Durchbruch unter Hinterlassung von Mastdarmfisteln oder Strikturen kommen.

2. Colon sigmoideum.

Noch häufiger als die Proktitis findet sich bei Frauen eine Colitis. Dieselbe entsteht hauptsächlich infolge jahrelanger Obstipation, begünstigt durch gleichzeitige Enteroptose. Außerordentlich häufig findet man in chronischen Fällen die Erkrankung auf Serosa und Mesenterium übergegriffen. Die Flexura sigmoidea, Coecum und Appendix und unterstes Ileum sind Lieblingsstellen für die Ausbildung solcher Adhäsionen, die bald oberflächliche lockere Verklebungen, bald derbe, sehnig glänzende Verwachsungen darstellen und wegen der nachbarlichen Lagebeziehung nicht selten auch auf das Lig. suspensorium ovarii und Tubenpavillon übergreifen.

Gar nicht selten ist übrigens die Genitalerkrankung die primäre und die erwähnten Adhäsionen am Darm nur eine Teilerscheinung allgemeiner Pelviperitonitis chronica.

Solche Frauen klagen über ziehende und bohrende Schmerzen in beiden Unterbauchseiten, schneidende Schmerzen vor und während der Defäkation, Kreuzschmerzen, Obstipation, manchmal abwechselnd mit dünnen oder schleimigen Entleerungen. Findet man dann gleichzeitig bei der Genitaluntersuchung die Adnexgegend schmerzhaft, dann wird oftmals eine chronische Oophoritis diagnostiziert, obwohl in Wirklichkeit nur die bei der Betastung der Adnexe unausbleibliche Zerrung der erwähnten Adhäsionen am Darm die Quelle der Schmerzhaftigkeit ist. Die Unterscheidung läßt sich dadurch treffen, daß die nach hinten und oben verschobenen Ovarien für die Betastung gewöhnlich normal erscheinen und der Druckschmerz hauptsächlich in der Ileocoecalgegend wie unmittelbar vor der Articulatio sacroiliaca sinistra am ausgesprochensten ist. Gleichzeitig findet man häufig auch die Flexura lienalis und hepatica wie wechselnde Abschnitte des Colon descendens oder ascendens bei Tiefendruck empfindlich.

Therapeutisch kommen resorbierende Verfahren, Vibrationsmassage (namentlich in Verbindung mit Diathermie) in Frage. Wo noch Schleimbeimengung zum Stuhl nachweisbar ist, dort sind täglich 1- bis 2mal vorzunehmende Ausspülungen mit Kamillentee, abwechselnd mit Dermatolklysmen, bei gleichzeitiger Obstipation Ölklysmen zu empfehlen. Sind freilich erst einmal die Adhäsionen zu derben, sehnigen Platten umgewandelt, dann erzielt man damit keinen Erfolg, sondern muß operativ vorgehen.

3. Coecum und Appendix.

Da bei dem häufigen Tiefstand des Coecums der Wurmfortsatz oft ins kleine Becken hineinreicht, ist verständlich, daß nicht allein Erkrankungen der Adnexa uteri sekundär auf den Wurmfortsatz übergreifen können, sondern auch umgekehrt — was noch häufiger zutrifft — im Gefolge einer Appendicitis eine Salpingoophoritis sich entwickeln kann. Manche Pyosalpinx, manches Pyovarium, mancher Douglasabceß hat mit einer primären Erkrankung des Genitales nichts zu tun, sondern ist Folge einer eitrigen Appendicitis.

Dem praktischen Arzt erwächst daraus die Pflicht, einerseits bei Adnexentzündungen auf eine Beteiligung der Appendix zu achten, anderseits bei primärem Verdacht auf Appendicitis die Patientin möglichst frühzeitig in die Hand eines Chirurgen oder Gynäkologen abzugeben.

Sachverzeichnis.